先端放射医療技術と計測

電気学会
放射波の医療応用と計測技術調査専門委員会 編

コロナ社

放射波の医療応用と計測技術調査専門委員会構成（五十音順）**および執筆箇所**

委員長	小塚 洋司	東海大学（1.1, 1.4, 6.1〜6.4）
幹 事	松木 英敏	東北大学
	宮川 道夫	新潟大学（7.2）
委 員	井出 英人	青山学院大学（7.4）
	江田 英雄	通信総合研究所関西先端研究センター（7.1.1, 7.1.4, 7.1.5）
	遠藤 真広	放射線医学総合研究所（1.5, 3.4）
	上村 佳嗣	宇都宮大学（1.2, 1.3）
	古林 徹	京都大学（2.1〜2.5, 2.7）
	酒本 勝之	北里大学（7.3）
	椎名 毅	筑波大学
	杉山 卓	電子技術総合研究所
	鈴木 義規	東芝医用システム社（5.1, 5.2, 5.5.1, 5.5.2）
	多気 昌生	東京都立大学
	二川 佳央	国士舘大学（6.5, 6.6）
	前澤 博	徳島大学医療技術短期大学部（3.1〜3.3, 3.5）
	松本 哲男	武蔵工業大学（2.6）
	山田 幸生	電気通信大学（7.1.2, 7.1.3, 7.1.6〜7.1.8）
	山本 悦治	日立メディコ技術研究所（5.3, 5.4, 5.5.3）
協力者	梅谷 啓二	高輝度光科学研究センター（1.5, 4.）
	兵頭 一行	高エネルギー物理学研究所
	高木 相	東北文化学園大学

（所属は2001年9月現在）

推薦のことば

　この度　東海大学小塚洋司教授を中心に，電気学会でまとめられた調査結果が「先端放射医療技術と計測」という本として出版される運びとなった。顧みるに，このような調査のきっかけは電磁界が生体に悪影響を及ぼすというスウェーデンにおける疫学的調査結果に端を発して世界の電気工学の関係者の大きな関心事となり，加えて電波の利用が携帯電話の普及とともに，その安全性が国民的課題となりつつあったためであった。このような背景のもとに，電気学会では広く電磁界の生体への影響に関する研究の現状を調査し，さらに将来に残された課題を整理して，会員はもとより広く国民的立場に立って，これを公開する必要があるとの認識から，1995 年には，上記小塚教授主査のもとにわが国を代表する専門家による調査委員会によって，「電磁界の生体効果と計測」なる成書が出版された。この本には1995 年までの世界の文献が約 700 編調査されている。調査は計測工学の立場から行われたもので，電磁界の性質，その医療への応用という課題から安全性評価にわたって極めて多くの示唆を与えるものとなっている。

　さて，今般の「先端放射医療技術と計測」は，上記の商用周波数から電波の領域にわたる生体効果のほかに，われわれの身のまわりで用いられている放射線，超音波などの医療技術について，引き続き計測工学の立場から調査された結果の集約である。

　この成書の特長をひとことで言うならば，その調査範囲の広さにあるといってよいであろう。ここには電波，超音波などのなじみ深い医療技術から，中性子，粒子線，放射光，MRI などという，非専門家にはなじみのうすい医療技術まで満遍なく網羅されている。21 世紀のわが国の高度医療福祉社会の中枢的科学技術の一分野をこのような形でとりまとめられた意義は極めて大きいと言える。

　年々進歩する科学技術を可能な限り人類の福祉に活用する努力はたゆまなく続く。本書は 20 世紀末までの放射医療技術の現状を後世に伝える貴重な記録として時を経れば経るほど価値のあるものとなるであろう。主査の小塚先生をはじめ委員の方々の労を謝すとともに，多くの関係科学者の有益な書となることを念じて推薦のことばとする。

2001 年 9 月

東北文化学園大学科学技術部

高　木　相

まえがき

　近年，新しい物理現象やそれを応用した技術が，従来の外科療法，化学療法などに新たに加わって，医療技術は飛躍的な進歩を続けている。本書は，これら医療技術のうち電磁波や放射線を応用する領域に関して，計測法も含め工学的立場から調査した結果をまとめたものである。

　先に，東北大学高木相教授（現，東北文化学園大学）のご指導によって，環境電磁工学の立場から電気学会計測技術調査専門委員会において調査を行い，その結果を「電磁界の生体効果と計測」と題し，成書として出版した（1995年，コロナ社刊）。これは，平成元年から3年間かけて調査活動を行ったものであるが，その終了と同時に，同教授から引き続き調査委員会を続けるようにとのご示唆をいただいた。そこで，何を調査すべきかを検討した末に，先の調査で扱われなかった周波数領域の生体効果や計測法について調査する必要性に考えが及んだ。先の委員会では，10 kHz以上サブミリ波に至る領域の電波が生体に及ぼす効果について調査することが目的であった。しかし，より高周波域のX線，重粒子線，中性子線，シンクロトロン放射光などが生体に及ぼす効果に関しては，まだ十分なデータが蓄積されていない。一方，これらの放射線やCT技術の開発が，近年急速に活発化し，医療や生物学の先端分野で積極的に応用され始めている。

　このような経緯と現状認識から，単に電波領域にとどまらず，種々の放射波（線）の医療や生物学への応用について，主として計測技術の立場から整理体系化をはかり，併せて先の調査内容を補完することを目的として，平成4年10月（1992年）に電気学会計測技術調査専門委員会に「放射波（線）の医療応用と計測」の委員会が発足することとなった。

　本書は，同委員会において，その後3年間にわたる調査活動をまとめたものである。各所に見られるように，調査は広範囲に及び，しかも詳細を極めている。このため本書の執筆や内容の整理統合のための幹事会を開き，やや時間も要したが，委員ならびにほかの方々の真摯なご協力を得て，最先端を行く医療および計測技術の書として，今日出版までに漕ぎ着けることができた。本書は各章に膨大な文献や図面を配している。この原稿整理ならびに出版に関し，多大なお力添えをいただいたコロナ社に心から感謝申し上げる。

　本書が関係諸氏，特に医療関係，生物の専門分野に携わる方々の一つの指針となることを願ってやまない次第である。

2001年9月

放射波の医療応用と計測技術調査専門委員会
委員長　小塚洋司

目　　次

1. 各種放射線と波動の基礎

1.1 総　　説 …………………………………………………………………… 1
1.2 電磁界と電磁波（非電離放射線）の基礎 ………………………………… 3
　1.2.1 マクスウェルの方程式 ……………………………………………… 3
　1.2.2 生体と電磁波 ………………………………………………………… 4
　1.2.3 電磁波の発生 ………………………………………………………… 5
　1.2.4 電磁波計測・光計測 ………………………………………………… 6
　1.2.5 電磁波の医療応用 …………………………………………………… 7
1.3 磁気共鳴（MR）の基礎 …………………………………………………… 10
　1.3.1 NMR の原理 ………………………………………………………… 10
　1.3.2 Bloch の方程式 ……………………………………………………… 11
　1.3.3 MR イメージングの原理 …………………………………………… 12
1.4 超音波の基礎 ………………………………………………………………… 13
1.5 粒子線治療の基礎 …………………………………………………………… 18
1.6 放射光の基礎 ………………………………………………………………… 21
　1.6.1 放射光の歴史と特徴 ………………………………………………… 21
　1.6.2 放射光施設と挿入光源 ……………………………………………… 22

2. 中性子捕捉療法

2.1 中性子捕捉療法の歴史と現状 ……………………………………………… 25
2.2 中性子捕捉療法の原理と特徴 ……………………………………………… 27
　2.2.1 原理と特徴 …………………………………………………………… 27
　2.2.2 中性子捕捉療法における望ましい照射条件 ……………………… 29
　2.2.3 中性子捕捉療法における最適入射中性子エネルギー …………… 30
2.3 治療用中性子照射システム（原子炉や加速器からの中性子利用） …… 33
　2.3.1 熱中性子照射と熱外中性子照射の特徴 …………………………… 33
　2.3.2 中性子捕捉療法の中性子源として見た原子炉中性子と加速器中性子 … 35
　2.3.3 原子炉を用いた治療照射システムの概要 ………………………… 36
2.4 中性子捕捉療法における線量測定および吸収線量評価 ………………… 37
　2.4.1 ファントム実験などによる深部線量評価 ………………………… 37
　2.4.2 熱中性子束および γ 線線量の測定 ……………………………… 38
　2.4.3 中性子導管を用いた即発 γ 線測定法による ^{10}B 濃度の測定システム … 38
　2.4.4 生体の吸収線量評価 ………………………………………………… 39

2.5 研究用原子炉を用いた照射場の設計の一例(KUR 重水熱中性子設備の改修の概要) …… 39
  2.5.1 熱中性子から熱外中性子まで利用できる照射場の設計 …………………… 39
  2.5.2 医学生物学分野への中性子の高度利用 …………………………………… 41
  2.5.3 照射モードとその照射特性 ………………………………………………… 43
  2.5.4 連続運転中の利用にかかわる照射開始および照射終了のタイミング …… 43
2.6 ホウ素中性子捕捉療法と線量計測技術 ……………………………………………… 44
  2.6.1 歴　　史 ……………………………………………………………………… 45
  2.6.2 治療の概要 …………………………………………………………………… 45
  2.6.3 線量計測 ……………………………………………………………………… 47
2.7 中性子捕捉療法における今後の課題と展望 ………………………………………… 56

3. 粒子線治療

3.1 粒子線治療の歴史 ……………………………………………………………………… 58
  3.1.1 光子線治療から粒子線治療へ ……………………………………………… 58
  3.1.2 速中性子線治療 ……………………………………………………………… 59
  3.1.3 π中間子治療 ………………………………………………………………… 59
  3.1.4 陽子線治療 …………………………………………………………………… 59
  3.1.5 重イオン線治療 ……………………………………………………………… 60
3.2 粒子線治療の現状 ……………………………………………………………………… 61
  3.2.1 陽子線治療 …………………………………………………………………… 61
  3.2.2 重イオン線治療 ……………………………………………………………… 61
3.3 重イオン線生物効果研究 ……………………………………………………………… 62
  3.3.1 腫瘍の性質 …………………………………………………………………… 62
  3.3.2 重イオン線の細胞致死効果 ………………………………………………… 63
  3.3.3 重イオン線と酸素効果 ……………………………………………………… 65
  3.3.4 重イオン線と細胞周期 ……………………………………………………… 66
  3.3.5 重イオン線損傷の回復 ……………………………………………………… 67
  3.3.6 重イオン線の分割照射による RBE の増大 ……………………………… 70
  3.3.7 重イオン線分割照射の腫瘍増殖抑制効果 ………………………………… 70
  3.3.8 重イオン線分割照射の正常皮膚への影響 ………………………………… 71
  3.3.9 重イオン線分割照射法による治療 ………………………………………… 72
  3.3.10 重イオン線による損傷の分子レベルでの解析 …………………………… 73
  3.3.11 重イオン線による遺伝的影響 ……………………………………………… 74
3.4 治療装置とシステム …………………………………………………………………… 75
  3.4.1 治療装置の概略 ……………………………………………………………… 75
  3.4.2 加　速　器 …………………………………………………………………… 77
  3.4.3 照射野形成装置と照射システム …………………………………………… 81
  3.4.4 治療計画 ……………………………………………………………………… 89
  3.4.5 粒子線治療装置の例 ………………………………………………………… 92
3.5 粒子線治療と生物効果研究の課題と将来展望 ……………………………………… 95

4. 放射光の医学利用

- 4.1 医学利用研究の歴史 ……………………………………………… 97
- 4.2 マイクロイメージング ……………………………………………… 98
- 4.3 屈折コントラストイメージング …………………………………… 100
- 4.4 位相コントラストイメージング …………………………………… 101

5. MRIの医学応用

- 5.1 はじめに ……………………………………………………………… 102
- 5.2 MRIの原理 …………………………………………………………… 102
  - 5.2.1 NMR現象とは ………………………………………………… 103
  - 5.2.2 MRIの基本原理 ……………………………………………… 107
- 5.3 イメージング法 ……………………………………………………… 113
  - 5.3.1 信号観測領域の選択法 ……………………………………… 113
  - 5.3.2 画像再構成法 ………………………………………………… 114
  - 5.3.3 信号計測法 …………………………………………………… 114
- 5.4 装置の構成 …………………………………………………………… 116
  - 5.4.1 全体構成 ……………………………………………………… 116
  - 5.4.2 静磁場 ………………………………………………………… 117
  - 5.4.3 勾配磁場 ……………………………………………………… 119
  - 5.4.4 高周波磁場 …………………………………………………… 121
- 5.5 応用例 ………………………………………………………………… 125
  - 5.5.1 スペクトロスコピックイメージング ……………………… 125
  - 5.5.2 アンギオイメージング ……………………………………… 126
  - 5.5.3 ファンクショナルイメージング …………………………… 128

6. 波動を用いた癌治療

- 6.1 概説 …………………………………………………………………… 133
- 6.2 温度, SAR測定について …………………………………………… 133
- 6.3 超音波ハイパーサーミア …………………………………………… 134
  - 6.3.1 超音波ハイパーサーミアの研究経緯 ……………………… 134
  - 6.3.2 最近の超音波ハイパーサーミア …………………………… 141
- 6.4 超音波ハイパーサーミア装置 ……………………………………… 141
  - 6.4.1 各種の振動子 ………………………………………………… 141
  - 6.4.2 ハイパーサーミア装置の構成例 …………………………… 143
- 6.5 RF・マイクロ波ハイパーサーミア ………………………………… 146
  - 6.5.1 加温範囲 ……………………………………………………… 146
  - 6.5.2 RF・マイクロ波加温の理論 ………………………………… 147

6.5.3　加温方法 …………………………………………………………… 150
6.6　ハイパーサーミア支援技術 ………………………………………………… 155
　　　6.6.1　SARと治療計画 …………………………………………………… 155
　　　6.6.2　ファントムモデル ………………………………………………… 156
　　　6.6.3　マイクロ波の非熱効果 …………………………………………… 157

7. 新しいCT技術と生体計測の展望

7.1　近赤外光による計測とイメージング ……………………………………… 159
　　　7.1.1　はじめに …………………………………………………………… 159
　　　7.1.2　血液の酸素飽和度の測定原理 …………………………………… 160
　　　7.1.3　パルスオキシメータ ……………………………………………… 161
　　　7.1.4　酸素モニタの原理 ………………………………………………… 162
　　　7.1.5　酸素モニタの臨床例 ……………………………………………… 163
　　　7.1.6　光CTのための生体内光伝播現象とその解析手法 …………… 168
　　　7.1.7　光CTの各種手法と研究開発の現状 …………………………… 173
　　　7.1.8　光による診断の将来 ……………………………………………… 175
7.2　マイクロ波CT ………………………………………………………………… 175
　　　7.2.1　はじめに …………………………………………………………… 175
　　　7.2.2　測定原理と測定法 ………………………………………………… 175
　　　7.2.3　温度差イメージング能力 ………………………………………… 178
　　　7.2.4　生体計測に必要な技術 …………………………………………… 180
　　　7.2.5　おわりに …………………………………………………………… 183
7.3　インピーダンスCT …………………………………………………………… 184
　　　7.3.1　はじめに …………………………………………………………… 184
　　　7.3.2　生体組織の電気的性質 …………………………………………… 184
　　　7.3.3　組織インピーダンスのβ分散特性 ……………………………… 187
　　　7.3.4　多周波数インピーダンスCT ……………………………………… 189
　　　7.3.5　多周波数インピーダンスCTによる生体電気特性の計測 …… 192
　　　7.3.6　多周波数インピーダンスCTの特色と問題点 ………………… 192
7.4　超音波を利用した画像処理 ………………………………………………… 193
　　　7.4.1　はじめに …………………………………………………………… 193
　　　7.4.2　音響光学的実時間相関器 ………………………………………… 194
　　　7.4.3　TV画像相関装置 …………………………………………………… 198
　　　7.4.4　血液の特性推定への超音波光変調器の応用 …………………… 201
　　　7.4.5　有限振幅超音波における非線形効果の光学的測定法 ………… 203

参　考　文　献 ………………………………………………………………… 205
索　　　引 ……………………………………………………………………… 219

1

各種放射線と波動の基礎

1.1 総　　説

　本書出版を企画した年，1996年は，ウィルヘルム・レントゲンがX線を発見してからちょうど100年目にあたる。ビュルツブルクの大学教授であったレントゲンは，陰極線が発する蛍光に興味を持ち，陰極線が当たると蛍光を発する白金シアン化バリウムを塗った紙を持って実験を重ねていた。ところが，陰極線を動作させると，ドアを閉めて隣の部屋にいても，この紙が蛍光を発することを発見する。自分の手をこの蛍光板の前に置き，陰極線を当てると，ほのかに暗い手の影の中に，より暗い骨格部分が映し出されたという。1895年秋のことであった。

　それから1世紀，今日，この放射線はX線として知られ，レントゲン検査をはじめ，人体断層像を映し出すX線CT技術へと応用され，医療のみならず工業的にも人類に計り知れない貢献をしてきた。

　近年，このX線を代表として，中性子線や重粒子線などの放射線や，マイクロ波，超音波などの放射波，また電波領域からX線，γ線領域にわたり滑らかな連続スペクトルを持つ放射光（シンクロトロン放射光）など，各種放射波が医療や生物学へ急速に応用され始めている。

　本書は，電波や超音波などの放射波，およびX線や中性子線などの放射線技術を用いる医療を「放射医療技術」と呼んで統一し，これまでの発展の経緯，現状や動向，および治療や計測法などについて工学的立場からまとめたものである。

　本書で取り上げる「放射波」は，大きく「電磁波」と「超音波」に分類される。このうち電磁波は，図1.1に示すように，波長が$10^8 \sim 10^{-14}$ mの範囲に及び，この中には電波（長波，中波，短波，超短波，マイクロ波），遠赤外線（熱線），赤外線，可視光線，紫外線，X線，γ線と呼ばれるものがある。

　しかし，一般に電磁波と称するものは，10^{-9} m程度までの波長をいい，X線，γ線とは

1. 各種放射線と波動の基礎

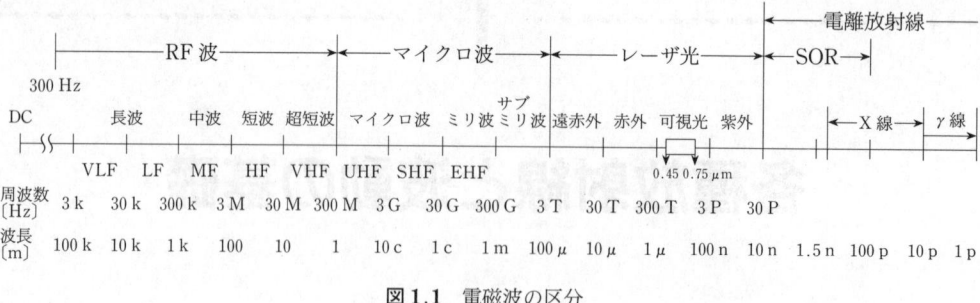

図1.1　電磁波の区分

区別されている†。

また，図1.1を放射線の立場から分類すると**図1.2**のように，非電離放射線と電離放射線に分類される[2]。同図に示すように，粒子放射線の中には，荷電粒子線であるα線，β線，電子線，陽子線，π中間子線，重粒子線などがある。また，非荷電粒子線としては，X線，γ線，中性子線などがある。

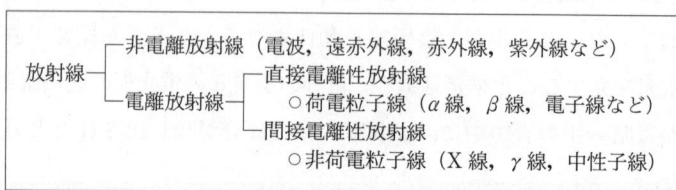

図1.2　放射線の分類[2]

本書は，このような分類のもとで，主として放射波としては，超音波，マイクロ波などを，また放射線としては，中性子線，重粒子線，シンクロトロン放射光などを扱っている。

まず，1章では，各種放射線と波動の基礎について概説する。2章では，中性子捕捉療法について，これまでの歴史や，吸収線量評価，線量や濃度の計測システムについて述べ，特に京都大学と武蔵工業大学の施設における例について詳しく記している。3章では，粒子線治療として，主に重粒子線の現状，生物学的効果，治療装置や照射システムなどについてまとめている。これら各章のテーマは，我が国が施設においても，また技術においても世界をリードする分野であるだけに詳細に記述している。4章は，近年注目されている放射光の医療利用について，歴史やイメージング技術を中心にまとめている。5章は，MRIの医学利用について，イメージング技術の原理や応用装置の構成などについて詳述している。また，6章では，波動を用いた癌治療に関し，超音波やRF，マイクロ波についてまとめている。

---

† 先に電気学会計測技術調査専門委員会から調査結果として出版された「高周波電磁界の生体効果」[1]では，この周波数領域が調査対象であった。本書は，これを受け継ぐ形で設けられた同委員会における報告であり，この周波数以外を主に取り扱っている。

7章は，診断や治療部位の可視化に必要な新しいCT技術と生体計測を展望したもので，近赤外光によるイメージング技術，マイクロ波CT，インピーダンスCT，超音波による画像処理の問題などを取り上げている。

以上のように，本書は，迎えた21世紀の新しい医療技術分野として期待される放射波（線）を利用する広範な医療および計測技術について，各執筆委員の日頃の研究成果も含め，専門的な立場からまとめたものである。このため，読者の方々の専門分野に応じ，どこから読み始めても理解できるよう最小限度の重複を許させていただいた。

1.2 電磁界と電磁波（非電離放射線）の基礎

1.2.1 マクスウェルの方程式

すべての電磁現象は，マクスウェルの方程式により理論的に完全に記述される。この方程式は，磁界 H が変化することにより起電力（電界 E）が発生するというファラデーの電磁誘導の法則，電流 $J(=\sigma E)$ が流れると磁界 H が発生するというアンペアの法則，さらには，起電力（電界 E）を変動させれば電極のギャップ間（空間）にも等価的に電流が流れうるというマクスウェルの変位電流のアイディアからなる。

$$\text{ファラデーの電磁誘導の法則}: \nabla \times \boldsymbol{E} = -\mu \frac{\partial \boldsymbol{H}}{\partial t} \tag{1.1}$$

$$\text{アンペア-マクスウェルの法則}: \nabla \times \boldsymbol{H} = \sigma \boldsymbol{E} + \varepsilon \frac{\partial \boldsymbol{E}}{\partial t} \tag{1.2}$$

ここに，σ は導電率，ε は誘電率，μ は透磁率である。

マクスウェルはこの二つの偏微分方程式から波動方程式が容易に導かれることより，電界と磁界が交互に発生し，波となって空間を伝搬する波動現象，すなわち電磁波の存在を予言した。後に，それはヘルツにより実証された。マクスウェルが予想したように光も電磁波であるから，当然，マクスウェルの方程式は光の現象を精密に解き明かすのにも使われる。

また，電気回路理論はマクスウェルの理論のサブセットである。例えば同軸線路などでは

電界 E → 電圧 V

磁界 H → 電流 I

導電率 σ → コンダクタンス $G(=1/R)$

誘電率 ε → 容量 C

透磁率 μ → インダクタンス L

という対応関係が成り立ち，サイズを指定すれば L, C, R の値が決まるので，式(1.1)，(1.2)は

$$-\frac{dV(x)}{dx} = j\omega L I(x)$$

$$-\frac{dI(x)}{dx} = \left(\frac{1}{R} + j\omega C\right) V(x)$$

という分布定数回路に対応させることができる。

1.2.2 生体と電磁波

生体と電磁波との結合の問題を考える。生体が電磁波にさらされて直接，作用を受ける状態を直接結合といい，金属など別の物体を介して作用を受ける状態を間接結合と呼ぶ。直接結合による生体作用には，熱作用，刺激作用，その他の作用がある。間接作用には，接触電流による電撃・熱傷がある。

生体への熱作用を論じるとき，吸収電力（電力損）を問題とする。生体内で発生する電力損にはジュール損，誘電損がある。金属・磁性体が存在するところでは別途，渦電流損，ヒステリシス損を考慮する。

ジュール損は荷電粒子の並進運動の摩擦熱に起因するもので，導電率 σ〔S/m〕と電界強度 E〔V/m〕の2乗（E^2）に比例する。

$$P = \frac{V^2}{R} = \int \sigma E^2 dv \quad \text{〔W〕} \tag{1.3}$$

誘電損は電気双極子の回転運動の摩擦熱と考えればよい。σ は複素誘電率の虚数部 ε''〔F/m〕と角周波数 $\omega(=2\pi f)$ の積に等価であるから，誘電損は次式となる。

$$P = \int \omega \varepsilon'' E^2 dv \quad \text{〔W〕} \tag{1.4}$$

渦電流損は体内金属などの渦電流によるジュール損であり，渦電流の起電力は磁束密度 $B(=\mu H)$ と角周波数 ω および金属の半径 R に比例する。したがって，渦電流損は導電率 σ に比例し，金属の半径 R，角周波数 ω，透磁率 μ，磁界強度 H に対してはそれらの2乗に比例する。

$$P \propto \sigma (R\omega\mu H)^2 \tag{1.5}$$

ヒステリシス損は強磁性体のヒステリシス特性に由来するものであるが，磁気双極子の（やや変則的な）回転運動の摩擦熱と考えればよい。近似的な複素透磁率の虚数部 μ''〔H/m〕および角周波数 ω と磁界強度の2乗（H^2）で式(1.4)と同様に記述することができる。

$$P = \int \omega \mu'' H^2 dv \quad \text{〔W〕} \tag{1.6}$$

生体組織の比誘電率 $\varepsilon'_r(\varepsilon'/\varepsilon_0)$ と導電率 $\sigma(=\omega\varepsilon'')$ の周波数特性を**図1.3**に示す。

周波数が数十 Hz，数 MHz および 20 GHz 付近で ε'_r が減少し，同時に σ が増加している。これらはそれぞれ，α 分散，β 分散，γ 分散と呼ばれている。

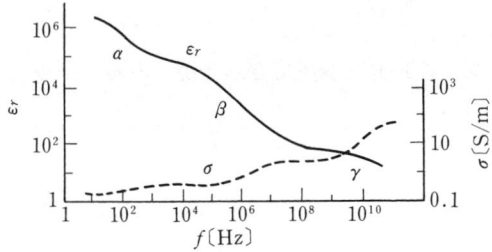

図1.3 生体組織の比誘電率と導電率の周波数特性
〔電気学会高周波電磁界の生体効果に関する計測技術調査専門委員会編：電磁界の生体効果と計測，コロナ社(1995)の図1.16より転載〕

人体の場合，体軸が電磁波の電界・磁界・伝搬方向のどの向きと平行かによって吸収の度合いが異なる。これは，体内波長との共振が起こるためで，体軸が電界と平行のときには30〜70MHz付近で全身での吸収が大きくなりやすい。体内波長を求めるには，真空中の波長を人体の比誘電率の1/2乗($\sqrt{\varepsilon'_r}$)で割ればよい。

また，周波数によって電磁波の浸透深さが異なり，周波数が高いほど表皮効果によって表面にしか浸透しなくなる。浸透深さは次式で与えられる。

$$\delta = \sqrt{\frac{2}{\omega \mu_0 \sigma}} \quad \text{[m]} \tag{1.7}$$

この式によれば，2.45GHzにおいて筋肉($\sigma=2.0$ S/m)では0.7cm程度，脂肪($\sigma=0.1$ S/m)では3.2cm程度となる。

1.2.3 電磁波の発生

〔1〕 電波（高周波・マイクロ波）

電波は電荷を加速度運動させることにより発生できる。具体的には，アンテナに交流電圧を与えることにより実現する。UHF帯までは同軸線で給電できるが，それ以上になると導波管が必要となってくる。アンテナにはダイポールアンテナ，ループアンテナ，ホーンアンテナなど様々な種類があるが，周波数と用途に応じて効率のよいものを選ぶ。

表1.1 レーザの種類

名　称	波長域	特　徴
CO_2	赤　外	連続波，高出力
CO	赤　外	連続波
YAG	近赤外	連続波・パルス，高出力
半導体	近赤外	連続波
色素	可視〜近赤外	連続波・パルス
He-Ne	赤	連続波
ルビー	赤	パルス，高出力
Ar	可視	連続波
Kr	可視	連続波
エキシマ	紫外	パルス，高出力

生体に用いるものはアンテナと呼ばず，電極あるいはアプリケータと呼ぶことが多い。

〔2〕 レ ー ザ

レーザは位相のそろった（すなわちコヒーレントな）光を発生できる光源である。医療用に用いられる各種レーザの特徴を**表1.1**に示す。

1.2.4　電磁波計測・光計測

〔1〕　磁界（直流，低周波）

磁束密度 B の単位は SI 単位系ではテスラ（T）であるが，実用単位のガウス（G）もよく用いられる。1 T＝10 000 G である。

直流磁界および極低周波領域の磁界計測には，ホール素子を用いたガウスメータがよく使われる。交流磁界に対してはピックアップコイルを用いた方式のものもある。送電線付近などでの磁界測定用にガウスメータや磁界プローブがいくつか市販されている。

比較的大きな直流磁界を正確に測定するには，後述する NMR 現象を用いた NMR 磁束計がある。

微弱な磁界計測にはフラックスゲート型磁束計が用いられてきた。感度は 10^{-10} T に達する。さらに，最も高感度な磁束計として SQUID 磁束計がある。10^{-13} T 程度の誘発脳磁界をも測定できるが，液体ヘリウムや磁気シールドルームが必要なため，簡便には使用できない。

〔2〕　電界（低周波）

低周波の電界計測は，2 枚の平板電極を平行に配置し，電極間の電位差を高インピーダンス電圧計で電圧の実効値〔V〕を測定し，電極間距離〔m〕で割ればよい。電界強度 E の単位はボルト/メートル（V/m）である。

〔3〕　電波（高周波・マイクロ波）

電界強度 E の単位は上述の V/m，磁界強度 H の単位はアンペア/メートル（A/m）である。空気中や生体内では，磁界強度 H は磁束密度 B を真空中の透磁率 $\mu_0 (=4\pi/10^7)$ で割ったものに等しい。

高周波領域の電界計測にはダイポールアンテナ，磁界計測にはループアンテナが用いられる。平面波と見なせる場合は，電界と磁界の比が 377：1 なので，どちらか一方のみ測定すればよい。近傍界の場合は専用の電界プローブ・磁界プローブが市販されている。

マイクロ波領域では，多くの場合，平面波と見なせるので，ホーンアンテナとマイクロ波電力計により電力密度を求め，電界強度，磁界強度に換算する。単位はワット/平方メートル（W/m^2）であるが，ミリワット/平方センチメートル（mW/cm^2）もよく使われる。

〔4〕 光

基本的には電波と同じに考えてよいが，光の場合，人間の視覚感度（標準比視感度 $V(\lambda)$）で重みづけしたもの（測光量）も使われる。光源の強さは光束（電波における電力に相当）で，単位はルーメン（lm）である。放射光の指向性を考慮する場合，光束を立体角（単位はステラジアン（sr））で割った光度が使われる。単位はカンデラ（cd）で cd= lm/sr である。電力密度に相当するものはルーメン/平方メートル（lm/m^2）である。

可視光領域ではヒトの目がよいセンサになっている。記録には感光フィルムが優れているが，測定データの定量化に難点がある。従来，定量測定には光電管や光導電セル，光起電力セルなどが使われてきた。現在，ホトダイオードセンサが一般的である。2次元計測には撮像管が使われてきたが，最近では CCD カメラがポピュラーである。光領域では内視鏡のように光ファイバによる自由自在なガイドも可能である。

微弱光計測には光電子増倍管によるホトンカウンティングが一般的であるが，2次元計測では冷却 CCD カメラにイメージインテンシファイアを併用したものが用いられる。

1.2.5　電磁波の医療応用[1],[3]

〔1〕 磁界（低周波）

肩凝り，不眠症などの改善を目的として永久磁石を用いた各種治療具が市販されている。理論的な物理作用は極めて小さく，いまだ科学的な裏付けに乏しい。

低周波のパルス磁界により細胞の増殖が助長されるという報告がある。数十〜数百 mT で誘導電流による刺激が骨の新生に効果があるという。骨折などのけがの治療に有効とされている。

強い低周波磁界を用いると，その誘導電流で視覚神経系を直接，刺激することができる。磁気閃光と呼ばれる現象で，20 Hz 付近で最も感度がよい。また，パルス磁場により直接，脳内にパルス電流を発生させ，脳神経系を直接，刺激することも可能であり，医療への応用が期待されている。

微弱磁界計測の診断への応用例が，いくつかある。

患部を磁化させた後，磁界計測を行うといった方法で，塵肺の診断が行われた。心臓付近の体内電流による微弱磁界を測定する心磁図計測も研究されているが，心電図ほど手軽でないため，普及はしていない。

脳内の活動部位を探るため，脳内電流分布の推定を目的とした脳磁界計測が現在，盛んに研究されている。各種脳機能障害の診断などに力を発揮するものと期待されている。

〔2〕 電波（高周波）

高周波による電気治療は 1890 年 d'Arsonval により始められた。1900 年には Riviere が

8 　1. 各種放射線と波動の基礎

高周波電流による皮膚癌の治療に使用した。1908年，Nagelschmidは火花発振器を使用したジアテルミー（diathermy）と呼ばれる治療器を開発した。ジアテルミーという名称はいまだに使われている。1928年，Schliephakeは超短波帯のジアテルミーを開発した。これらは主に，けが，ねんざ，筋肉痛，リウマチ，しもやけなどの治療に用いられてきた。民生用には高周波を用いたボタンサイズの肩凝り治療器も開発されている。

最近では，癌の温熱療法用にハイパーサーミア装置が各種開発され，国立・各県のがんセンターや大きな病院で使われている。これには，誘電加熱タイプ，誘導加熱タイプ，マイクロ波タイプなどがある。浸透深さの点より，深部加温にはマイクロ波よりも低周波領域の方が向いている。患部に磁性体を埋め込み，誘導加温する方法も一部で試みられている。ハイパーサーミアの詳細は6章で述べる。

高周波を利用した診断装置に磁気共鳴イメージング（MRI）装置がある。これについては1.3節で基礎を述べ，5章で詳しく説明する。

表1.2　インコヒーレント光の治療応用

光線療法	新生児黄疸(蛍光ランプ) 白斑病のソラレン光化学療法(蛍光ランプ) かび菌による皮膚疾患の治療(石英水銀ランプ)
滅菌消毒	紫外線ランプ
温熱療法	赤外線ランプ

表1.3　レーザの治療応用

レーザ切開	マニピュレータ式外科用レーザメス(CO_2レーザ) 光ファイバ式レーザメス(CO_2レーザ，COレーザ，Nd-YAGレーザ，Arレーザ)
レーザ微小組織破壊	皮膚科用レーザメス(Arレーザ，ルビーレーザなど) 緑内障治療(色素レーザ) レーザマイクロサージェリー(CO_2レーザ，Arレーザ)
レーザ凝固	内視鏡レーザ(Nd-YAGレーザ，Arレーザ) 網膜光凝固装置(Arレーザ，Krレーザ)
レーザ光化学反応	癌の選択的治療(Ar-色素レーザ，金蒸気レーザ)
レーザ加温	レーザサーミア(Nd-YAGレーザ)
レーザ蒸散	レーザ血管形成術(エキシマレーザ，COレーザ，Er-YAGレーザ，Arレーザ) レーザ角膜形成
レーザ砕石	尿路結石砕石(色素レーザ) 胆石破壊(Nd-YAGレーザ)
レーザ溶接	虫歯治療(Nd-YAGレーザ，Arレーザ) 血管吻合(CO_2レーザ，Nd-YAGレーザ，Arレーザ)
レーザ刺激	鍼灸術つぼ刺激(He-Neレーザ，半導体レーザ) 創傷治癒促進(He-Neレーザ，半導体レーザ)
レーザ殺菌	汚染熱傷(He-Neレーザ) 下水処理(He-Neレーザ)

表1.4 レーザの診断応用

生体計測	レーザ透過照明	
	レーザ分光分析	レーザ発光分光分析 ヘモグロビン量測定 動脈血酸素飽和度測定 呼気中アルコール検査 レーザ分光内視鏡 生体内の生化学物質の連続・非観血的測定
	レーザ光回折	視野検査 骨格筋構造のゆらぎ解明
	レーザ光干渉	聴覚器振動検査 レーザ聴診器 変形検出 体壁微小振動検査 網膜解像力測定
	レーザドップラー	網膜血流計測 表皮膚血流の無侵襲計測
	レーザホログラフィー	眼底カメラ 鼓膜振動解析 歯科応用 内視鏡ホログラム
	スペックルパターン	眼球屈折異常 鼓膜振動解析
	刺激閾値測定	痛覚 温感 色覚
検体検査	レーザ発散光分析	自動細胞分析 セルソータ
	レーザ光散乱	レーザネフェロメータ(抗原・抗体複合体検出) 懸濁計 精子泳動度
	レーザドップラー	抗原・抗体反応検出 レーザドップラー顕微鏡
	レーザ顕微鏡	細胞検査 組織検査
	レーザ分光分析	レーザシュタルク分光 レーザ磁気共鳴分光 レーザ光音響分光 レーザ蛍光分光 レーザラマン分光 共鳴ラマン分光 レーザ発光分光分析 2光子吸収光分解法 高速時間分解分光
	画像処理	細胞診 血球分別

〔3〕 マイクロ波

終戦前後にドイツでマイクロ波ジアテルミーが開発され，戦後間もなく我が国でも使われ始めた。現在ではジアテルミーといえばマイクロ波帯（2.45 GHz）を用いたものが主流である。

皮膚癌，乳癌などの表在性の癌に対するハイパーサーミアではマイクロ波タイプが用いられる。子宮頸癌や口腔癌などに対応して特殊なアプリケータが開発されている。やや深部の癌に対しては，患部に刺入する針状のアプリケータもある。

マイクロ波を利用した診断技術として，マイクロ波サーモグラフィやマイクロ波CTの研究が進められている。

〔4〕 光・レーザ

光の治療応用は従来，ランプなどのインコヒーレント光による光線療法や殺菌が主体であったが（表1.2），近年，コヒーレントなレーザの利用に変わりつつある（表1.3）。

レーザは診断用途として様々な分野で活躍している（表1.4）。

また，レーザ以外の光の診断応用として，発癌や老化にかかわる活性酸素による極微弱光の計測や，生体発光（ルシフェリン-ルシフェラーゼ反応）に関する研究も盛んに行われている。

1.3 磁気共鳴（MR）の基礎[4]

1.3.1 NMRの原理

核磁気共鳴（nuclear magnetic resonance, NMR）とは，1946年Purcellらと Blochらにより独立に発見された現象で，水素原子核（プロトン）のように磁気モーメントを持った原子核を強力な静磁界中に置くと，特定の周波数の電磁波（高周波磁界）と共鳴を起こしてエネルギーの吸収・放出を起こすものである。このNMR現象を利用した画像診断装置は，開発当初はNMR-CTと呼ばれていたが，現在はMRI（magnetic resonance imaging, 磁気共鳴イメージング）と呼ばれ，広く臨床に用いられている。

上記の特定の共鳴周波数のことをラーモア周波数 f_0 と呼び，$2\pi f_0 = \gamma B_0$ により求められる。ここに，γ は核磁気回転比で，B_0 は静磁界の磁束密度である。プロトンの γ は $2.68 \times 10^8 \mathrm{s^{-1} \cdot T^{-1}}$ なので，例えば1.5 Tの静磁界に対してラーモア周波数は約64 MHzになる。

個々の核の磁気モーメントを総合したものを磁化 M で代表させる。定常状態での磁化は静磁界方向を向いてラーモア周波数でスピンしており，熱平衡磁化 M_0 と呼ばれている。

定常状態の磁化 M に対し，静磁界 B_0 と垂直な面でスピンと同じ回転方向にラーモア周波数で回転する磁界 B_1 を与えると，トルクが発生し，磁化はみそすり運動をしながら倒れ

ていく〔図1.4(a)〕。90度倒れたところで回転磁界を除去すると，磁化はそのまま静磁界と垂直な面で回転し続けるはずである〔同図(b)〕。しかし，実際には緩和現象があるため，しだいに元の定常状態に戻っていく。静磁場方向に対する緩和はスピンの並進運動の摩擦によるもので，その時定数は縦緩和時間（スピン-格子緩和時間）T_1と呼ばれている〔同図(c)〕。垂直面内での緩和はスピンの回転運動に対する摩擦によるもので，その時定数は横緩和時間（スピン-スピン緩和時間）T_2と呼ばれている〔同図(d)〕。

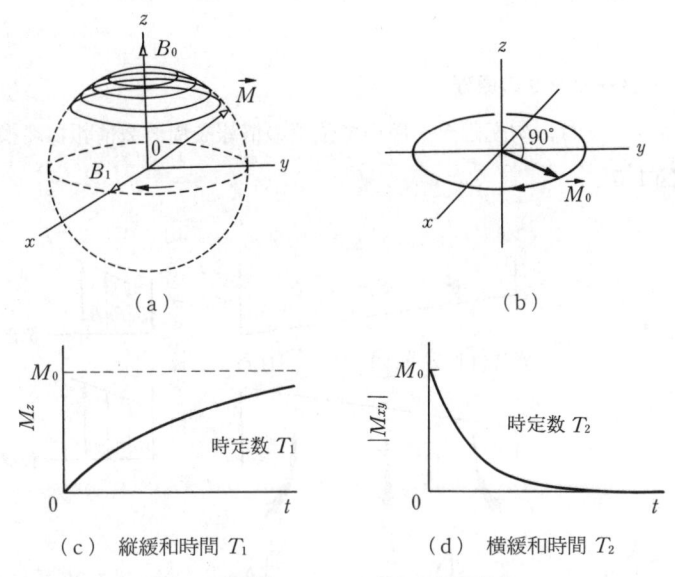

図1.4　磁化ベクトルの動きと緩和現象

前述のように磁化Mを静磁界方向と垂直な面内で回転するように，ある一定時間だけ与える回転磁界のことを90度パルスと呼ぶ。回転磁界は2倍の強さの高周波磁界により与えられる。90度パルスの倍のパルスで，磁化を反転させるのに使われるものを180度パルスという。

90度パルス直後より検出される高周波信号を自由誘導減衰（free induction decay, FID）と呼ぶ。FIDは，高周波コイルと位相敏感検波器により，一般に複素信号として検出される。一般にNMR分光やMRIはこのFIDに埋め込まれた様々な情報を抽出することにより計測を行う。

1.3.2 Blochの方程式

磁化Mの運動は，Blochの方程式と呼ばれる運動方程式で記述される。静磁界方向をz軸にとり，z軸のまわりをラーモア周波数で回転する回転座標系(x', y', z)で記述することにし，B_1を回転軸がx'方向の回転磁界とすると

$$\left.\begin{aligned}\frac{dM_{x'}}{dt} &= \gamma \Delta B_0 M_{y'} - \frac{M_{x'}}{T_2} \\ \frac{dM_{y'}}{dt} &= -\gamma \Delta B_0 M_{x'} + \gamma B_1 M_z - \frac{M_{y'}}{T_2} \\ \frac{dM_z}{dt} &= -\gamma B_1 M_{y'} - \frac{M_z - M_0}{T_1}\end{aligned}\right\} \tag{1.8}$$

ここに，ΔB_0 は静磁界の局所的な変動である。

熱平衡状態での磁化の初期条件は $M_{x'} = M_{y'} = 0$，$M_z = M_0$ である。

1.3.3 MRイメージングの原理

MRイメージングでは，勾配磁界を用いて位置の情報を周波数情報に変換して FID 信号に埋め込む（図1.5）。

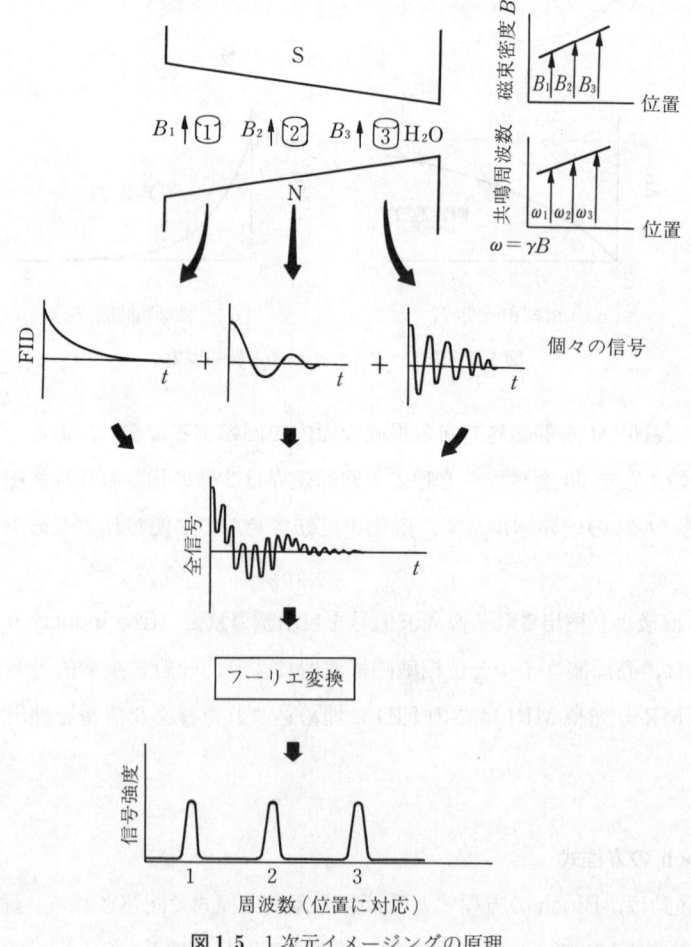

図1.5　1次元イメージングの原理

例えば，x 方向の勾配磁界の傾きを G とすると，静磁界の局所的な変動は $\Delta B_0 = Gx$ となり，90度パルス直後の Bloch の方程式は

$$\frac{dM_{x'}(x)}{dt} = \gamma G x M_{y'}(x) \tag{1.9}$$

$$\frac{dM_{y'}(x)}{dt} = -\gamma G x M_{x'}(x) \tag{1.10}$$

となる。簡単のために緩和時間 T_2 の効果は省略した。また，M_z は FID に寄与しないので省略した。

初期条件を $M_{y'} = M_0(x)$ としたときの解は

$$M(x, t) = M_{y'} - jM_{x'} = M_0(x) \exp[-j\gamma Gxt] \tag{1.11}$$

となり，FID は

$$S(t) = \int M(x, t) dx = \int M_0(x) \exp[-j\gamma Gxt] dx \tag{1.12}$$

となる。$k(t) = \gamma Gt$ とおくと

$$S(k(t)) = \int M_0(x) \exp[-jk(t)x] dx \tag{1.13}$$

よって，$S(t)$ の逆フーリエ変換を求めれば磁化分布 $M_0(x)$ が得られる。プロトンの MR イメージングの場合，磁化分布は水の密度分布となる。

MR イメージング技術の詳細については 2 章で述べる。

1.4 超音波の基礎

近年，超音波の医療応用は目覚ましく，各種の診断や，治療に使われている。ここでは，超音波の物理工学的な基礎について述べる。

人が聞くことができる音域は，約 20〜20 000 Hz といわれている。通常，これより高い周波数の音を超音波（ultrasonic），低い音を超低音（infrasonic）と呼んでいる。しかし，実際問題として正確にどの周波数から超音波と定義するかは，はっきりと定められていない。このため，一般には「超音波とは人が聞くことを目的としない音」と定義されている。最近の超音波を利用した診断装置などでは，およそ 2〜20 MHz の音域が使われている。

以下では，音波の一般的な性質について述べるが，音波に関する諸物理現象を定式化すると，形式的には電磁波における表式と類似していることに気づくであろう。一般に波動は，横波と縦波に分類される。横波は，図 1.6（a）に示すように，波が伝わる方向と振動方向が直角となる波動である。水面に小石を落とすと，波紋が広がってゆく。同心円上に広がってゆく中心からの一方向に着目すれば波の振動方向と伝搬方向は直角な関係にある。このよう

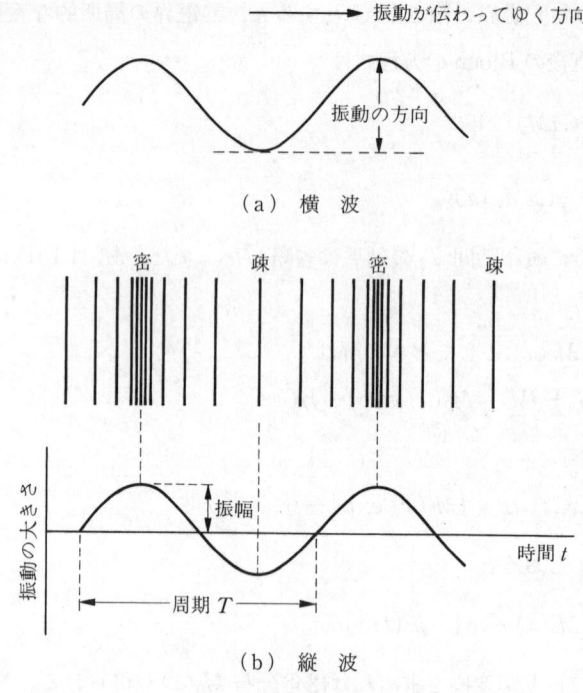

(a) 横波

(b) 縦波

図1.6 波動の分類

な横波の代表例が電波や光波である。他方，縦波は，波の伝わる方向と振動方向が一致する波動である。両端を固定したコイル状ばねの一端をはじくと，ばねの間隔が疎になったり，密になったりして振動が他端に伝わってゆく。このため，縦波のことを疎密波ともいう。音波をこれらの伝わり方から分類すると縦波である。音を発すれば，空気が振動し，疎密，疎密の状態を繰り返し音波として伝搬してゆく。

音波は，縦波であるが，図1.6(b)に示すように周期を表現すると周波数が表現できる。周波数 f とは，1秒間に波が振動する回数であるから，波の周期を T [s] とすれば

$$f = \frac{1}{T} \quad [\text{Hz}] \tag{1.14}$$

と表される。この場合の単位は，通常 Hz で表し，ヘルツと呼んでいる。例えば，周期 T が 10 ms であれば，1秒間に 100 回の振動が繰り返されている。

物質固有の音速を c [m/s] とすれば，音波が物質中を伝わるときの波長 λ は次式で表される。

$$\lambda = \frac{c}{f} \tag{1.15}$$

このように波長は，物質に固有な音速によって決まる。生体内の音速は，JIS 規格では，37 ℃ で $c = 1\,530$ m/s，AIUM（米国超音波医学会）規格では $c = 1\,540$ m/s と規定されてい

る。しかし，実際には，各臓器で音速は異なっている。体積弾性率を G 〔N/m²〕，物質の密度を ρ 〔kg/m³〕とすれば，音速 c は次式で与えられる。

$$c = \sqrt{\frac{G}{\rho}} \quad \text{〔m/s〕} \tag{1.16}$$

次に，音波の反射や透過の現象を表すのに電磁波と同様にインピーダンスが用いられる。音波も媒質定数が変化する境界で反射したり，また透過してゆく割合が変わる。こうした反射，透過現象を表すために音響インピーダンス（acoustic impedance）が導入されている。つまり，媒質の音響インピーダンスが異なる境界で，入射音波の一部が反射し，一部が透過する。音響インピーダンス Z は次式で与えられる。

$$Z = \rho c \quad \text{〔kg/(m²·s)〕} \tag{1.17}$$

また，図1.7 に示すように音響インピーダンスの異なる二つの音波が垂直入射した場合の音波の反射強度（音の強さの反射率），および透過強度は，音圧の反射率，透過率とともに，次式で与えられる。

 i) 垂直入射の場合

・音の強さの反射率　　$R_i = |R_p|^2$　　（反射波の強さ/入射波の強さ）　　(1.18)

・音の強さの透過率　　$T_i = 1 - R_i$　　（透過波の強さ/入射波の強さ）　　(1.19)

・音圧の反射率　　$R_p = \dfrac{Z_2 - Z_1}{Z_2 + Z_1}$　　(1.20)

・音圧の透過率　　$T_p = \dfrac{2Z_2}{Z_2 + Z_1}$　　(1.21)

$$Z_1 = \rho_1 c_1$$
$$Z_2 = \rho_2 c_2$$

 ii) 斜入射を含む一般的な場合

・音圧の反射率　　$R_p = \dfrac{Z_2 \cos \theta_i - Z_1 \cos \theta_t}{Z_2 \cos \theta_i + Z_1 \cos \theta_t}$　　(1.22)

・音圧の透過率　　$T_p = \dfrac{2Z_2 \cos \theta_i}{Z_2 \cos \theta_i + Z_1 \cos \theta_t}$　　(1.23)

ここで，音の強さに関する反射率，透過率，つまり反射強度，透過強度は，式(1.18)，

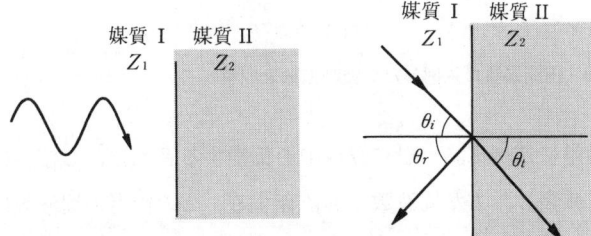

図1.7　音波の反射と透過

(1.19) と同じ形で表される。

次に，音波が音速の異なる媒質に入射する場合，音波は屈折する。**図1.8** に示すように，音速の速い媒質に入射するとき，大きく屈折する。この場合の屈折は，音波に関するスネルの法則（Snell's law）に支配される。

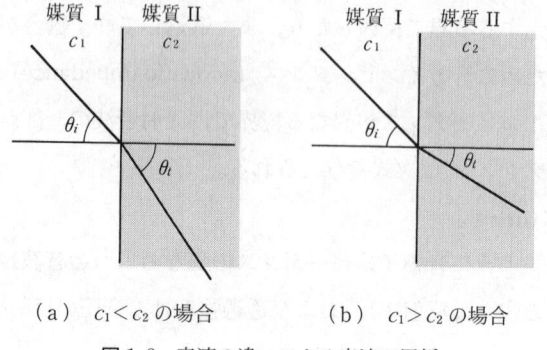

（a） $c_1 < c_2$ の場合　　　（b） $c_1 > c_2$ の場合

図1.8　音速の違いによる音波の屈折

スネルの法則は

$$\frac{\sin \theta_i}{\sin \theta_t} = \frac{c_1}{c_2} \tag{1.24}$$

と表される。この法則から，円形の媒質中に音波が入射した場合，円形媒質内部の音速が周囲媒質に比べ速いときは，**図1.9**（a）のように，これを透過した音波は拡散状態を示す。また，同図（b）のように円形媒質中の音速が遅ければ，透過した音波は集束状態を示す。この性質は，超音波による画像診断などで重要となる。

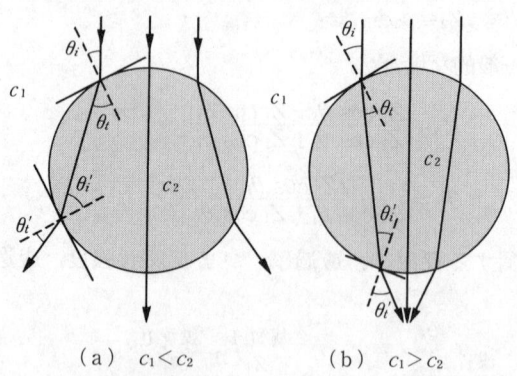

（a） $c_1 < c_2$　　　（b） $c_1 > c_2$

図1.9　円筒媒質に入射した音波の拡散と収束

次に，音波の減衰について簡単に述べる。一般に媒質中を伝搬する音波は，しだいに減衰してゆく。通常，距離とともに減衰し，また周波数にも依存する。この後者の周波数に依存する場合について，生体を例にとって考えてみる。いま，多くの周波数成分を持つ音波が生

体に入射したとする。減衰は周波数に比例して大きくなるから，深部に到達するのは低周波成分が比較的多くなる。このため反射エコーを観測すると深部からのエコーの中心周波数は低くなっている。

　次に，超音波診断装置に広く使われているドップラー効果について述べる。ドップラー効果は，救急車のサイレンの経験からわかるように，波源と観測者が近づくときには，音波の振動数が大きく観測され，遠ざかるときは，波源の振動数より小さく観測される効果のことである。音波に対するドップラー効果の一般的原理は物理学の書に譲り，ここでは，血流測定を想定した現象を例にとって述べる[5]。

　いま，図 1.10 に示すように，プローブから周波数 f_0〔Hz〕の超音波が放射されているとすると，血流から反射され，プローブから受信される周波数は，ドップラー効果によって周波数に変化分を生じている。この変化分を Δf（ドップラーシフト周波数）とすれば，受信周波数は $f_0 + \Delta f$〔Hz〕で表される。ここで，血流の速度を v〔m/s〕，生体中の音速を c〔m/s〕，角 θ を超音波ビームと血流の方向とのなす角度 θ〔°〕とすれば，周波数変化成分 Δf は，次式で与えられる。

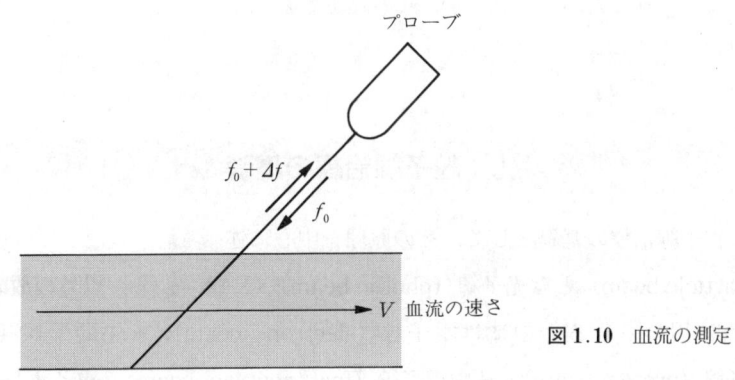

図 1.10　血流の測定

$$\Delta f = \frac{2v\cos\theta}{c} f_0 \quad 〔\text{Hz}〕 \tag{1.25}$$

式(1.25)を変形して

$$v = \frac{c}{2\cos\theta} \cdot \frac{\Delta f}{f_0} \tag{1.26}$$

を得る。ここで，受信信号から Δf を検出し，θ を計測すれば，f_0 は既知であり，c を一定と考えて，血流の速度 v が計算される。ドップラー効果は，主に血流測定に応用されているが，超音波としては，連続波を用いるもの，パルスを用いるもの，さらに高速パルスを用いるものなどがある。

　次に，超音波診断のかなめとなるプローブが形成する音場について述べる。音場とは，音

波が伝搬する領域のことであるが，振動子（波源）からの距離に関連し，フレネルゾーン（Fresnel zone，近距離音場）とフラウンホーファーゾーン（Fraunhofer zone，遠距離音場）に分類されている。無限の広さを持つ平面振動子から発生した超音波は，平面波として直進する。しかし，有限の面積を持つ振動子から発生した超音波は，振動子の近くでは図1.11に示すように複雑な相互の干渉を受けながら伝搬してゆく。この領域をフレネルゾーンという。この領域では，近似的に平面波で伝搬していると考えられる。また，これより遠方では，振動が広がり球面波となって伝搬してゆく。この領域がフラウンホーファーゾーンと呼ばれ，両者の境界は振動子の直径を D とすると通常 $D^2/(4\lambda)$ で与えられる。

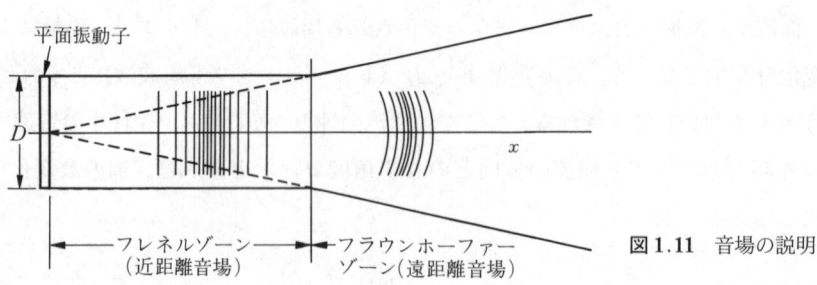

図1.11　音場の説明

1.5　粒子線治療の基礎

ここでは，粒子線治療の基礎として，その原理を中心に述べる。

粒子線（particle beam）とは光子線（photon beam）（X線，γ線）以外の放射線のことであり，治療に用いられるものには電子線（electron beam），π中間子線（pi-meson beam），陽子線（proton beam），速中性子線（fast neutron beam），重イオン線（heavy ion beam，ヘリウム，炭素，ネオンなどの原子核を高速に加速したもの）などがある。一般的に用いられる電子線を除いては，現在は陽子線と重イオン線の治療が行われている。

陽子線と重イオン線はいずれも荷電重粒子線と呼ばれ，X線やγ線のような光子線，または電荷を持たない粒子線である中性子線とは異なる線量分布を持つ。図1.12は身体の表面からの深さに応じて，線量（dose，組織に吸収される放射線のエネルギー）が変化する様子を示したものである。図に示すようにX線やγ線，速中性子線の強度は深さとともに指数関数的に減少する。したがって，癌病巣に投入できる線量は表面近傍の正常組織よりも低く，また癌病巣を通過した後の正常組織に対しても線量が与えられる。

一方，陽子線や重イオン線は，粒子の種類と入射時のエネルギーによりその到達する深さが決まり，しかもその到達点の近傍でブラッグピーク（Bragg peak）と呼ばれる線量ピー

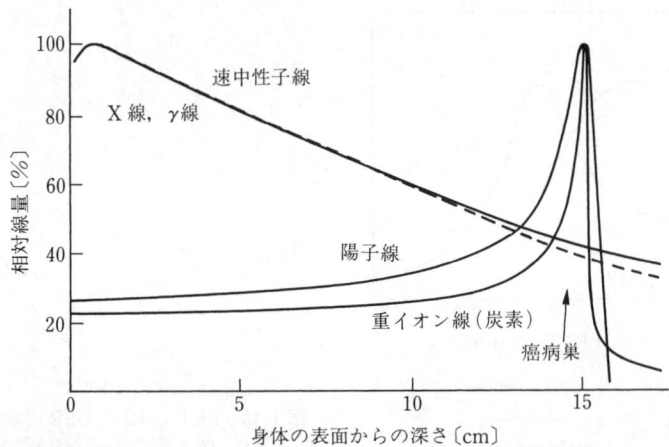

図 1.12 荷電粒子線（陽子線，重イオン線），X 線，γ 線，速中性子線の線量と深さの関係

クを形成する（図1.12）。このピークを過ぎると，もはや 1 次粒子線の寄与はなく，わずかな 2 次粒子線の寄与のみとなる。陽子線や重イオン線の癌治療では，ピークの部分に癌病巣を合わせることができるため，X 線，γ 線，速中性子線に比べて，癌病巣への線量の集中度を格段に高くできる。

陽子線と重イオン線を比較すると次のことがいえる。

（1） 側方散乱によるぼけ（半影，penumbra）が粒子が重くなるほど小さくなるため，重イオン線の方が線量分布がさらによくなる。

（2） 単位長さ当りの線量付与である LET（linear energy transfer）は粒子が重くなるほど大きくなり，結果として陽子線と重イオン線（特に炭素以上の原子番号のもの）では生物学的な効果が異なる。

図1.13 は，粒子線の LET と生物学的効果の指標である RBE（relative biological effectiveness）と OER（oxgen enhancement ratio）の関係を見たものである。ここで，RBE は粒子線に対する効果と X 線に対する効果の比であり

$$\text{RBE} = \frac{D_x}{D_p} \tag{1.27}$$

で与えられる。ここで，D_x，D_p はそれぞれ同じ生物学的効果を与える X 線と粒子線の線量を示す。また，OER は酸素の有無による放射線効果の比であり

$$\text{OER} = \frac{D_a}{D_h} \tag{1.28}$$

で与えられる。ここで，D_a，D_h はそれぞれ同じ生物学的効果を与える有酸素状態と無酸素状態での線量を示す。

20　　1. 各種放射線と波動の基礎

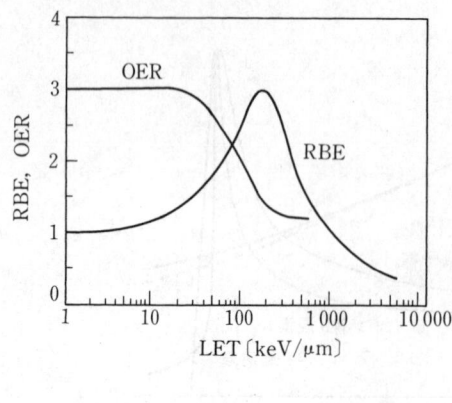

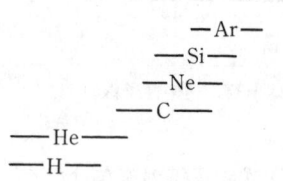

図1.13　LETとRBE, OERの関係
〔山田　聡，高田栄一，河野俊之，他編：重粒子線がん治療装置建設総合報告書，NIRS-M-109（HIMAC-009），放射線医学総合研究所(1995)より転載〕

　図1.13の説明に戻ると，粒子が重くなりLETが増加すると，RBEは最初増大し，200 keV/μm付近で最大となり，その後減少することがわかる。これは，LETの増大により電離密度が増すと最初は生物学的効果が大きくなるが，ピークを過ぎるといわゆるオーバキルの現象が起き，生物学的効果に結びつかない電離のみが増大することを意味している。また，図よりLETが増加するとOERは減少し，200 keV/μm付近より大きい値に対してはほぼ1となる。これは，電離密度が増すと酸素による増感作用（逆にいうと酸素欠乏による放射線抵抗性）がなくなることを意味する。

　以上より50〜200 keV/μm程度のLETを持つ粒子線（これを高LET放射線という。炭素，ネオン，シリコンを加速したもの）では，生物学的効果が陽子線（LETが1〜10 keV/μm程度）と異なり，特に酸素欠乏により放射線抵抗性を示す細胞を効率よく殺すことができる。また，高LET放射線は細胞周期に依存せず細胞を殺すこともできるため，放射線抵抗性のフェーズに細胞がたまることも阻止できる。したがって，高LET放射線は，放射線抵抗性（radio-resistive）といわれる一群の癌に対して大きな治療効果を持つといえる。

　以上をまとめると，次のことがいえる。
（1）陽子線と重イオン線（この二つを以後，粒子線と呼ぶ）は線量分布がよく，癌病巣への線量の集中度を他の放射線に比較して格段に高くできる。
（2）陽子線と重イオン線（炭素，ネオン，シリコン）を比較するならば，重イオン線の線量分布は陽子線よりもよく，また放射線抵抗性の癌に対して大きな治療効果を持つ。

　このため，ばく大な費用がかかるにもかかわらず粒子線を用いた放射線治療が試みられ，大きな成果を上げている。

1.6 放射光の基礎

放射光利用研究は，物質科学・地球科学・生命科学などの広い範囲にわたっており，放射光の基礎と呼ばれる内容も分野ごとに多岐にわたっている。ここでは，生命科学の中で特に医学利用研究という視点からの，放射光の基礎についてまとめた。

光速に近い速度で進む電子が，磁界中でローレンツ力により軌道を曲げられるとき，強い指向性を持ち軌道の接線方向に放射される高強度光が，図1.14に示すシンクロトロン放射光（synchrotron radiation，SR）である[6]。放射光は連なる電子の塊から断続的に発生するパルス光であるが，電波領域からX線領域にわたる広いスペクトルを持ち，特に極紫外線からX線までの領域では従来の光源に比べ10^5〜10^9倍で桁違いの強度を有する。

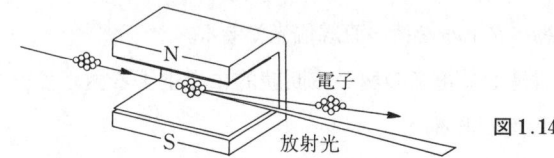

図1.14 放射光の発生原理

1.6.1 放射光の歴史と特徴

一定の周回軌道上で電子を加速するには，電子のエネルギー増加に同期して電磁石の磁界強度を増し，ローレンツ力で電子軌道を保持する必要がある。軌道を一定に保ちながら電子を加速する装置がシンクロトロンである。米国のゼネラル-エレクトリック社の70 MeVシンクロトロンから出射された可視光が1947年にエルダーらにより確認され，これが初めて観測されたシンクロトロン放射光であった。それまで放射光は，電子シンクロトロンでの加速電子のエネルギー損失過程として理論的に予測されてはいた。1956年にはコーネル大学の300 MeVシンクロトロンで，極紫外線が放射光として初めて観測された。続いて1961年には米国商務省国立標準局（NBS）の180 MeVシンクロトロンで極紫外線領域の放射光を使い，初めて系統的な利用実験が実施された。このように放射光利用の歴史は比較的浅く，1960年代から世界各地で利用され始めた。

初期の放射光利用研究は，原子核や素粒子実験用の電子シンクロトロンでの寄生的な放射光利用であり，これを第1世代蓄積リングと呼んでいる。1970年代後半から，放射光利用を主目的とした第2世代蓄積リングと呼ばれる専用施設が建設され，蓄積リングに高エネルギー電子を長時間保持し，安定した放射光が利用できるようになった。さらに，蓄積リング自体の開発が進み，蓄積電子ビーム径（光源サイズ）が第2世代型に比べて，1桁以上小さいことを特長とする第3世代蓄積リングが，1980年代後半から登場するようになった。な

お，電子以外に陽電子を蓄積リングに保持し，陽電子から得られる放射光も利用されている。

放射光の当初の利用は物理学関係者に限られていたが，しだいに化学，生物，材料，医学など他の分野の研究者もこの有用性に気づき，放射光利用の研究分野が拡大した。現在では研究範囲が，基礎科学から応用工学までほとんどの領域を網羅している。放射光は大強度で連続スペクトルを有する以外に，次のような特徴を持っている。

(1) ビーム形状　曲げられた電子軌道の接線方向に沿って，軌道面内に広がりを持つへん平な扇状ビームである。

(2) 指向性　高い指向性を持ち，電子軌道面内には広がりを持つが，電子軌道面垂直方向についての発散角は非常に小さく $10\ \mu\mathrm{rad}$ 程度である。

(3) 偏光性　放射光は電子軌道が曲げられたとき発生するため，高度の偏光性を持ち主成分は軌道面内に電場ベクトルを持つ直線偏光である。

(4) パルス性　放射光は連なる電子の塊から断続的に発生する極めて短いパルス光で，パルス幅は $0.1\ \mathrm{ns}$ 程度である。

1.6.2　放射光施設と挿入光源

第2および第3世代蓄積リングの放射光施設は，電子を加速する加速器，加速された電子を長時間にわたり一定エネルギーで保持する蓄積リング，放射光を蓄積リングから取り出し実験に利用するビームラインの三つの部分からなる。図 1.15 に兵庫県西播磨で1997年に利用を開始した第3世代蓄積リングを持つ SPring-8 の施設を示す。第3世代型の大型放射光施設は蓄積電子エネルギー 8 GeV の SPring-8 のほかに，1994年に欧州で利用が始まった 6 GeV の ESRF（European Synchrotron Radiation Facility）と，米国で1996年に利用を開始した 7 GeV の APS（Advanced Photon Source）があり，世界でわずかに3施設のみである。

SPring-8 では，図 1.16 の概念図に示すように線形加速器とシンクロトロンを使った2段階の加速を行う。まず，全長 140 m の線形加速器で電子が，1 GeV のエネルギーにまで加速される。続いて，1 GeV の電子は周長 396 m の電子シンクロトロンで 8 GeV にまで加速される。8 GeV の電子は，周長 1 436 m の蓄積リングに入射され，放射光の出射に伴う損失エネルギーを加速空洞内の高周波電界で補充されながら，蓄積リング内で 8 GeV のエネルギーを維持して周回する。

SPring-8 の蓄積リングは88個の偏向電磁石からなり，電子は偏向電磁石で軌道を曲げられながら88角の多角形の軌道を周回する。各偏向電磁石で電子ビームの軌道が曲げられるとき放射光が出射される。ビームラインは蓄積リングから放射光の経路に沿って分岐した真

1.6 放射光の基礎

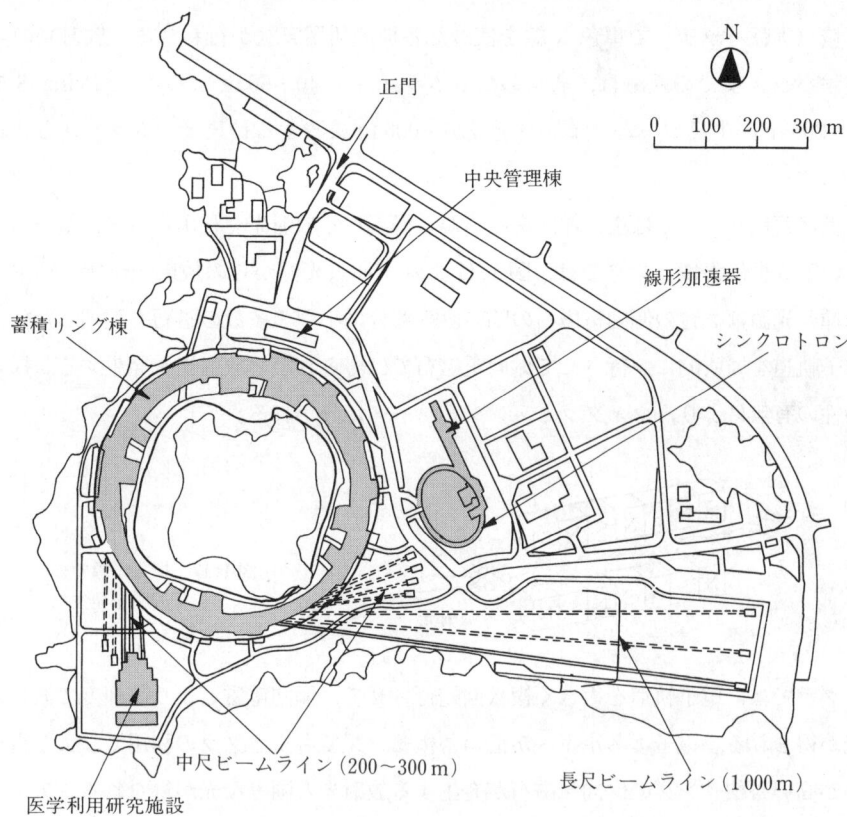

図 1.15 SPring-8 の施設

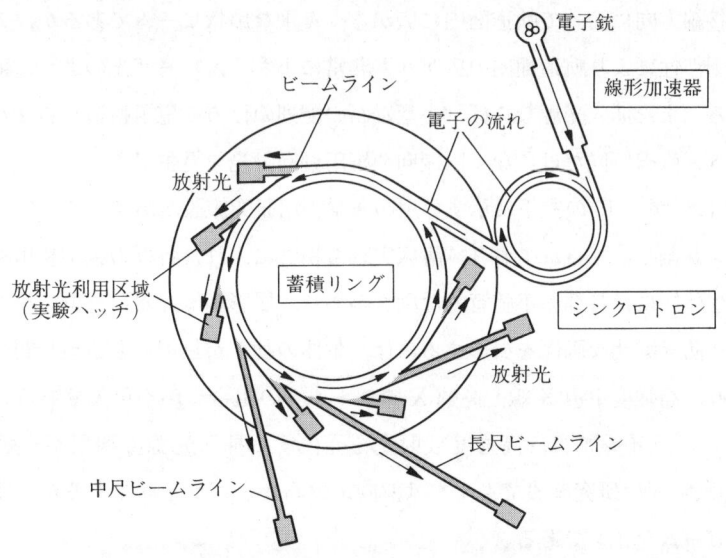

図 1.16 蓄積リングとビームラインの構成

空ダクトであり，中間にある結晶分光器で放射光を単色化し，ビームライン最下流の放射光利用区域（実験ハッチ）で単色 X 線を使った各種の利用実験が行われる。放射光の発光点から実験ハッチまでの距離は，通常のビームラインで 40〜60 m である。SPring-8 では全長 200〜300 m の中尺ビームラインや全長が 1 000 m に達する長尺ビームラインも建設されている。

第 2 世代蓄積リングでは主に偏向電磁石から得られる放射光を利用するが，電子ビーム径が小さい第 3 世代蓄積リングでは，図 1.17 に示す挿入光源からの放射光が多く利用されている。挿入光源は 2 台の偏向電磁石の間の直線部分に小型の多数の磁石を配列した構造であり，電子軌道を局所的に蛇行させて偏向電磁石では得られない放射光を発生する。挿入光源は干渉性の有無により，ウィグラとアンジュレータに分かれる。

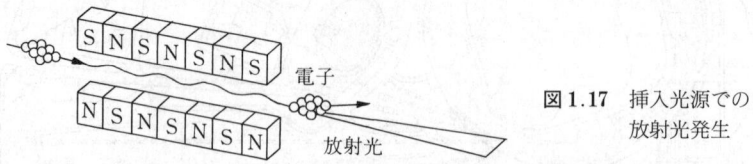

図 1.17　挿入光源での放射光発生

ウィグラでは，電子軌道を大きく複数回蛇行させて，偏向電磁石より高輝度で波長の短い放射光が得られる。電子エネルギーが低い蓄積リングでもウィグラの利用で，より電子エネルギーが高い蓄積リングの偏向電磁石が発生する放射光と同等の光が得られる。アンジュレータでは，電子を周期的に小さく蛇行させ，蛇行の都度発生する放射光を干渉させて極めて明るい単色に近い光を発生する。偏向電磁石やウィグラから発生する放射光は，曲げられた電子軌道の接線方向に沿って軌道面内に広がるへん平な扇状ビームであるが，アンジュレータの場合は干渉性により軌道面内の広がりも非常に小さく，レーザ光のように細く絞られたビームである。また挿入光源ならば，小型磁石の配列の仕方で電子軌道をらせん状などにすることもでき，直線偏向だけでなく円偏向や楕円偏向の光を発生できる。

SPring-8 には図 1.15 の左下に示す専用の医学利用研究施設があり，ここには 3 本の中尺ビームラインが割り当てられており，臨床実験も視野に入れた各種の医学利用実験が実施されている。生体内には各種の不随意的な動きがあり，撮影画像で着目部位の輪郭が不鮮明となる。これを防ぎ鮮明な画像を撮影するには，生体の動きが無視できる短時間での画像撮影が必要であり，高強度単色 X 線と高速 X 線シャッタの組合せが不可欠である。このため，医学利用ビームラインでは，高強度放射光を発生する挿入光源の利用が一般的である。SPring-8 の医学利用研究施設でも 1 本は偏向電磁石ビームラインであるが，残りの 2 本は挿入光源のビームラインである。

2

中性子捕捉療法

　中性子捕捉療法の原理が物理学者によって提唱された歴史が示すように，この分野の物理の役割は，原理や理論また自然現象との関係などの基礎の部分を解明することにある。また，工学が物理や化学などの理論を人に役立つように応用する学問や技術と定義されることから，工学の役割は，物理と医学の橋渡しを具体化させる部分といえる。医学物理学から見た中性子捕捉療法について概説する。

2.1 中性子捕捉療法の歴史と現状

　中性子捕捉療法は1936年に米国の物理学者Locherにより原理が発表され，動物を用いた基礎実験を踏まえ，1951年から1961年にかけてBNL炉やMIT炉を用いて数十例の治療照射が行われた。1962年以降，米国では本療法による治療は行われていなかったが1994年9月に再開された。また，1997年10月より欧州でも治療照射が開始された。このようにこの療法が再び評価されてきたのは，1968年から畠中らによって日本で実施されてきた治療実績によるところが大きい。

<u>中性子捕捉療法の流れ</u>

(第1期：米国における試験検討)

1936　　　中性子捕捉療法の原理が米国の物理学者により提唱される。

1940〜50　加速器からの熱中性子による細胞や動物を用いた基礎データの収集。

1951〜61　BNL (1951-1961) とMIT (1959-1961) の研究炉において，試験治療を実施。
　　　　　　結果が思わしくなく，以後は基礎研究のみに。

(第2期：日本における発展)

1968　　　脳腫瘍に対して日本での第一例の治療照射が畠中らにより日立炉で実施。

1970　　　京大炉で物理工学的基礎研究および動物を用いた基礎実験が始まる。

1973　　　京大炉が既存炉の中性子照射場を医療用熱中性子照射場へ改造する方法を確立。

1974　　　京大炉が2次γ線を出さない^{6}LiFタイル中性子遮へい材を開発。

| 1977 | 武蔵工大炉を医療専用炉に改造。定常的に治療照射が可能に。日立炉休炉。 |
| 1980 | 京大炉で世界に先がけて中性子導管を用いた即発 γ 線測定法による ^{10}B 濃度測定法を確立。 |

(第3期:世界的な再評価)

1983	米国で第1回中性子捕捉療法国際会議が開かれ再評価を受け始める。
1987	三島らがメラノーマ治療を京大炉と武蔵工大炉を使用して世界で初めて実施。
1987〜89	米国および欧州連合で熱外中性子照射場を設置。
1990	京大炉および原研 JRR-2 を用いた定常的な医療照射がスタート。
1991〜92	BNL と MIT, 欧州で熱外中性子を用いた治療のための基礎実験本格化。
1994	BNL と MIT で相次いで治療再開。第1回加速器中性子捕捉療法会議。
1996	京大炉,重水中性子照射設備を改造し熱および熱外中性子利用も可能に。
1997	欧州連合,Petten 炉の熱外中性子を用いた治療開始。
1999	フィンランドで熱外中性子を用いて治療開始。日本 JRR-4 治療開始。

上記のように1980年頃から本療法に対する関心が世界的に高まり,これを受けて中性子捕捉療法国際会議の第1回がボストン(1983.10)で開催された。以後ほぼ2年ごとに東京(1985.10),ブレーメン(1988.6),シドニー(1990.12),オハイオ(1992.9),神戸(1994.11),チューリッヒ(1996.9),サンディエゴ(1998.9),大阪(2000.10)と開催され,2002年9月にはドイツのエッセンで第10回目の会議が予定されている。

表 2.1 中性子捕捉療法に用いられた世界の研究用原子炉　　　(2001年8月末現在)

時期	原子炉名	患者数	コメント
熱中性子			
1951-61	Brookhaven Graphite Research Reactor (BGRR)	[28]	脳のみ
1959-61	Brookhaven Medical Research Reactor (BMRR)	[17]	脳のみ
1959-61	Massachusetts Institute of Technology Reactor (MITR)	[18]	脳のみ
1968-75	Hitachi Training Reactor (HiTR)	[13]	脳のみ
1969	JAERI Research Reactor (JRR-3)	[1]	脳のみ
1974-95	Kyoto University Research Reactor (KUR)	[61]	脳48, メラノーマ13
1977-89	Musashi Institute of Technology Reactor (MuITR)	[108]	脳99, メラノーマ9
1990-96	JAERI Research Reactor (JRR-2)	[33]	脳のみ
1996-	Kyoto University Research Reactor (KUR-M)	[7]	脳3, メラノーマ4
熱外中性子			
1994-	Massachusetts Institute of Technology Reactor (MITR)	[24]	脳18, メラノーマ6
1994-	Brookhaven Medical Research Reactor (BMRR)	[54]	脳のみ
1997-	Petten Research Reactor (HFR Petten)	[>30]	脳のみ
1999-	Finland Research Reactor (FiR-1)	[16]	脳のみ
2000-	Czech Republic Research Reactor (LVR-15)	[2]	脳のみ
2001-	Sweden Research Reactor (Studsvik R 2-0)	[10]	脳のみ
熱および熱外中性子			
1996-	Kyoto University Research Reactor (KUR-M)	[14]	脳のみ
1999-	JAERI Research Reactor (JRR-4)	[11]	脳のみ

現在までに中性子捕捉療法の治療が行われた研究用原子炉を**表2.1**に示す。また，日本における治療照射の実績を**表2.2**に示す。なお，2001年8月末現在，治療照射を行えるところは，日本では京大炉と原研 JRR-4 である。

表2.2　日本における中性子補捉療法の治療実績　　（2001年7月末現在）

原子炉	研究所	脳	メラノーマ	計	時期
HiTR	Hitachi	13	0	13	1968-74
JRR-3	JAERI	1	0	1	1969
KUR	KURRI	48	13	61	1974,87,90-95
KUR-M	KURRI	17	4	21	1996-
MuITR	MuIT	99	9	108	1977-89
JRR-2	JAERI	33	0	33	1990-96
JRR-4	JAERI	11	0	11	1999-
	計	222	26	248	

2.2　中性子捕捉療法の原理と特徴

2.2.1　原理と特徴

中性子捕捉療法（neutron capture therapy，NCT）は，中性子を照射したときに飛程が短く高 LET[†]（linear energy transfer）の重荷電粒子などを発生する安定同位元素を，あらかじめ治療すべき癌細胞に特異的に取り込ませておき，中性子照射により癌細胞だけを選択的に破壊するものである。これに用いられる安定同位元素は，高 LET の重荷電粒子を発生する ^{10}B，^{6}Li などであり，中性子はこれらに対して大きな反応断面積を持つ低エネルギー中性子である。現在のところ，化合物として生体に取り込ませやすい ^{10}B と，研究用原子炉から安定して比較的大きな中性子束が得られる熱中性子が用いられている。なお，^{10}B と熱中性子は，$^{10}B(n,\alpha\gamma)^{7}Li$ 反応により，α 粒子と ^{7}Li 核（生体内での飛程はそれぞれ約 10 μm と 5 μm）の重荷電粒子並びに 478 keV の γ 線を発生する。この反応により**図2.1**に示すように μm オーダの範囲の選択的治療が原理的には可能になる。これらのことから，ホウ素中性子捕捉療法（boron neutron capture therapy，BNCT）とも呼ばれている。中性子捕捉療法における各研究分野の役割関係の一例を**図2.2**に示す。

放射線を用いる治療法では，一般的に生体内の物理的な投与線量の空間的な制御性が，その放射線療法の適用限界を決定する側面を持っている。現在はほぼ組織レベル，すなわちmm オーダがその制御限界と考えられる。本療法では，その原理からわかるように ^{10}B の熱中性子に対する増感作用が利用できるので，腫瘍への選択的な照射という意味での制御限界

[†] 高 LET　物質中の単位長さ当りに与えられるエネルギー付与率であり，keV/μm の単位で表される。はっきりした境界エネルギーではないが，4 keV/μm 程度以上が高 LET といわれている。

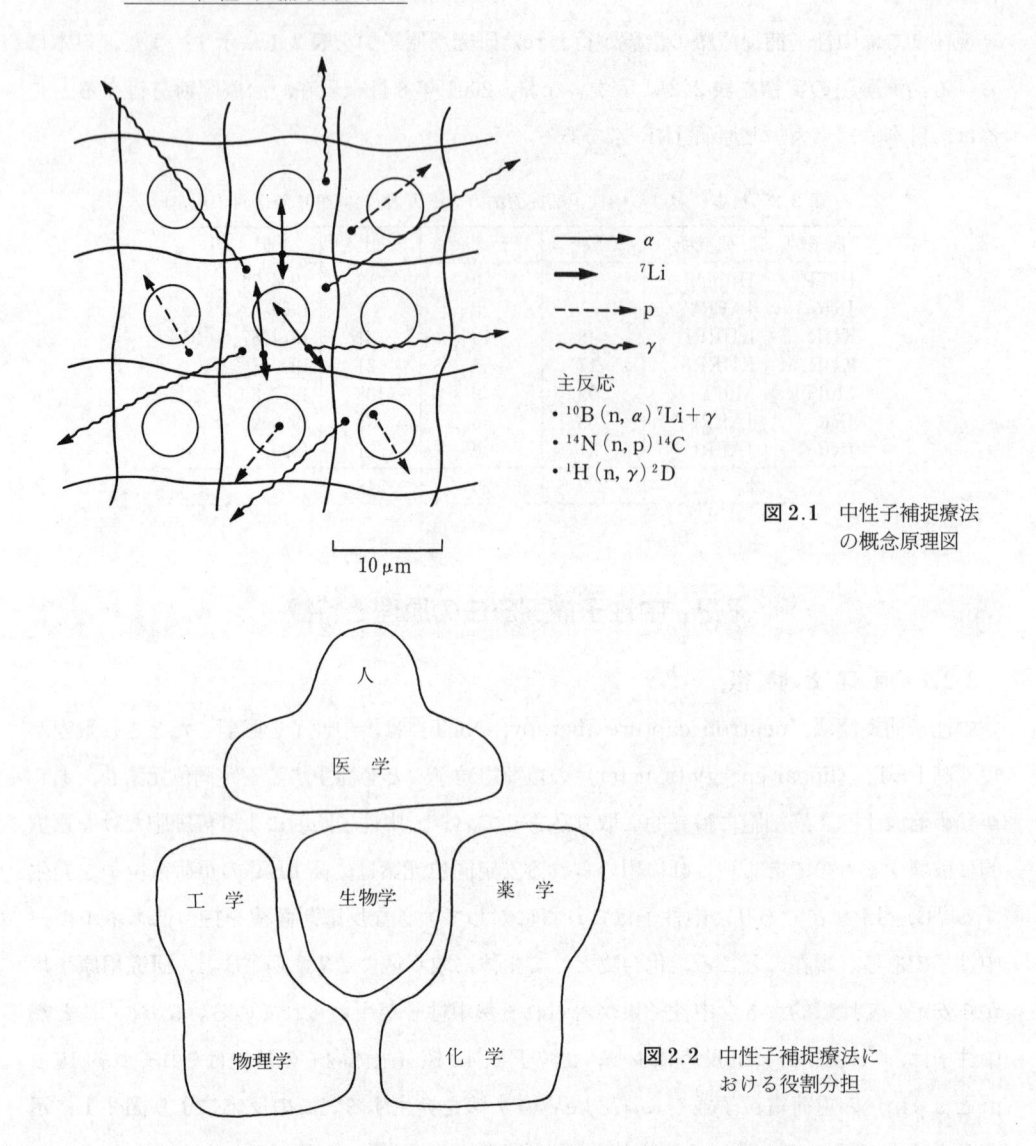

図 2.1 中性子補捉療法の概念原理図

主反応
- $^{10}B(n,\alpha)^7Li+\gamma$
- $^{14}N(n,p)^{14}C$
- $^{1}H(n,\gamma)^{2}D$

図 2.2 中性子補捉療法における役割分担

は，理想的には細胞レベル，すなわち μm オーダになる。この線量制御性がホウ素中性子捕捉療法の最大の特徴といえる。しかし，現実の治療照射では，患部およびその周辺正常部でのホウ素濃度およびその分布並びにそこでの熱中性子束分布から決まる cm オーダの吸収線量分布が問題となる。特に，治療されにくい最深部の腫瘍を治癒することが治療効果を左右することから，深部の投与線量の空間的な制御性が問題となっている。したがって研究課題としては，本療法が原理的に持っている μm オーダの線量制御性をいかに効率よく患部で実現するか，に焦点が合わされることになる。なお，現在 BNCT の治療照射では，腫瘍

部の ^{10}B 濃度が約 10〜40 μg/g の状態で，熱中性子フルエンス† が患部表面で 1〜2×10^{13} n/cm^2 となるよう 1〜5 時間の照射が行われている。

2.2.2 中性子捕捉療法における望ましい照射条件

望ましい照射条件に対する考え方はどの放射線療法においてもほぼ共通しており，以下に示すようなものである。

(1) どの腫瘍部にも治療線量以上を照射し完治させる（癌治療優先）
(2) 正常組織を傷つけない範囲の照射量とする（治療の質の向上）
(3) 適切な照射時間内に治療照射を終了する（患者の治療条件および医師らの負担軽減など）

中性子捕捉療法は原理的に飛程の短い荷電粒子による細胞レベルの選択的治療が可能であることから，上記（2）の条件を満たしやすいことに特徴がある。また，（3）は中性子捕捉療法が体外照射と体内照射を組み合わせたもの，すなわち体外から中性子を照射し，体内で時間変化する中性子増感元素との反応によって生じる照射効果を利用することから，本質的に重要である。このような考え方から中性子捕捉療法における望ましい照射条件を，中性子エネルギー，中性子フルエンス分布，ホウ素等の中性子増感元素濃度およびその分布，並びに照射時間についてまとめると**表 2.3** のようになる。

表 2.3 ホウ素中性子捕捉療法における望ましい照射条件

患部に当てる中性子エネルギー	^{10}B との反応断面積が大きい熱中性子をはじめとする低エネルギー中性子
患部および周辺中性子フルエンス分布	患部および周辺のターゲットになる部分だけに中性子を均一に照射する
^{10}B 濃度およびその分布	腫瘍細胞だけに選択的に，しかも高濃度にかつ均一な分布
照射時間	2 時間以内，ただし照射時の線量測定およびその評価を行うのに必要な時間以上

なお，治療を行う観点から見るとこれらの項目は相互に関係する。例えば，^{10}B 濃度およびその分布が改善されれば，中性子フルエンス分布の平坦化にさほど重きを置かなくてもよくなる。また，^{10}B 濃度が高くなると反比例の関係にある照射中性子量も少なくて済むことから，生体の正常組織の許容線量への配慮も軽減されるし照射時間も短くすることができる。

---

† 熱中性子フルエンス　熱中性子の照射量を表すもので，単位面積当り通過する熱中性子数を表している。個/cm^2（＝n/cm^2）の単位で表され，照射時間に関係なく照射総数を表している。

2.2.3 中性子捕捉療法における最適入射中性子エネルギー

〔1〕 生体高分子との相互作用面からの検討

生体高分子は大部分 C, H, O, N からなる有機化合物である。ここでは，その分子中の各元素間の結合エネルギーに着目する。生体中の重要な結合と考えられる代表的な結合エネルギーを表 2.4 に示す。

表 2.4 生体構成分子の代表的な結合エネルギー

結合の種類	結合エネルギー〔eV〕	結合の種類	結合エネルギー〔eV〕
C-H	4.28	C-C	3.60
N-H	4.05	C-N	3.04
O-H	4.80	C-O	3.64

生体に入射した中性子は生体を構成する原子や分子と弾性散乱衝突し，運動エネルギーの一部をその原子や分子に与える。運動量と運動エネルギー保存の法則から，中性子によって与えられるエネルギーの最大値は，水素との正面衝突の場合であり，中性子の持つ全運動エネルギーがそのまま水素原子に与えられる。単純に考えれば，散乱によって原子に与えられるエネルギーが，生体内のその原子の結合エネルギー以下であれば，その中性子自身の散乱反応は全く生体に対して無害と考えられる。この考え方に立てば，短絡的な結論であるが，表 2.4 より 4 eV 以下の低エネルギーの中性子が中性子捕捉療法に最適であるといえる。さらに，熱中性子などの低エネルギー中性子の照射場は本療法において以下の有利な点がある。

（1） 重水などの減速材により，比較的簡単に安定した熱中性子場が得られる。
（2） 熱中性子の生体へのエネルギー付与は，中性子吸収反応でしか起こらない。したがって，吸収線量評価上で重要な $^{10}B(n, \alpha)^7Li$ 反応による吸収線量を比較的簡単に評価できる。
（3） 金の放射化法などにより，中性子フルエンスの測定が容易である。
（4） 患者用の中性子コリメータに，中性子吸収断面積が大きく，しかも 2 次 γ 線の少ない ^6Li が使用できる。

〔2〕 生体内深部吸収線量分布からの検討

ここでの検討の基準は次の二つである。

（1） 腫瘍の深さなどに配慮した適切な生体内熱中性子束分布を得る。
（2） 選択的な治療効果を阻害するエネルギーの中性子の混入率を許容値より小さくする。

望ましい照射条件から生体内中性子束分布を考えると，目的とする患部内での熱中性子束分布を平坦にすることが目標になる。このため，生体内で減速されて熱中性子を発生する，

熱中性子よりエネルギーの大きい熱外中性子†が用いられる。

　各種エネルギーの中性子を生体に照射したときに生じる熱中性子の生体内反応率分布の検討の一例を図 2.3 に示す。なお，深部線量分布は照射野の大きさや入射方向に依存するが，ここでは現在の治療照射における平均的な大きさである直径 10 cm の照射野を仮定した。また，中性子は生体表面へ直角に平行ビームで入射すると仮定した。この図から熱中性子照射の場合に比べて，熱外中性子などのエネルギーの高い中性子照射の方が，生体深部の吸収線量分布の平坦化に有効であることは明らかである。しかし，エネルギーの高い中性子の場合は，H(n, n)H 反応などによる吸収線量が加算されるので，中性子照射に伴う選択性のないバックグラウンド線量（BG 線量）††が大きくなることも考慮に入れておく必要がある。

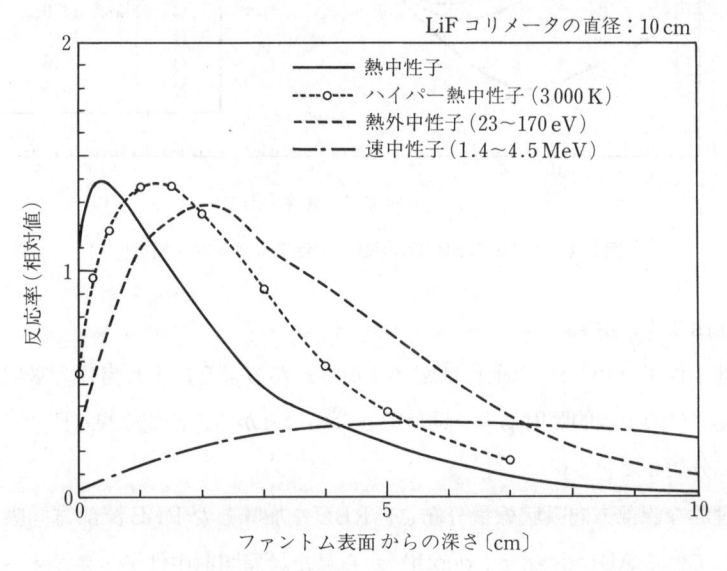

図 2.3 各種エネルギーの中性子照射時の生体内深部熱中性子反応率分布

　ホウ素中性子捕捉療法では増感元素である ^{10}B 濃度およびその分布と熱中性子束分布によって決まる吸収線量分布に，この BG 線量分布を加えたものが治療効果を左右する側面を持っている。これらのことから入射中性子エネルギーは，中性子 KERMA 係数†††が最小となる数十 eV という考えもある。代表的な生体組織に対する KERMA 係数の中性子エネル

---

† 熱外中性子　中性子捕捉療法の分野では，0.5 eV～10 keV のエネルギーを持つ中性子を表している。同様に，熱中性子は 0.5 eV 以下，高速中性子は 10 keV 以上のものを表している。なお，この境界のエネルギーは絶対的なものではない。

†† バックグラウンド線量　中性子照射に付随して起こる避けようのない線量であり，中性子捕捉療法では，主に，^{14}N(n, p)^{14}C 反応，H(n, n)H 反応，H(n, γ)D 反応の 2 次 γ 線による吸収線量からなる。

††† 中性子 KERMA 係数　一つの中性子が物質に照射されたときにその物質中に運動エネルギーとして放出するエネルギーを表している。（KERMA：kinetic energy released in material）

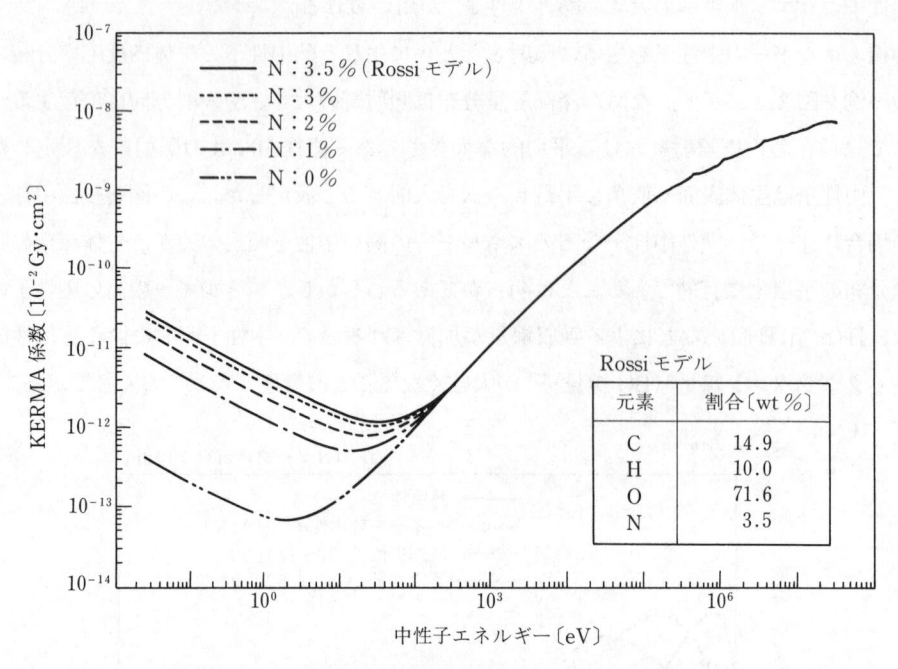

図2.4 中性子KERMA係数の中性子エネルギー依存性

ギー依存性を図2.4に示す。

なお，高速中性子（10 keV以上）は図2.4からわかるようにそれ自体の吸収線量が大きく，また腫瘍だけの選択的照射効果を期待できないことから，治療効果を阻害するエネルギーの中性子に分類している。

次に，特理的な深部方向吸収線量分布に，RBEを加味したRBE深部方向吸収線量分布から定義されているAD(advanced depth)から見た最適照射中性子エネルギーがある。これによると，1～10 keVの中性子のADが約9 cmと最大となることから，これが最適エネルギーとなる。なお，4 eV前後の中性子のADは約7 cmであり，熱中性子の場合の約5 cmの場合のADと比べると，2 cm以上の深部まで治療範囲を拡大できることは注目に値する。

〔3〕 照射手法からの検討

熱外中性子照射は，深部の熱中性子線量分布の改善効果が期待でき，また，表面近傍の吸収線量を低減できることから手術を必要としない長所が強調されている。しかし，手術を行わない場合，皮膚の許容線量が深部の最大照射線量を決定する側面を持っていること，また，H(n, n)H反応による反跳陽子のRBEが高い可能性が指摘されていることにも注意を払う必要がある。皮膚は治療の予後に重要な役割を持ち，しかも許容線量が低いことから，皮膚を照射しない配慮を行うことにより，深部線量をより大きく改善できることになる。こ

のように熱外中性子照射の場合にも，腫瘍の深さや形に応じて手術の有無の選択とともに，入射中性子のエネルギーを選択するなどの柔軟な治療計画を立てることが理想的である。

2.3 治療用中性子照射システム（原子炉や加速器からの中性子利用）

2.3.1 熱中性子照射と熱外中性子照射の特徴

中性子捕捉療法に用いられる中性子は，その原理から腫瘍内に微量に局在させる増感元素（^{10}B, ^{157}Gd など）と大きな吸収反応確率を持つ必要がある。一般的に元素は中性子エネルギーが低くなるほど大きな吸収反応断面積（$1/v$ 特性）を持つ。したがって，中性子捕捉療法には，低エネルギー中性子，中でも熱中性子が従来用いられてきた。1950年代に中性子捕捉療法の治療照射が始められてから現在まで，中性子源としては，研究炉がその時間的な安定と十分な中性子強度が得られることから用いられてきた。照射する中性子は，1994年9月から熱外中性子も用いられるようになったが，それまではすべて熱中性子であった。初期の頃は熱中性子線源に混在する高速中性子や γ 線の問題があったが，これらが解決された後は，生体深部への熱中性子の到達が十分でないことが治療範囲を限定するものとして解決されるべき課題となっている。このような背景から，深部の熱中性子線量を大きくしようとする試みが検討されてきた。熱中性子照射に関する検討としては，①生体内に空洞を作る方法，②生体中の軽水の一部を透過効率のよい重水に置換する方法，③熱中性子の前方向成分を大きくする方法，などがある。また，手術をしなくても深部腫瘍が治療できる可能性があるということを最大の長所とする，熱外中性子（0.5 eV〜10 keV）を生体に照射し，生体内で減速されて生じる熱中性子を利用することも精力的に検討されてきた。

これらの検討の結果，中性子捕捉療法においては，中性子の生体への照射特性として次のことが明らかになった。

（1） 表面近傍にある腫瘍には，0.5 eV 以下の熱中性子や冷中性子などの低エネルギー中性子が有利である。

（2） 深部の腫瘍に対しては，熱外中性子や常温より高いエネルギーの熱中性子（ハイパー熱中性子）など，0.5 eV 以上の中性子が有利である。

（3） 中性子の前方向成分を大きくすることにより，熱中性子でも熱外中性子照射の場合でも深部の熱中性子線量分布を改善できる。

照射野の大きさやビームの前方向成分に依存した深部熱中性子束分布の一例を図 2.5 に示す。

図 2.5 照射野の大きさやビームの前方向成分に依存した深部熱中性子束分布（計算値）

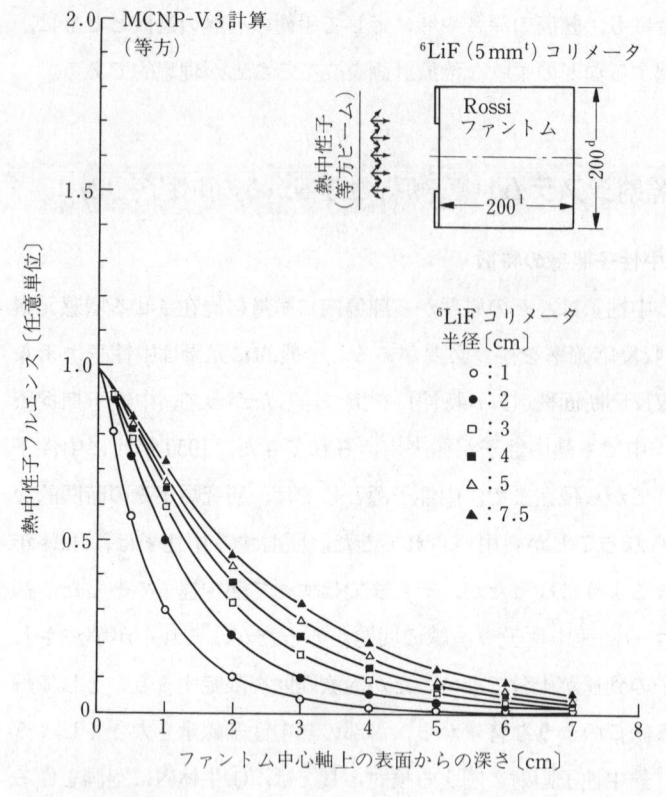

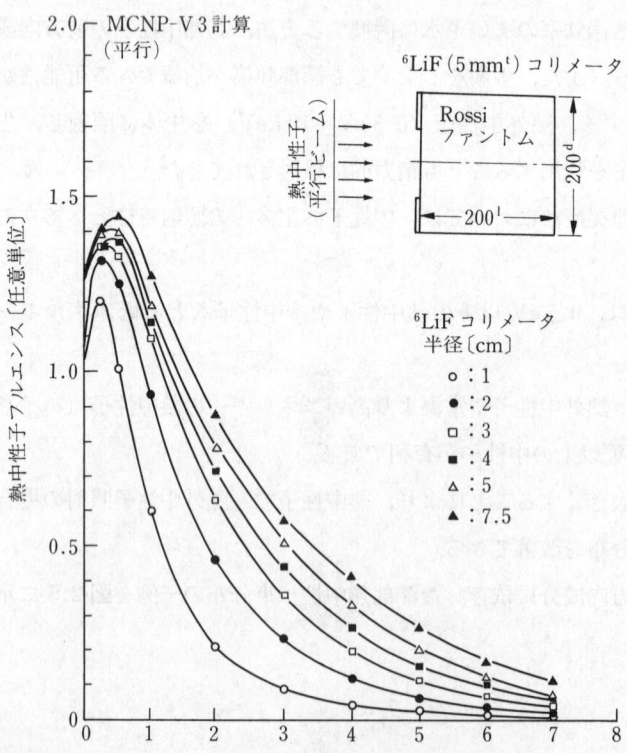

2.3.2 中性子捕捉療法の中性子源として見た原子炉中性子と加速器中性子

〔1〕 背　　景

1994年9月に第1回加速器中性子捕捉療法国際会議が米国ワイオミング州ジャクソン市で開催されたことからもわかるように，近年，加速器がその技術の進歩のゆえに中性子捕捉療法のための中性子源として見直されている．なお，会議に参加した印象ではターゲットの熱除去や大電流加速器の安定制御など，実用化にはもう一段の技術革新が必要であると感じた．以上のような背景から，現時点で原子炉由来の中性子と加速器由来の中性子を中性子捕捉療法の立場から比較する場合の観点は，ⅰ)中性子の生体への照射特性などの性能面と，ⅱ)安全性や町中の病院への併設可否，起動停止の簡便性などの使い勝手を重視した実用面とに大別できる．

ここでは中性子の生体への照射特性の対比の具体的な事例として，①熱中性子（ハイパー熱中性子も含む）の単独使用，②熱中性子と熱外中性子の混合使用，③熱外中性子の単独使用の場合について，原子炉と $^7Li(p,n)^7Be$ 反応の加速器を用いた中性子照射場を比較する．

〔2〕 比較の視点

中性子捕捉療法で用いる中性子は，現在のところその発生過程に無関係である．なぜなら，中性子捕捉療法で用いる中性子のエネルギーが10 keV以下と小さく，核反応などで発生した直後のエネルギーを減速させて使う状況にあるからである．ただし，どんな場合も高速中性子成分は少ない方が望ましい．したがって，中性子捕捉療法用の中性子源としての原子炉および加速器の特性を検討する場合のポイントは，中性子照射技術の面からとらえることができる．すなわち，どのようなエネルギースペクトルの中性子を使うかの基準によって比較検討することになる．現実的な対応から現時点で考える必要のある状態は①熱中性子だけを利用する場合，②ハイパー熱中性子（0.5～3 eV）を利用する場合，③熱中性子と熱外中性子の混合照射を利用する場合，④熱外中性子だけを利用する場合，の四つである．

なお，熱外中性子のうち0.5～3 eVをハイパー熱中性子と分けて評価するのは，この照射場が実現可能であること，および最適エネルギーとの考え方からである．

〔3〕 比較検討

中性子捕捉療法に適用する中性子源に関係する原子炉と加速器の特性を**表2.5**に示す．

これより上記の四つの中性子照射場を得る場合について，比較検討した現在の結果を以下に述べ，その概要を**表2.6**に示す．

（1）熱中性子の単独使用　多量の中性子を大きな面源として発生することができる原子炉が有利である．ハイパー熱中性子を利用する場合も，多量の熱中性子を必要とすることから原子炉が有利となる．

（2）熱外中性子の単独使用　高速中性子の混入を原理的に低くできる $^7Li(p,n)^7Be$ 反

表2.5 中性子捕捉療法から見た原子炉と加速器の特性

事項	原子炉	加速器
中性子発生核反応	^{235}U(n, f)反応など	^{7}Li(p, n)^{7}Be 反応など（2.5 MeV の陽子利用）
発生中性子エネルギー	0〜10 MeV 平均 2 MeV	200〜800 keV 平均 500 keV
線源形状・発生方向	体積線源・等方的	面線源あるいは点線源 ビーム方向に大きい
照射方向	固定（水平あるいは垂直）	あらゆる方向から自由に照射可能
発生中性子の時間的安定性	連続運転中は極めて安定	パルスおよび連続運転中は電流値に依存
必要な中性子数確保の難易度	100 kW 程度の小型炉でも十分な中性子数	2.5 MeV 陽子による上記反応では 10 mA 程度が必要
長所	既存の原子炉が利用できる 運転および中性子場の安定性	近郊の病院に併設可能 起動停止が容易
検討課題	熱外中性子引出し時の高速中性子の除去	安定した大電流加速器の開発・提供

表2.6 中性子エネルギースペクトルから見た比較

入射中性子の種類	原子炉	加速器
熱中性子	優れる	不利
ハイパー熱中性子	優れる	不利
熱＋熱外中性子	対応可能	対応可能
熱外中性子	対応可能	優れる

応などの加速器中性子が，発生強度の問題を解決できれば有利である。なお，高速中性子の混在割合をある程度少なくできれば原子炉中性子も十分な性能を持っている。

(3) 熱中性子と熱外中性子との混合使用　性能的には上記(2)の理由から加速器が有利であるが，高速中性子の混入の影響が上記(2)と比べ相対的に小さくなるので，原子炉も十分利用できる。

(4) 中性子の平行成分を増やしたい場合などのように，大面積の中性子場が有利な場合は原子炉中性子が優れている。

現在治療に使用できる十分な強度を持つ加速器は実在していないことから，当面原子炉中性子を利用して中性子捕捉療法を実施せざるをえない状況が続くと考えられる。なお，加速器が将来必要な条件を満たせば，実用面の有利さから，上記(1)，(2)，(3)，(4)の照射場すべてにおいて加速器が原子炉に取って代わる可能性がある。しかし，原理的に中性子の発生における時間的な安定性および強度の面に優れた原子炉を用いて，熱中性子やハイパー熱中性子照射を行い，加速器によって熱外中性子照射を行うというような，原子炉と加速器の使い分けの状況が生まれる可能性が高いと考えられる。

2.3.3 原子炉を用いた治療照射システムの概要

現在唯一用いられている原子炉を用いた照射システムによって，ホウ素中性子捕捉療法を

実施する場合，中性子照射の手順は一般的に次のようなものになる．
（1） ファントム実験や計算などにより求めた熱中性子の深部線量分布と患部およびその周辺のホウ素濃度分布の推定値から，深部吸収線量分布を評価して照射治療計画を作成する．
（2） 照射開始予定時刻から逆算してあらかじめ患者に ^{10}B 化合物を投与する．
（3） 照射開始直前に，患者の血液中や患部などの ^{10}B 濃度を測定し，照射中の腫瘍部の ^{10}B 濃度を評価する．
（4） 治療照射の最初の 15〜30 分間でモニタ点の熱中性子束を測定し，照射対象部位の熱中性子束を評価する．
（5） 上記(3)，(4)から計算した吸収線量と患者個々の条件を加味して，効果的な治療照射をする．

なお，治療当日のホウ素濃度やその分布の測定は短時間で行う必要があることから，試料の前処理が不要な即発 γ 線測定法が用いられることが多い．この方法は，迅速にしかも非観血的にできることが大きな特徴になっている．時間の制約がない場合は，前処理が必要であるが感度がよい ICP 法が用いられている．

2.4 中性子捕捉療法における線量測定および吸収線量評価

2.4.1 ファントム実験などによる深部線量評価

中性子捕捉療法では，中性子と γ 線の混在場においてそれぞれの線量を分離して測定する必要が生じる．熱外中性子照射の場合は，従来の熱中性子と γ 線の測定に加えて熱外および高速中性子線量の測定も必要になる．中性子と γ 線の混在場における生体に対する吸収線量の評価は，中性子と生体を構成する元素との核反応により発生する重荷電粒子などの高 LET 放射線と，核反応で発生する 2 次 γ 線および照射場に付随する γ 線などの低 LET 放射線の両方を合わせて行う必要がある．

治療効果を評価するもとになるデータの一つは，熱中性子照射による患部およびその周辺の吸収線量分布である．この評価には，熱中性子束分布と ^{10}B 濃度分布が必要である．X 線 CT や MRI 画像などから，あらかじめ患部の形状や寸法を知ることができるので，それに従ってファントム実験や模擬計算によって患部とその周辺の熱中性子分布を事前に評価する．即発 γ 線測定システムで測定した ^{10}B 濃度分布と合わせて深部吸収線量分布を推定し，熱中性子照射フルエンス，すなわち照射時間などの治療照射計画を決定する．

2.4.2　熱中性子束およびγ線線量の測定

熱中性子束の測定には，金（天然存在比100％の^{197}Au）の放射化法が，主に以下の理由で用いられてきた。①生体と接しても安定である，②小型であるので位置の測定精度が高い，③崩壊形式が単純で崩壊γ線が測定しやすい，④適度な放射化断面積（約90 b，1 b＝10^{-28} m^2）と半減期（2.698日）である。具体的な使用形状は直径0.25 mmの金線である。

γ線の測定には小型で位置の測定精度が高いこと，また熱中性子にほとんど感じないことなどから，TLD（Mg$_2$SiO$_4$(Tb)，BeOなど）を用いている。照射患部の測定には，生体と接しても安定なポリエチレンチューブ（内寸：直径1 mm，長さ20 mm，肉厚0.5 mm）に入れた手製のTLD（Mg$_2$SiO$_4$(Tb)）を使用している。また全身被曝測定には繰り返し使用できるなど取扱いが簡単な市販品（ホウケイ酸ガラス封入のBeO）をホウケイ酸ガラスによる熱中性子の感受性をなくすために^{6}LiF熱中性子遮へいケース（内寸：直径3 mm，長さ13 mm，^{6}LiFの肉厚2 mm）に入れて使用している。1996年からは試験的であるが石英ガラス封入のTLD素子も利用しているが，この場合は上記の中性子遮へいケースは不要である。

2.4.3　中性子導管を用いた即発γ線測定法による^{10}B濃度の測定システム

ホウ素を用いる中性子捕捉療法の場合，患部およびその周辺に含まれるppm（μg/g）オーダの^{10}B濃度と照射熱中性子フルエンスが，治療効果に大きな影響を持っている。これは生物実験や理論的な吸収線量計算などから，熱中性子照射効果が^{10}B濃度に依存した吸収線量によって左右されることからも明らかである。そこで，治療照射を行う前に^{10}B濃度を測定し，照射熱中性子フルエンスを決定することが必要になる。理想的には治療照射中の^{10}B濃度も変化するのでオンライン測定できることが望ましい。また，^{10}B濃度の測定はサンプルを取り出して測定する方法よりも，サンプルを取り出さない非観血的な方法が，癌の転移防止などの観点からも望ましい。

^{10}B(n, $\alpha\gamma$)^{7}Liで発生する即発γ線をゲルマニウム半導体検出器で精度よく測定する方法は，中性子導管から得られる混入γ線や高速中性子などをほとんど含まない熱中性子ビームと，2次γ線をほとんど発生しないLiFタイル中性子遮へい材を組み合わせることで可能となった。この測定法の最大の特徴は，①サンプルの前処理が全く不要である，②ppmオーダの濃度ならば数分程度の比較的短時間で測定できる，ことである。この方法を用いて，従来多数の実験動物を用いて測定してきた時間依存の生体内^{10}B挙動を，1匹の動物を用いて測定できるようになった。これらのデータは，ホウ素化合物の種類による腫瘍内^{10}B濃度の違いや，投与方法の違いによる集積特性を明らかにし，治療に用いるホウ素化合物や投与方法を決定することに役立っている。

2.4.4 生体の吸収線量評価

ホウ素中性子捕捉療法における中性子とγ線の混在場における生体の吸収線量は，以下の計算式で求めた RBE 吸収線量（RBE〔Gy〕）で評価している。

$$D = G + (6.782 \times 10^{-14} NR_N + 7.436 \times 10^{-14} BR_B) \Phi \tag{2.1}$$

D は RBE 吸収線量（RBE〔Gy〕），G はγ線量〔Gy〕，Φ は熱中性子フルエンス〔n/cm^2〕，N は窒素濃度〔%〕，B は ^{10}B 濃度〔μg/g〕，R_N，R_B は ^{14}N(n, p)^{14}C 反応と ^{10}B(n, α)^{7}Li 反応の RBE（$R_N = R_B = 2.5$ として現在計算している）である。

なお，上記計算式に用いる熱中性子フルエンスの算出には，金の放射化法の場合 40 ℃ のマクスウェル分布の熱中性子に対する実効放射化断面積（85.35 b）を用いる必要がある。

2.5 研究用原子炉を用いた照射場の設計の一例
（KUR 重水熱中性子設備の改修の概要）

1996 年春に京都大学研究用原子炉(KUR)の重水熱中性子設備の改修作業が終了した。改修作業は，①設備の安全性向上，②中性子捕捉療法において熱中性子から熱外中性子までの利用を可能とする性能向上，③5 MW 連続運転中の医療照射を可能とすることなどの使い勝手の向上，の三つを主目的に実施した。すなわち，熱外中性子調整領域，スペクトルシフタおよび熱中性子フィルタによる中性子照射性能の向上，更新された遮へい扉や照射室からなる新放射線遮へいシステムによる連続運転中の医療照射利用，大型試料輸送システムおよび安全監視システムなどによる安全性および使い勝手の向上を実現した。なお，改造後の第 1 回目の医療照射利用として，種々の特性を確認した後，1996 年 11 月 12 日に熱中性子照射モードにより脳腫瘍の試験治療が行われた。

2.5.1 熱中性子から熱外中性子まで利用できる照射場の設計

熱中性子場，熱および熱外中性子の混合場，熱外中性子の単独場，の 3 種類の中性子場を，熱外中性子調整領域，エネルギースペクトルシフタ，熱中性子フィルタを設けることにより実現させた。検討項目は，①熱外中性子調整領域の位置，材質，寸法，②中性子エネルギースペクトルシフタの材質，寸法，③熱中性子フィルタの材質，寸法，④炉心と重水タンク間の冷却水の厚みの影響，などである。また，医学生物学利用の照射特性も加味した設計項目として，⑤熱および熱外中性子のビーム方向の照射特性，⑥熱外中性子照射時の生体内吸収線量分布，⑦熱および熱外中性子用治療コリメータ，などの検討を行い最終的な設計とした。図 2.6 に京大炉重水中性子照射設備の主要断面図を示す。

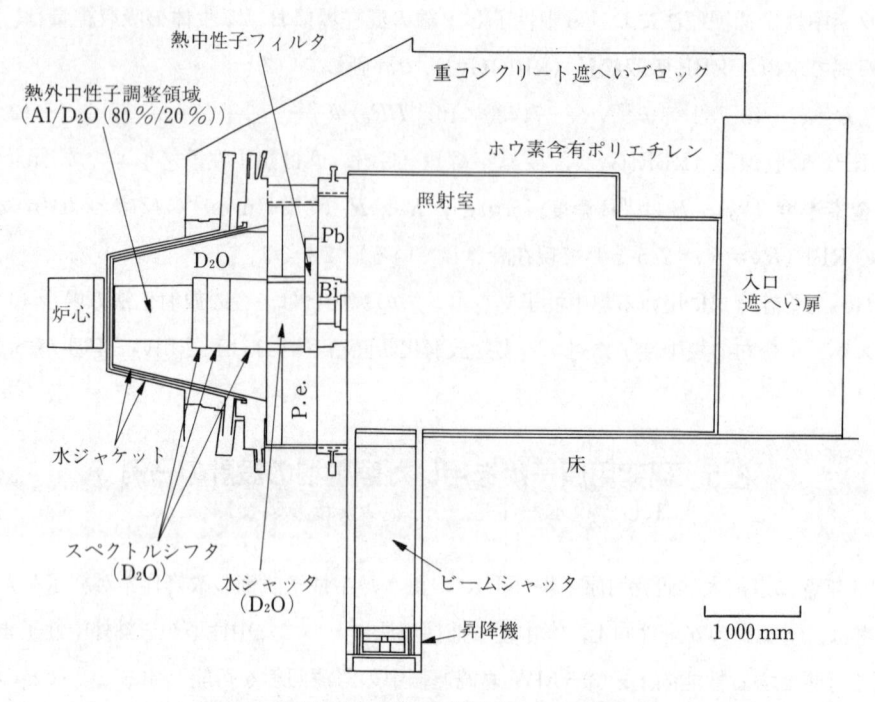

図 2.6 京大炉重水中性子照射設備の主要垂直断面図

〔1〕 **中性子エネルギースペクトルシフタ**

熱外中性子を取り出すために炉心に接する重水タンクの中にアルミニウム（Al）と重水（D_2O）の層状構造からなる熱外中性子調整領域を置いた。設計計算結果から，熱外中性子調整領域は，Al：80 %，D_2O：20 % の体積比とし，その大きさは直径 60 cm，長さ 60 cm とした。また，発生する熱の自然対流による除去を考えて，厚さ 5 mm の D_2O 層と 20 mm の Al 層の繰返しとした。

中性子エネルギースペクトルシフタは，熱外中性子調整領域の外側に置き，中性子のエネルギースペクトルを制御する役割を持たせた。その構造および機能は，10, 20, 30 cm の各厚さの三つの重水槽を重水タンクの中に作り，その中の重水を独立して出し入れできるものである。三つの厚みの組合せにより，熱外中性子場から熱中性子場までの間に，七つの中性子エネルギースペクトルが利用できる。また，カドミウムおよびボラールフィルタを組み合わせればさらに多くの中性子照射場が利用できる。なお，以下に述べる放射線遮へいシステムの中の高速中性子を遮へいする役割も持たせた。

〔2〕 **放射線遮へいシステム**

原子炉放射線の効率的な遮へいは，一般的に，高速中性子（熱外中性子を含む），熱中性子，γ 線に分けて考える。原子炉から発生する平均 2 MeV の高速中性子は，水素などの軽

い元素で減速させて熱中性子などの低エネルギー中性子にした後，ホウ素やカドミウムなどで吸収させて遮へいする。また，中性子による2次γ線は，炉心などからくるγ線と合わせて比重の大きな鉛やビスマスなどで遮へいする。今回の放射線遮へいシステムは，①高速中性子用として重水シャッタとスペクトルシフタ，②熱中性子用としてカドミウムおよびボラールフィルタ，③中性子とγ線の両用として上下遮へい扉と出入口遮へいから構成した。連続運転中に遮へい扉を「閉」にした後，数分程度で照射室に立ち入るために，研究炉でよく用いられるアルミニウムからの誘導放射能（^{27}Al(n, γ)^{28}Al反応で生成する半減期2.2分）の低減に配慮した。また，照射室出入口遮へい扉の「開」の操作には，放射線被曝に関する安全面から，上下遮へい扉の状況と原子炉の運転状態からインタロックを設定し安全性を高めた。

〔3〕 治療用中性子照射場および治療用コリメータ

患部への効果的な熱中性子照射には，混入γ線の少ない熱中性子や熱外中性子照射場が必要である。中性子照射場は，中性子捕捉療法の最大の特徴である患部だけの選択的治療効果を得るため，透過力が大きく患部と正常部の区別なく障害を与えるγ線を，可能な限り少なくした方が有利である。混在するγ線を中性子照射場から除く方法は，従来よりγ線に対して吸収が大きく，反面，中性子を比較的よく透過させるビスマスが用いられている。通常，中性子照射場の照射面積は，汎用性を考えて治療照射で必要なものよりも大きくなっている。KURの場合は直径 55 cm の面から中性子が照射される。したがって，患者に照射する場合は，必要な大きさに熱中性子を絞ることにより，患部以外の無用な照射を最小限にする必要がある。治療用コリメータは，患者を治療照射する場合の照射直径である 10～20 cm に絞る働きをしている。照射位置での熱中性子束は，照射時間などの条件から，$1～10×10^9$ n/(cm^2・s)，また混在するγ線は，少ないほど有利であるが，生体内で発生する中性子捕獲γ線との相対的な関係から，$3×10^{-13}$ Sv・n^{-1}・cm^{-2} 以下が一つの目安である。

2.5.2 医学生物学分野への中性子の高度利用

高度医療照射システムの概略図を**図 2.7** に示す。スペクトルシフタを調整することにより熱中性子から熱外中性子まで利用できることと，放射線遮へいシステムにより，原子炉連続運転中にも照射室への人の出入りが可能となることから，性能および基本的な使い勝手は飛躍的に向上した。具体的な内容を以下に述べる。

（1） 大型試料輸送システムに固定した治療用コリメータは，熱中性子照射用と熱外中性子照射用がある。いずれも水平照射用であるが，熱中性子照射用には，上下左右の各方向に15度傾けられるものもあり，取り替えて使用可能とした。

（2） 照射室外において，患者の照射位置決めおよび各種監視機器の設定などを行い，レ

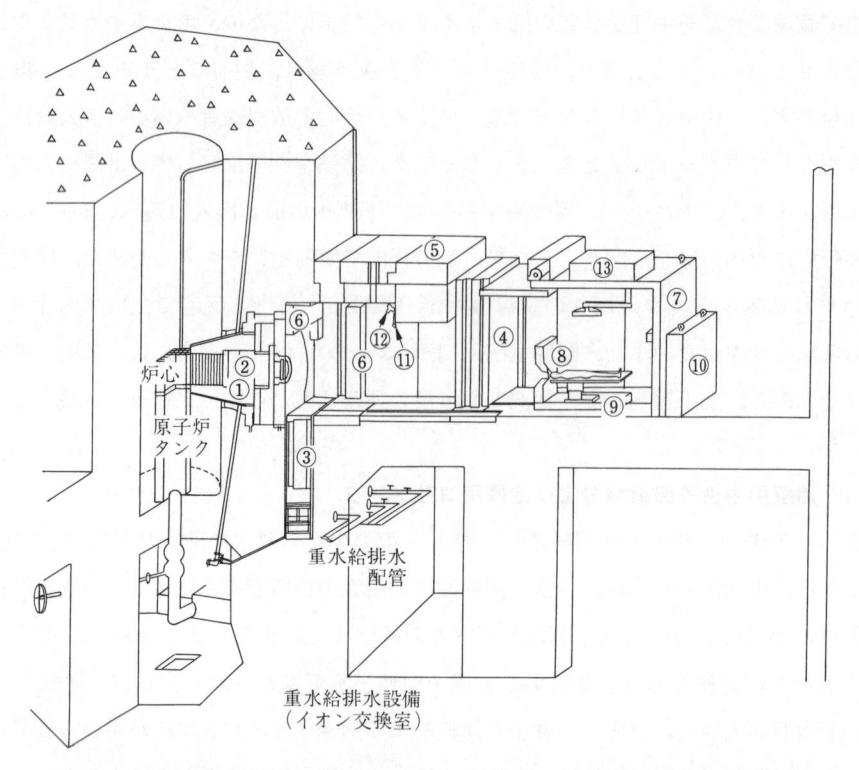

① 重水タンク　　　　　② スペクトルシフタ　　　　③ 重水設備遮へい扉
④ 照射室出入口遮へい扉　⑤ 照射室遮へいブロック　　⑥ 補助遮へいシステム
⑦ 簡易施療室　　　　　⑧ 治療用コリメータ　　　　⑨ 大型試料輸送台車
⑩ 鉄補助遮へい体　　　⑪ 放射線モニタ　　　　　　⑫ モニタカメラ
⑬ 空調システム

図2.7　KUR高度医療照射システムの概略図

　ール上を照射位置まで移動できるようにした。照射室内の準備時間の短縮などにより，医師らの作業被曝の低減が期待できる。

（3）照射室の出入口遮へい扉は，操作室と空間の有効利用の面から，最大開口幅2.2mの引き戸方式とした。また，照射室に接して滅菌空調機付きの簡易施療室を設け，落下細菌対策や，平行して行われる他の実験研究の利用を可能とした。

（4）照射室からは，患者の麻酔関係のホースやモニタTV関係の信号線などを，出入口遮へい扉の下部ピットから引き出せるようにした。

　利用者側から見ると，実験照射設備の性能がよいことが基本であるが，その使い勝手が実験研究の結果に大きく影響することも多くある。例えば，生き物を扱う医学生物学分野の利用では，照射の時間経過や線量率が重要な要素となっている。このことからわかるように，特に医学生物学関係においては，照射特性と使い勝手とは設備の改造検討に強く影響している。一例として，中性子照射技術面で重要な治療用コリメータの設計では，照射野の大き

さ，平行ビームと等方ビームの比に依存した深部線量分布に加えて照射角度も重要である。

2.5.3 照射モードとその照射特性

照射モードは，スペクトルシフタと重水シャッタタンクの重水の有無や，カドミウムおよびボラールフィルタの開閉状態，並びにビスマス層中心部のビスマス厚さなど設備側の照射条件を表すものである（**表 2.7**）。

表 2.7 照射モードの表記方法と状態の関係

照射モードの略号	熱中性子フィルタ		スペクトルシフタ系				中央部ビスマス層*の厚さ〔mm〕(周辺部は 234 mm)	
	Cd	boral	重水シャッタ	スペクトル3	スペクトル2	スペクトル1		
CB・0001・H	閉	閉	空	空	空	満	E=0	G=50
00・0101・F	開	開	空	満	空	満	F=184	H=234

* 直径 55 cm のビスマスプラグは中央部の $250^{\Box} \times 50^{t}$，$200^{\phi} \times 50^{t}$，$150^{\phi} \times 134^{t} mm^{3}$ が取外し可能

各照射モードにおける，熱中性子束，Cd 比，$1/E$ エネルギースペクトルを仮定した熱外中性子束，γ 線線量等量率などのビスマス層表面の照射特性を**表 2.8** に示す。この結果から，照射モードを熱中性子照射（金の Cd 比が 100 以上），熱および熱外中性子混合照射（金の Cd 比が 100 未満），熱外中性子照射（カドミウムあるいはボラールフィルタの全閉状態）の三つに分類しそれらの基準照射モードを順に［00・0011・F］，［00・0000・F］，［C0・0000・F］として運用することにした。

表 2.8 各照射モードでの熱中性子束，Cd 比，熱外中性子束および γ 線線量当量率(KUR5MW 時)

照射モード	重水厚さ〔cm〕	Cd 比	中性子束〔n/(cm²・s)〕		γ 線線量率〔cSv/h〕
			熱中性子束 (0.5 eV 以下)	熱外中性子束* (0.5 eV〜10 keV)	
00・0111・F	60	700	5.9×10^{8}	1.7×10^{6}	40
00・0110・F	50	650	7.7×10^{8}	2.4×10^{6}	50
00・0101・F	40	400	1.0×10^{9}	5.1×10^{6}	60
00・0011・F	30	160	2.0×10^{9}	2.5×10^{7}	100
00・0010・F	20	51	2.3×10^{9}	9.3×10^{7}	110
00・0001・F	10	22	3.3×10^{9}	3.2×10^{8}	180
00・0000・F	0	9.4	4.9×10^{9}	1.2×10^{9}	330
C0・0000・F	0	1.1	………	1.1×10^{9}	60

測定は照射レール装置を用いて行った。
*熱外中性子束は $1/E$ スペクトルを仮定した。

2.5.4 連続運転中の利用にかかわる照射開始および照射終了のタイミング

KUR の定格出力連続運転中に照射室に出入りするためには，放射線遮へいシステムである①高速中性子用としての重水シャッタとスペクトルシフタ，②熱中性子用としてのカドミ

ウムおよびボラールフィルタ，③高速中性子とγ線の両用としての上下遮へい扉と出入口遮へい扉，を操作する必要がある。これらの操作および状況監視は安全監視システムにより行われる。これらの操作時間特性を**表2.9**に示す。

表2.9 各機器の操作時間などの関係

	容量〔l〕	給水時間	排水時間	備　　　考
重水タンク	約1500	14分20秒	23分20秒	電動弁：開閉とも14秒
スペクトル1	38.5	48秒	32秒	同時の給排水時間
スペクトル2	77.6	70秒	42秒	給水　180秒
スペクトル3	115.4	101秒	75秒	排水　160秒
重水シャッタ	80.6	73秒	57秒	

	全閉時間	全開時間	移動距離〔cm〕	備　　　考
ボラールフィルタ(炉心側)	90秒	90秒	62	
カドミウムフィルタ (照射室側)	90秒	90秒	62	
上下遮へい扉	60秒	50秒	165	約7t
出入口遮へい扉　左扉	106秒	106秒	110	約30t
右扉	106秒	106秒	110	約30t
大型試料輸送台車	前進：60秒	後進：60秒	90	約3t

　連続運転中の利用では，中性子照射を始めるための操作と，終了するための操作が必要である。これらの操作に時間がかかることから，試料に当たる中性子強度は，照射開始操作および終了操作の途中は変化することになる。スペクトルシフタ，熱中性子フィルタの操作中は，ビスマス表面の中性子照射場所の中性子強度が変化する。また，上下遮へい扉を開閉し，大型試料輸送台車を用いて，試料を待機位置と照射位置の間を移動する間も変化する。照射開始および照射終了のタイミングは，この変化の影響を最小にするように決めることが現実的である。試料の出し入れの操作手順，照射位置から90 cm離れた待機位置の中性子強度が照射位置の約1/25であること，などの関係から，以下のタイミングで照射開始および照射終了を行うことを標準とする。

　照射開始時刻：大型試料輸送台車により試料が待機位置から照射位置に達した時刻

　照射終了時刻：大型試料輸送台車により試料が照射位置から移動を開始した時刻

　なお，目的とする照射量を精度よく当てるという観点で考えると，照射時間が短いほどこれらの操作中の変化の相対的な割合が大きくなることに配慮して照射時間や照射モードを決める必要がある。

2.6　ホウ素中性子捕捉療法と線量計測技術

　武蔵工業大学の原子炉（以下，武蔵工大炉と呼ぶ）を用いたホウ素中性子捕捉療法（以

下，BNCT と呼ぶ）について，歴史，概要および治療時に行われた線量計測技術について述べる。

2.6.1 歴　史

武蔵工大炉は，TRIGA-II 型の熱出力が 100 kW の原子炉である。この原子炉は安全性が高く，取扱いが容易なことから，1963 年以来，教育訓練や放射性同位元素の生産および基礎研究に用いられてきた。1976 年に従来用いていた熱中性子照射場を医学生物用の中性子照射場に改造して，BNCT による治療を開始し，1990 年に一時停止するまで，悪性の脳腫瘍 99 例，皮膚癌 9 例の治療を行った。これらの治療実績を表 2.10 に示す。

表 2.10　武蔵工大炉におけるホウ素中性子捕捉療法による治療実績

主治医	畠中　坦	三島　豊			
年	脳腫瘍	皮膚癌			
		細胞	マウス	ブタ	ヒト
1977	14	3	0	3	
1978	12	2	0	1	
1979	7	2	0	1	
1980	5	0	2	2	
1981	5	1	1	1	
1982	7	3	3	0	
1983	13	2	3	1	
1984	9	2	2	2	
1985	0	3	1	1	
1986	6	2	1	2	
1987	9				2
1988	7				2
1989	5				5
計	99	20	13	14	9

2.6.2　治療の概要

図 2.8 に武蔵工大炉と BNCT 照射場の縦断面図を示す。直径 2 m，高さ 6 m のアルミニウムタンクの低部に炉心とグラファイト反射体が取り付けられており，周囲はコンクリートで遮へいされている。水深約 5.5 m の軽水が垂直方向の遮へい体である。炉心をのぞく向かい合う位置に二つの照射場があり，それぞれ，サーマルコラム，サーマライジングコラムと呼んでいる。サーマルコラムは縦 1.2 m×横 1.2 m×長さ 1.7 m のアルミニウムの容器に，グラファイト，ビスマスおよび鉛が詰められている。その外側に厚さ 1 m のコンクリートで遮へいされた照射室がある。患者は，サーマルコラム照射場出口で炉心中央から 175 cm の位置にセットされる。サーマライジングコラムは縦 0.6 m×横 0.6 m×長さ 1.7 m の

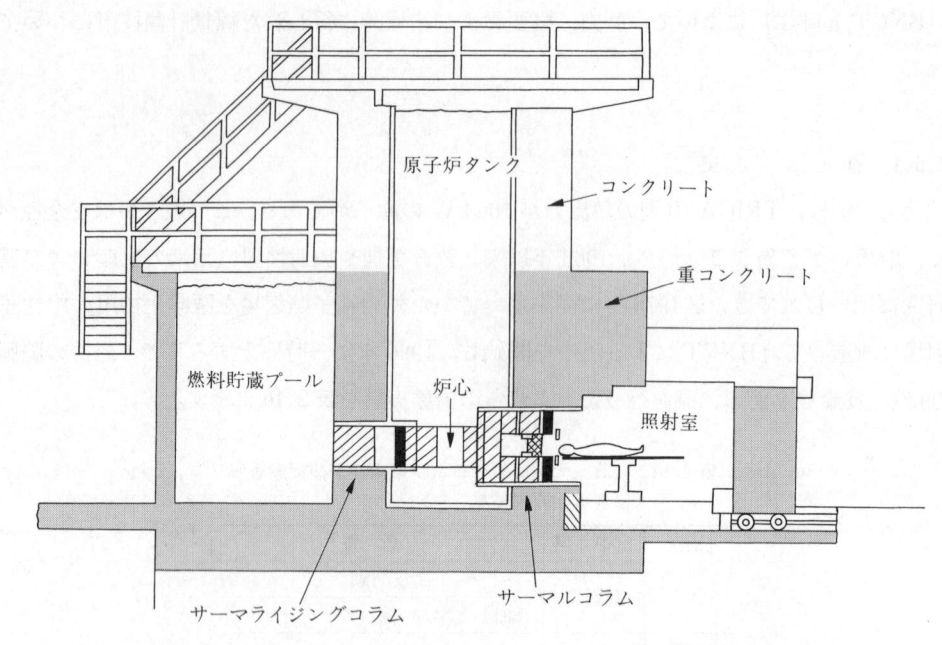

図 2.8 武蔵工大炉(TRIGA-II, 100 kW) と BNCT 照射場の縦断面図

アルミニウム容器に，グラファイト，鉛が詰められている構造である。その外側は，縦 2.4 m×横 2.7 m×高さ 3.7 m の燃料貯蔵プールになっている。

図 2.9 に，医療用照射場出口にセットされた脳腫瘍患者の治療例を示す。BNCT 治療に不必要な γ 線をビスマスと鉛により遮へいし，熱中性子ビームを有効に使用するためにグラファイトで凸形照射場を形成している。頭部に入射する熱中性子ビームは，^{6}LiF シートを用いて脳腫瘍の大きさや深さに応じて絞られる。これは正常組織を熱中性子の照射から守

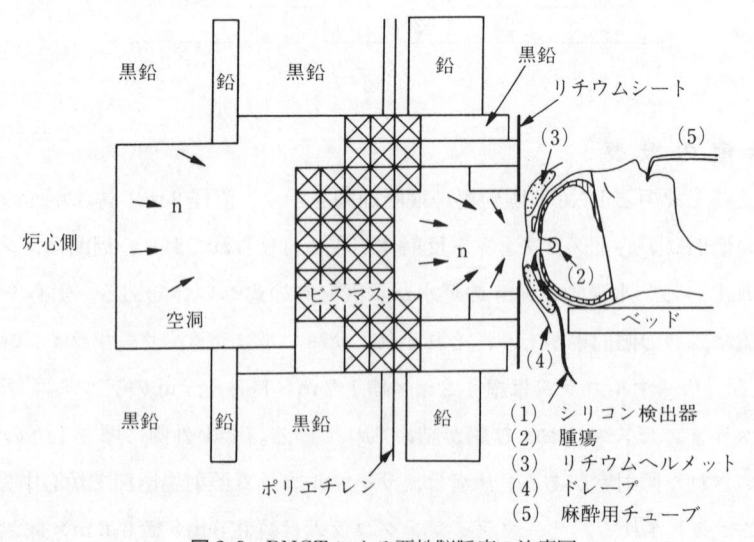

(1) シリコン検出器
(2) 腫瘍
(3) リチウムヘルメット
(4) ドレープ
(5) 麻酔用チューブ

図 2.9 BNCT による悪性脳腫瘍の治療図

るためであり，さらに，頭皮や頭蓋骨を保護するため開頭手術が行われる。照射時間は原子炉の特性上，3～5時間に及ぶため全身麻酔が施される。脳部表面の熱中性子束を測定するために超小型のシリコン検出器が取り付けられ，照射治療中の線量が監視される。

2.6.3 線量計測
〔1〕概　要

　放射線治療は，悪性腫瘍と同時に照射を受ける正常組織の障害との「かねあい」において考えなければならない。すなわち，放射線治療が成立する条件として正常組織の耐用線量と腫瘍の致死線量との比が1より高いことが前提となる。BNCTで悪性の脳腫瘍や皮膚癌の治療が行われるとき，治療線量は腫瘍内の熱中性子束と ^{10}B 濃度に強く依存する。使用される医療用照射場は熱中性子強度は高いけれども，治療に不必要な高速中性子や γ 線も含んでいる混在場である。そこで，患者は主に，患部を中心に全身まで，これらの放射線を照射される。腫瘍部における治療線量を正確に求めることはもちろん，腫瘍部まわりの正常組織部の線量を正確に把握するとともに，放射線防護上は，全身における線量当量を測定することも重要である。これらの目的にかなう検出器として，熱中性子束の測定には金やインジウムなどの放射化検出器，γ 線量の測定には熱蛍光線量計（TLD）が一般的によく用いられる。これらの素子は比較的小型なので，空間的に詳細な分布を得ることができるためである。しかしながら，求められる中性子束の精度は実験的に求められる放射化率[†]の精度や，使用される放射化検出器の平均放射化断面積[††]および中性子束を算出するときのいろいろな補正因子，特に摂動因子に左右される。したがって，中性子束を正確に求めるためには，これらの量を正確に決定することが必要である。中性子線量は，中性子束に線量変換定数を乗じて求める方法が最も便宜的である。一方，TLDを中性子と γ 線の混在場で用いるときに，TLDは必ずしも正確な γ 線量を測定できるとは限らない。なぜなら，ほとんどのTLD素子は，中性子，特に熱中性子に感度を有するからである。γ 線量を正確に求めるためには，使用するTLD素子の中性子レスポンスを正確に求めることが重要である。

　以上の方法により，BNCTの治療時の中性子束，中性子線量および γ 線量の測定が可能となるが，治療に必要な照射時間は，以上述べた積分測定法では迅速に決定できない。なぜなら，結果は照射終了後にしか得ることができないからである。そこで，照射治療中に患部の受ける線量を常時把握し照射時間を決定するため，および脳の膨張やコリメータの離脱な

[†]　放射化率　放射化検出器が中性子などとの核反応で放射化されるときの放射能
[††]　平均放射化断面積　核反応により放射化される確率を表すものを放射化断面積といい，連続エネルギーを有している中性子の平均値に対して適用されるとき平均放射化断面積という。式(2.2)の σ_0 に対応する。

どを監視するために，中性子やγ線量をリアルタイムで測定できるシステムが必要となる。照射時間を決定するためには，患部における中性子束やγ線量の情報が必要である。このために要求される検出器は，腫瘍の照射に影響を及ぼさないほどに小さいこと，および，脳表面に照射される10^9 n/(cm$^2\cdot$s) ほどの熱中性子束と 3 Gy/h ほどのγ線量率が測定できること，並びに，長時間にわたって安定に動作することが必要である。こうした要求に見合う新しい検出器を開発して，実際の治療時のリアルタイム測定に使用する必要性があった。さらに，放射線防護上からは，患者の全身における線量当量を監視する目的から，中性子とγ線の線量当量を測定できるシステムも必要であった。

治療線量を決定するもう一つの要因は，腫瘍および腫瘍まわりの正常組織部に含まれる^{10}B 濃度である。効率よく治療を行うためには，^{10}B 濃度の迅速な測定システムを確立することが重要である。腫瘍部の ^{10}B 濃度は数十 ppm 含有するので，^{10}B 濃度の測定においては，数 ppm の濃度が実際の治療時に *in vivo* で検出できるシステムを開発できればよい。しかしながら，実際の治療時にこの濃度を測定するのは現実的には困難である。なぜなら，治療が行われる照射場は熱中性子束で 10^9 n/(cm$^2\cdot$s)，γ線量率で 3 Gy/h にも達するし，中性子の遮へい材の中にもホウ素が含まれているからである。そこで治療中にはできなくとも，治療前あるいは治療後に *in vitro* で迅速な ^{10}B 濃度測定ができるシステムが必要となる。

〔2〕 **線量測定システムの概要**

表 2.11 に武蔵工大炉における線量測定システムの概要を示す。このシステムは，リアルタイム測定，積分測定および ^{10}B 濃度測定の三つから構成される。リアルタイム測定システムは，照射中に頭部における熱中性子束とγ線量率を同時に測定できる小型の pn 接合型 Si 検出器および全身各部の熱中性子とγ線の線量当量を監視できる小型の BGO シンチレータ[†]と光ファイバを用いたレムカウンタとで構成される。積分測定システムは，放射化検出

表 2.11 武蔵工大炉における線量測定システム

リアルタイム測定システム	・小型 pn 型 Si 検出器 → ^{6}Li 塗布 → 熱中性子束とγ線量率 ・小型 BGO 検出器 → Cd フィルタ → 熱中性子とγ線の線量当量 光ファイバ		
積分測定システム	・箔放射化法 → 金箔 → β-γ 同時計数法 → 熱中性子 Cd フィルタ 井戸形 NaI(Tl) 検出器 熱外中性子束 → インジウム箔 → Ge(Li) 検出器 → 高速中性子束 ・熱蛍光線量計 (TLD) → ^{6}Li 遮へい TLD 素子 → γ線量 → 裸の TLD 素子 → 熱中性子線量とγ線量		
ホウ素濃度(^{10}B)測定システム	・即発γ線分析法 → Ge 検出器 → 捕獲γ線スペクトル → ^{10}B 濃度 熱中性子ビーム		

[†] BGO シンチレータ ビスマスジャーマネイト (Bi$_{14}$Ge$_3$O$_{12}$) を用いるシンチレータのことで，ビスマスの大きな原子番号と大きな密度を有することから高エネルギーγ線の検出に向いている。

器の放射能を精度よく測定する β-γ 同時測定装置，およびこの β-γ 同時測定装置で校正された簡便な井戸形 NaI(Tl) 検出器と Ge(Li) 検出器，並びに，主に γ 線量を測定する TLD 装置より構成される。^{10}B 濃度システムは ^{10}B(n, $\alpha\gamma$)^{7}Li 反応で生成する 478 keV の即発 γ 線を高純度 Ge 検出器で測定するもので，原子炉の水平実験孔から取り出される熱中性子ビームと即発 γ 線スペクトロスコピーにより構成される。

図 2.10 に，照射室内における実際の治療を模擬した脳腫瘍患者のセッティング状態と，線量計測に用いられる検出器配置を示す。

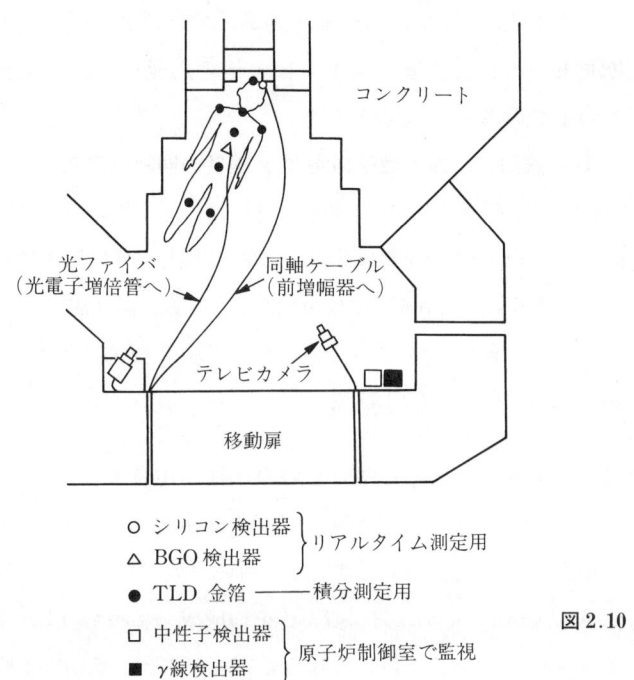

図 2.10 脳腫瘍治療時の検出器配置図

〔3〕 積分測定システム

（a） **放射化検出器による熱中性子束の絶対測定法**　中性子束の絶対測定を行う際，放射化法は簡便で最も信頼のおける方法である。しかしながら，得られる中性子束の精度は，放射化検出器の平均放射化断面積や中性子束を算出する際の補正係数に左右される。これらはまた，求める場の中性子スペクトルに依存する。放射化検出器には，金やインジウムが用いられる。これらの中性子断面積は BNL-325[1] に精度よく求まっているし，半減期が放射化する際や放射能測定時に適当であるからである。武蔵工大炉では，これらの検出器の平均放射化断面積は，中性子飛行時間法（TOF 法）で求めた照射場の中性子スペクトル[2]を重みにとり算出し，金の放射能の正確な決定には，β-γ 同時測定装置を用い，通常の簡易使用時にはこの同時測定装置で校正した簡便な井戸形 NaI(Tl) 検出器を用いた。熱中性子束は，式(2.2)により算出できるが，カドミウム比や摂動因子の補正を必要とする。カドミウ

ム比は，裸の金箔とカドミウムでカバーした金箔の放射能の比で求められる。摂動因子は中性子スペクトルや箔の厚さに依存するので，これを実験的に求めた。以上により，金箔や金線を用いて，脳内における熱中性子束分布を求めることができ，腫瘍位置および後に述べる ^{10}B 濃度の情報により治療線量を推定できるようになった。

$$\phi_{th} = \frac{\lambda C\left(1 - \frac{1}{R_{Cd}}\right)}{\varepsilon N \sigma_0 (1 - e^{-\lambda t_i}) e^{-\lambda t_w} (1 - e^{-\lambda t_c}) f} \quad [\text{n}/(\text{cm}^2 \cdot \text{s})] \tag{2.2}$$

ここで，ϕ_{th} は熱中性子束 $[\text{n}/(\text{cm}^2 \cdot \text{s})]$，$\lambda$ は ^{198}Au の崩壊定数 $[\text{s}^{-1}]$，C は計数値 [count]，R_{Cd} は金箔のカドミウム比，ε は検出器の検出効率，N は ^{197}Au の原子数 [個]，σ_0 は ^{197}Au の平均放射化断面積 $[\text{cm}^2]$，f は金線または金箔の摂動因子，t_i は照射時間 [s]，t_w は冷却時間 [s]，t_c は計数時間 [s] である。

(b) 混在場におけるTLDの適用と，熱中性子線量と γ 線量の同時測定法 混在場における中性子と γ 線量の線量計として適切なTLD素子を見いだして実際の治療に適用するために，市販されている数種類のTLD素子を準備する。これらの大部分は粉末でガラス容器内に封入されたもので，大きさは約 $2\,\text{mm}\phi \times 12\,\text{mm}l$ ほどである。混在場で使用するために熱中性子レスポンス（TNR）を式(2.3)のように定義して実験により求めた。

$$\text{TNR} = \frac{\text{裸のTLD値} - {}^6\text{Liカプセル内TLD値}}{\text{熱中性子フルエンス}\,(10^{10}\,\text{n}/\text{cm}^2)} \tag{2.3}$$

TLDは，^{6}Liカプセル内に封入されたものと裸のものの2種類用意する。^{6}Liカプセルは，熱中性子を遮へいするために用いられる。その熱中性子の減衰率は1/100となる厚みを有している。TLDの挿入位置における熱中性子束は金線を用いた放射化法で求める。**図2.11** に測定結果を示す。これを見ると，B，^{6}LiおよびGdを構成成分に持つTLD素子は，TNRが大きいことは明らかである。このことは，これらの物質が大きな熱中性子吸収断面積を持つことに起因している。しかしながら，MSO-S素子やBeO素子は，大きな中性子吸収断面積を有する元素は含有していないにもかかわらず，それぞれ，$0.3 \times 10^{-12}\,\text{Gy} \cdot \text{cm}^2$，$0.45 \times 10^{-12}\,\text{Gy} \cdot \text{cm}^2$ のTNRを有している。すなわち，これらのTLDが，$10^9\,\text{n}/(\text{cm}^2 \cdot \text{s})$ の熱中性子束を1時間照射されると，それぞれ，1.0および1.5 Gy/hの線量を示すことになる。この原因は粉末を包んでいるガラス成分のホウ素と熱中性子との核反応に起因していることが，分析の結果，明らかになった。このことは，熱中性子束の大きな場で，これらのTLDを裸で用いては正確な γ 線量の測定ができないことを示すものである。したがって，γ 線量のみを求めるときは，熱中性子を遮へいすることが必要となる。しかしながら，混在場での熱中性子線量の測定を行うときに，TLDのTNRは重要となる。例えば，求められたMSO-SのTNRはICRUの推奨する wet tissue の熱中性子の $0.27 \times 10^{-12}\,\text{Gy} \cdot \text{cm}^2$ とほぼ同じ値である[3]。この素子の ^{60}Co の γ 線のレスポンスは1であるので，この素子をガラ

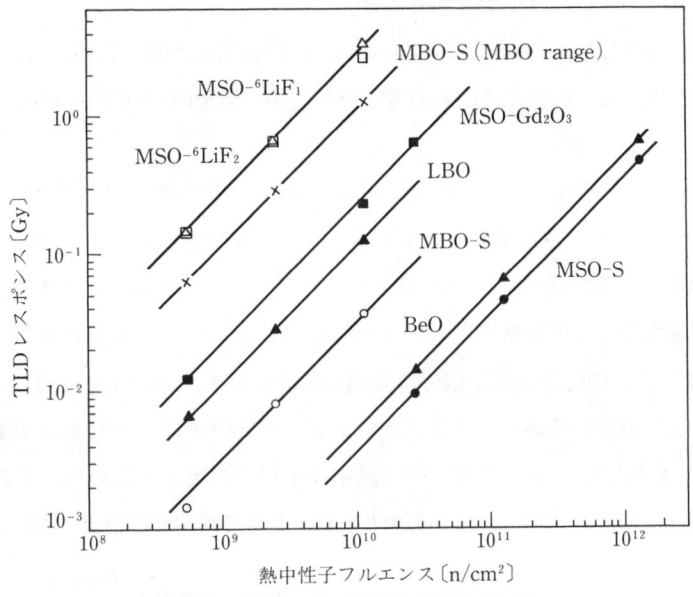

図 2.11 TLD 素子の熱中性子レスポンス

スカプセルのまま用いることで生体における熱中性子線量とγ線量の同時測定が可能となった。

〔4〕 リアルタイム測定システム：小型の pn 接合型 Si 検出器を用いた熱中性子束とγ線量率の同時測定法

BNCT により脳腫瘍の治療が行われるとき，患者の頭部表面における熱中性子束は 10^9 n/(cm²·s)，γ線量率は 2～3 Gy/h であり，全身におけるこれらの値は 10^6 n/(cm²·s) および 0.02～0.1 Gy/h ほどである。そこで，照射中にこれらの線量を測定するための検出器としては，熱中性子とγ線の両方に感度を有することが必要であり，さらには，広範囲な測定レンジをカバーでき，かつ安定に動作するものでなければならない。これに見合う検出器として，小型の半導体検出器に着目した。中でも，pn 接合型検出器は表面障壁型検出器に比べて，以下のような特徴を持っている[4]。

（1） 光に感じにくい，かつ，検出器表面は酸化膜で保護されるので，機械的に強い。

（2） バイアスを印加することにより有感体積が増加する。すなわち，γ線の検出が容易になる。

（3） 放射線による損傷が表面障壁型に比べて強い。

これらの特徴は，検出器として一般的に用いるときに重要であるが，BNCT の治療中に頭部における熱中性子束とγ線量のリアルタイム測定を行う上からは，さらに，以下の点を満足しなければならない。

（1） 脳内あるいは表面に装着するので，照射される熱中性子を遮へいしてはならない。

すなわち，できるだけ小型であること。
（2） 血液が浸透して電気的に壊れないように，検出器が水封されること。
（3） γ線のほかに，熱中性子にも感度を持ち，かつ広範囲の測定レンジがカバーできること。

これらを考慮して，製作した pn 接合型 Si 検出器の構造を図 2.12 に示す。検出器は非常に小さく，p 型 Si の大きさは直径 2 mm，厚さ 0.3 mm であり，その比抵抗は約 1 kΩ·cm である。Si ウェーハの片面はリンが拡散されていて，もう片面はエポキシ樹脂で保護されている。表面保護のため拡散層の上に 0.2 μm のアルミニウムが蒸着されている。^{6}Li(n, α)^{3}H 反応を用いて，中性子を電気信号に変換するために 1.25 mg/ml の濃度の ^{6}LiF 溶液 2 μl を Al 層の上に滴下し乾燥してポリエチレンチューブ内に挿入したものを図 2.12(b) に示す。さらにこの検出器を用いて広範囲の熱中性子束を測定するために，この ^{6}LiF 溶液の濃度を 0.0125 mg/ml および 0.125 mg/ml と増加させて熱中性子感度を調べた。

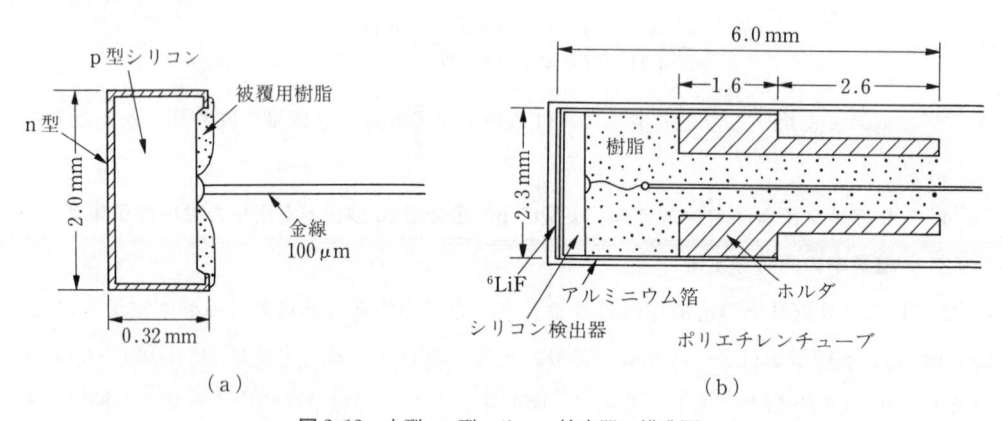

図 2.12 小型 pn 型シリコン検出器の構造図

この検出器を実際の治療に適用するために最初に行った実験は ^{60}Co 線源を用いた γ 線のレスポンスを求める実験である。この検出器は γ 線に感度を有し，かつ照射線量率との間の比例性もよいことが確認できた。次に，熱中性子と γ 線の混在場での照射実験を行った。図 2.13 にその結果のパルスハイト分布の例を示す。照射された熱中性子束は 10^7 n/(cm^2·s)，γ 線量率は 0.1 Gy/h である。パルスハイト分布は，熱中性子と γ 線の両方からなっている。熱中性子による信号は ^{6}Li(n, α)^{3}H 反応で生成される 2.7 MeV の ^{3}H と 2.1 MeV の ^{4}He からのもので，これらは 200 チャネル以上の領域で二つのこぶとなって現れている。γ 線による信号のみを確認するために ^{6}Li ケースをかぶせて熱中性子を遮へいして得られたパルスハイト分布を見ると，中性子による信号はほとんど消滅し，γ 線だけのパルスハイト分布が低チャネル領域に得られている。また，^{6}Li 濃度を変化した 3 種類の検出器について熱中性子束と計数率との関係を測定した結果，これらの比例性はよく，検出器の効率はマウン

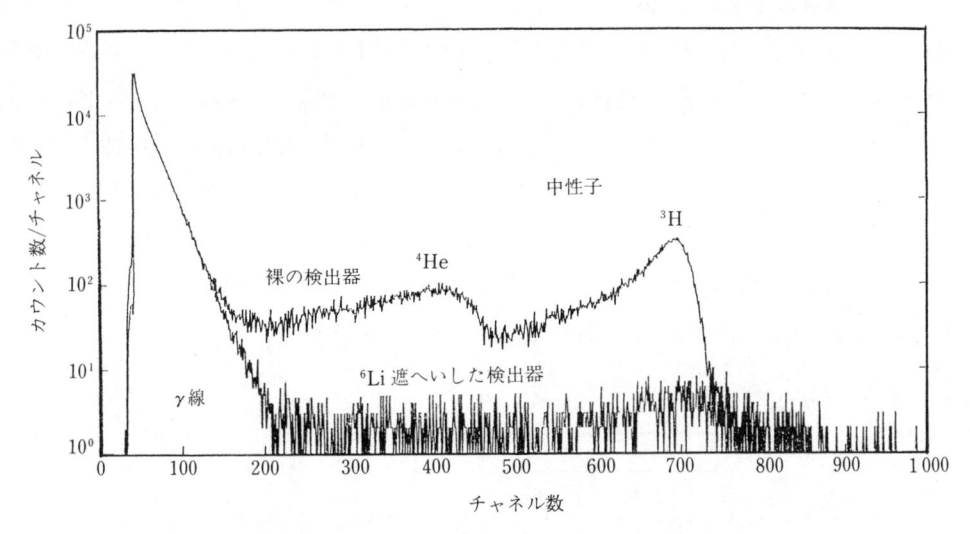

図 2.13　小型 pn 型シリコン検出器のパルスハイト分布

トされる ^{6}Li の量に比例して高くなり，これらの検出器の感度は熱中性子束 10^7 n/(cm^2·s) 当りそれぞれ，8，70，および 300 cps と求められた．それゆえ，これらの検出器を組み合わせることで 10^9 から 10^5 n/(cm^2·s) の熱中性子束を測定することが可能となった．

　これらの検出器を脳腫瘍の治療のリアルタイム測定に用いるときのセッティング状態は，すでに図 2.9 に示した．熱中性子から受ける頭蓋骨や頭皮の放射線損傷を保護するために ^{6}Li を含むヘルメットおよび ^{6}LiF シートが用いられる．治療が行われる前に，この検出器は金線および TLD を用いて熱中性子束と γ 線量率の校正が行われる．**図 2.14** に，このシステムの測定系統図を示す．Si 検出器で得られる信号は同軸ケーブル（直径 1.6 mm×長さ 5 m）によって照射室外の前置増幅器へ移送される．パルスは増幅器で増幅され，多重波高分析器によりパルスハイトが分析され，γ 線量率と熱中性子束が決定される．一方，増幅されたパルスは SCA（single channel analyzer）で波高弁別され，計数率計により中性子と γ 線の計数率が記録される．この検出器は安定に動作し BNCT の治療時に繰り返し使用されている．

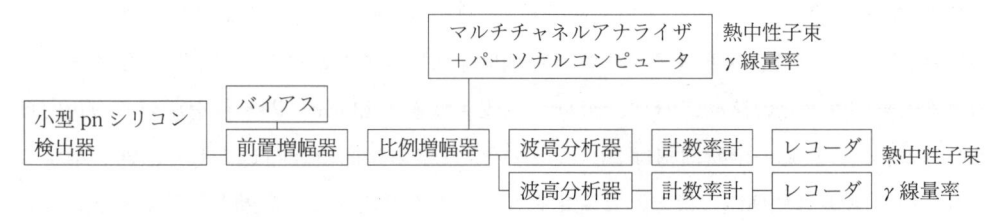

図 2.14　小型 pn 型シリコン検出器によるリアルタイム測定系統図

〔5〕 ^{10}B 濃度の測定システム

　腫瘍に熱中性子を入射させて含有する ^{10}B との核反応 ^{10}B(n, $\alpha\gamma$)^{7}Li で生成される γ 線を Ge 検出器で測定する即発 γ 線分析法において，^{10}B 濃度を精度よく求めるためには，バックグラウンドとなる高速中性子や γ 線を少なくし，できるだけ強度の高い熱中性子ビームが必要となる。単結晶のシリコンは高速中性子領域に比較的大きな散乱断面積を持ち，熱中性子領域に小さな断面積を持っている[5]。それゆえ，この単結晶シリコンを中性子のバンドパスフィルタとして用いることで，比較的純粋な熱中性子ビームを得ることができる。図 2.15 に，武蔵工大炉に設置された ^{10}B 濃度測定システムを示す。

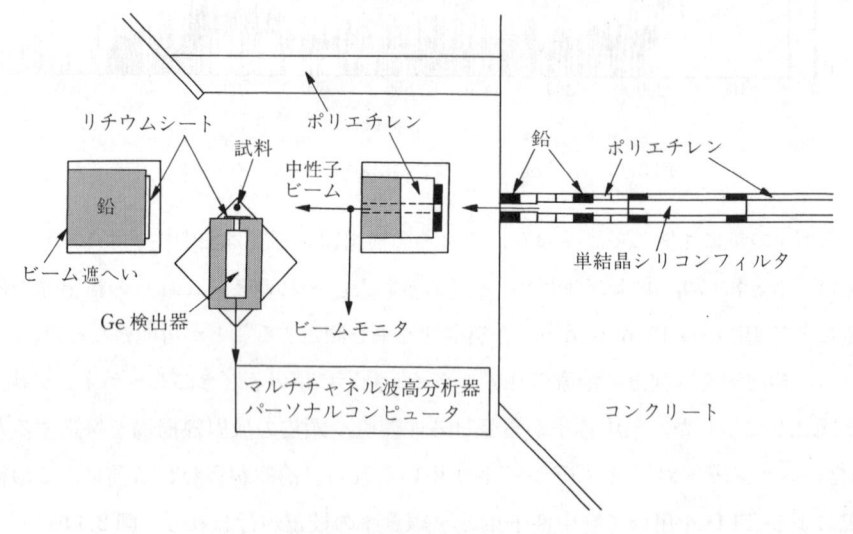

図 2.15 ^{10}B 濃度測定システム

　水平実験孔に挿入した単結晶シリコンの長さは 65 cm であり，中性子と γ 線のコリメーションは円筒上のポリエチレンと鉛を用いて行った。^{10}B 試料に入射される熱中性子ビームの面積は プリコリメータにより可変できる。試料位置の熱中性子束は 5×10^5 n/(cm$^2\cdot$s)，γ 線量率は 0.7 Gy/h である。Ge 検出器は鉛ブロックを用いて目的以外の γ 線から遮へいされ，かつ，^{6}Li シートが散乱熱中性子の入射を防いでいる。試料から放出される γ 線は高純度 Ge 検出器で検出され，多重波高分析器（MCA）により分析される。生体試料中の ^{10}B 濃度を決定する際，入射する熱中性子束強度を決定するために，一般的には生体試料中の水素と熱中性子との核反応 H(n, γ)D で生成される 2.23 MeV の γ 線を用いるのが便宜的である。この反応の全断面積は ^{10}B(n, $\alpha\gamma$)^{7}Li 反応の断面積と同じく $1/v$ 法則を示すことおよび H 濃度は生体内でほとんど変化しないことを考慮すると有効な方法である。しかしながら，小さな試料（1 ml 以下）あるいは水素が含有しないときの ^{10}B 濃度測定を行うとき，この方法は適当でない。なぜならば H(n, γ)D 反応で生成される γ 線の数は非常に

小さくなりその結果誤差が大きくなる。このための熱中性子ビームモニタとして，リアルタイム測定システムで述べた小型の Si 検出器を利用した。径が 2 mmϕ と小さいのでビーム上に固定しても，照射されるビームに悪影響を与えない。この検出器の熱中性子感度は 10^5 n/(cm^2・s) 当り 9 cps あるので，ビームモニタとして十分に使用できる。未知の試料の ^{10}B 濃度を精度よく測定するためには，あらかじめ，^{10}B 濃度が既知な標準試料を用いた検量曲線を求めておくのが一般的である。

未知の試料の ^{10}B 濃度（C_x）を既知試料の ^{10}B 濃度（C_0）から算出する際の関係は，式(2.4)で表される。

$$C_x = C_0 \frac{R_x/M_x}{R_0/M_0} \tag{2.4}$$

ここで，R_x, R_0 は未知試料および既知試料から ^{10}B(n, $\alpha\gamma$)^{7}Li 反応で生成する 478 keV γ線の計数率，M_x, M_0 は未知試料および既知試料の ^{10}B 濃度の測定時のビームモニタ計数率である。

図 2.16 に，いろいろな ^{10}B 濃度を持つ標準試料を用いて測定した捕獲γ線のスペクトルを示す。^{10}B(n, $\alpha\gamma$)^{7}Li 反応で生成される 478 keV のピークはドップラー効果によってゆがめられているので，他の捕獲γ線のピークと区別できる。これらのγ線には，例えば消滅γ線（511 keV），Ge(n, γ)反応で生成される 697 や 869 keV のγ線，そして H(n, γ)D

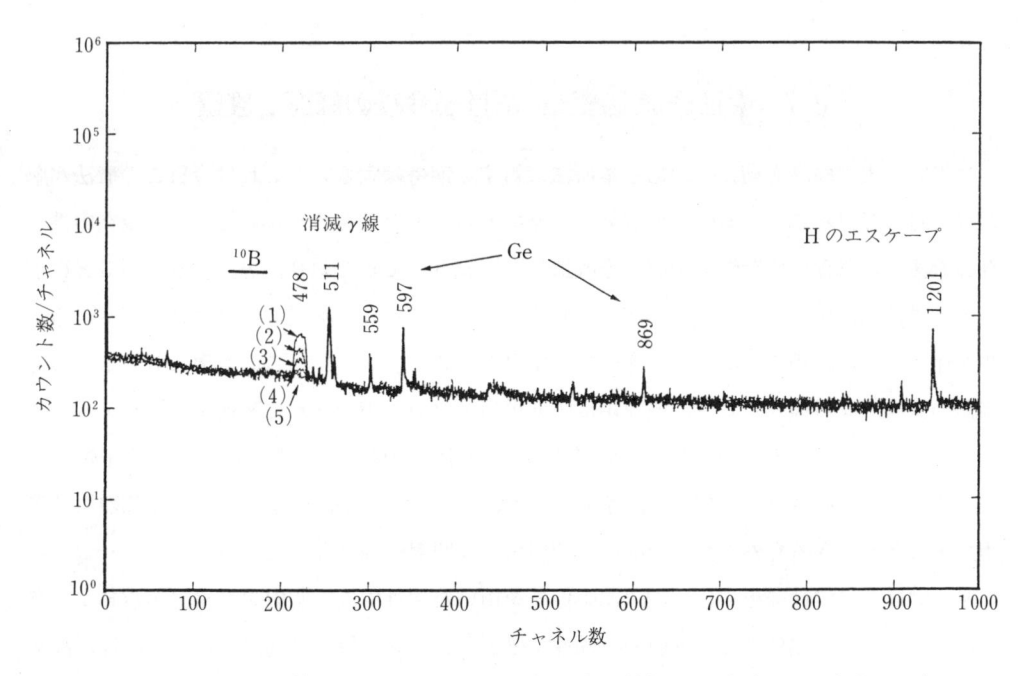

図 2.16　いろいろな ^{10}B 濃度（(1) 20 ppm, (2) 10 ppm, (3) 5 ppm, (4) 2 ppm, (5) 0 ppm）の捕獲γ線スペクトル

反応で生成される 2.23 MeV のダブルエスケープ 1 201 keV の γ 線が見られる。478 keV のピークは ^{10}B 濃度に依存して増加する。すなわち，標準試料を用いて検量線を求めておくことにより，未知の試料の ^{10}B 濃度が決定できる。

表 2.12 にこのシステムを用いて，未知の試料の ^{10}B 濃度を測定した例を示す。未知の試料として，筋肉腫のイヌの生体試料および血液並びに培養細胞を用いた。これを見ると，培養細胞とイヌから取った生体試料の 0.3 g 以上のものは，化学分析の値と比較的一致している。すなわち，実際の治療前後において腫瘍や血液などの生体試料の ^{10}B 濃度を *in vitro* で測定することが可能となった。

表 2.12 即発 γ 線分析法により求められた生体試料および細胞の ^{10}B 濃度

試料名	重さ〔g〕	試料の ^{10}B 濃度〔ppm〕	
		PGNA*	化学分析
V 79 細胞 A	0.76	15.2±2.2	15.0
V 79 細胞 B	0.64	20.5±2.6	18.0
腫瘍　A	0.72	34.5±2.5	35.0
腫瘍　B	0.31	39.6±5.0	31.0
腫瘍　C	0.30	35.8±5.0	29.2
腫瘍　D	1.04	39.5±2.0	32.4

*prompt gamma-ray neutron activation analysis

2.7　中性子捕捉療法における今後の課題と展望

世界的に実用段階を迎えつつある本療法に対する期待は大きい。これは今日この療法が脳腫瘍に対して行われている唯一の放射線治療であることからもうかがい知れる。現在中性子捕捉療法は，既存の研究炉の照射場を改造して実施されてきており，専用できないことに加えて，構造的，また制度的な面などでの制約も多い。これらを解決するには医療専用の原子炉を作ることが理想的であるが，完成に長年月を必要とするので，この実現に努力しつつも当面の具体的な目標としては，既存炉に医療専用の照射設備やそれに関連するシステムを整備することになる。米国や欧州で 1988 年以降熱外中性子照射場が既存の研究用原子炉を用いて相次いで整備されてきている。京大炉でも，重水熱中性子設備を改造し，深部熱中性子線量を大きくできる熱外中性子照射場も利用可能な照射設備となった。

原子炉以外の中性子源では，加速器中性子を用いた熱外中性子照射場の検討が急ピッチで進められており，熱外中性子照射の有効性が確認されるのを待って建設される可能性が高くなってきている。また，^{252}Cf 中性子を用いて局所的な増感効果を上げることなども検討されている。いずれにしても，中性子照射条件と中性子増感化合物の性能とは密接に関係して

いることから，新しいホウ素化合物の開発や熱中性子の反応断面積が大きくβ線を放出する ^{157}Gd(n, γ)^{158}Gd 反応の利用など，幅広く検討されている。

　以上のような治療照射をする体制を整えることと平行して，本療法を脳腫瘍やメラノーマ以外の癌への適用を拡大するためにも，従来行われてきている基礎的な研究を，いままで以上に実際の治療照射に関係づけて行っていくことが必要である。近年，医学の進歩の中で物理，工学，生物，薬学，化学，エレクトロニクス，など多くの分野の協力が不可欠であり，各分野でそれぞれの研究課題を持っている。本療法の現在の最重要課題は，次のようなものが考えられる。

（1）　各種腫瘍に対するホウ素をはじめとする中性子増感化合物の開発　　患部の位置に対応した中性子増感化合物の開発。体内挙動，投与方法などの確立。中性子増感化合物の開発と中性子照射技術の研究開発は深く関係している。

（2）　深部線量の制御ができる中性子照射システムの開発整備　　脳の深いところや肝臓，膵臓，肺などにできた癌に熱中性子を照射できる中性子照射場と照射技術の開発。本療法の適用を拡大する上で不可欠である。

（3）　治療照射中のオンライン線量測定および評価法の開発　　熱中性子が照射されている状態において，体内の熱中性子束分布や^{10}B濃度分布をオンラインで，しかも3次元的に画像化して得ることが，本療法の究極的な照射技術として必要とされている。

（4）　休眠癌細胞への対応など治癒条件の確立並びに他腫瘍への適応拡大　　腫瘍の大きさがある程度以上になると，その中に休眠細胞が存在するようになり，ホウ素化合物の取込み不足などから再発してくる可能性がある。現状ではまだ因果関係ははっきりしていないが，治癒率向上の面から今後取組みが必要。

（5）　医学生物学分野における治療照射効果の機構解明および治療手法の確立

　以上のように，腫瘍を細胞レベルで選択的に治療できる本療法の適用拡大は，他の放射線の併用も含めて，放射線治療法の分野をさらに大きく切り開く可能性を持っている。これを今後一層推進していくためにも，原子炉や加速器などの中性子捕捉療法専用の中性子照射装置の開発・実現，また高度な線量測定評価システムの開発が望まれるところである。

　全体をとらえやすいという意味で，文献6)～13)の中性子捕捉療法国際会議の報告書がある。また，中性子捕捉療法の物理工学に関係して京大原子炉で行われた代表的な研究発表論文を発表年順に文献14)～38)に示す。

3

粒 子 線 治 療

3.1 粒子線治療の歴史

3.1.1 光子線治療から粒子線治療へ

　レントゲンにより 1895 年に発見された X 線（X-rays）[1]は，その後 100 年余の間医学の発展に大きく貢献してきた。1940 年代以降，コバルト 60γ 線照射装置および医療用線形加速器などの新しい外部照射装置の普及により，高エネルギー光子線治療（high energy photon therapy）が世界的に盛んになってきている。また放射性核種を用いた小線源治療（brachytherapy）は 20 世紀初頭から開始され，人工放射性核種およびリモートアフターローディング法（remote afterloading system, RALS）†の開発により癌治療への適用が拡大している。これらの治療法の開発を支えたのは，物理的には，線量計算法の進歩，CT による画像診断の進歩と標的容積（target volume）††の決定精度の向上であり，生物学的には細胞の損傷からの回復（recovery），酸素効果（oxygen effect）や線量配分（dose fractionation）などに関する知識の集積である[2),3)]。

　光子線治療には，光子線の物理学的，生物学的作用の性質によるいくつかの問題点がある。外部照射法では癌病巣に光子が達するまでに途中の正常組織にかなりの線量が吸収され，このことが正常組織損傷の原因となっている。また生物学的問題点として，細胞の酸素濃度，栄養状態あるいは細胞周期（cell cycle）などによる光子線の殺細胞作用の低下があり，また腫瘍内の部位による細胞の放射線感受性（radiosensitivity）の不均一性があることなどが挙げられる。また，光子線治療の改善を目的として物理的照射法の改良，および生物学的な腫瘍（tumor）の性質を考慮した分割照射（fractionation）法の改良が行われている。しかし，これらの改善も現状は必ずしも万全ではない。光子線の持つ問題点を乗り越え

---

† リモートアフターローディング法　遠隔操作式後装填法。腔内や腫瘍内に留置したアプリケータと線源貯蔵箱をガイドチューブで接続し，密封小線源を線源貯蔵箱からアプリケータに自動的に装てん，照射そして回収を行う方法。
†† 標的容積　放射線治療の標的となる領域で，肉眼的腫瘍体積，臨床標的体積および計画標的体積の 3 種類がある。

るため物理学的および生物学的作用に特徴のある，いろいろな種類の粒子線（particles）を用いた治療が行われている。

3.1.2 速中性子線治療

速中性子（fast nuetrons）線の癌治療への応用は1938年アメリカ，ローレンスバークレー研究所（Lowrence Barkley Laboratory，LBL）において開始され，1943年まで行われていた。照射は水平1門ビームで行われ，また当時は速中性子線の持つ高LET放射線（high LET radiation）としての生物学的効果についてよく理解されていなかったため，結果的に投与線量が過多となり，強い晩期皮膚反応（late skin reaction）が現れた。この経験から放射線治療に先立つ十分な基礎研究の必要性が認識されるようになった[4]。速中性子線治療の再評価は医学研究用のサイクロトロンを導入したロンドンのハマースミス病院（Hammersmith Hospital）で1966年に開始された。LBLでの教訓から基礎研究が精力的に行われ，15 MeV(d-Be) の速中性子線の生物効果について多くの研究成果が蓄積された。その後技術的進歩に伴いヨーロッパ，アメリカおよびアジアの国々で治療が行われるようになり，これまでに世界の17施設で治療が行われてきた[5]。日本では放医研でのバンデグラフ加速器を用いたパイロットスタディの後，医学研究用サイクロトロンの導入された放医研（1975-1992）と東京大学医科学研究所（1975-1991）で治療が行われた。

多くの基礎研究および臨床研究から，増殖の遅い腫瘍では速中性子線の効果がX線と比べて高くなり，唾液腺癌，骨肉腫，前立腺癌，肺腺癌，パンコースト腫瘍などが速中性子線治療の対象になることがわかっている[5),6]。速中性子線の大きな生物学的効果比（relative biological effectiveness，RBE）と小さな酸素増感比（oxygen enhancement ratio，OER）は癌治療にとって有利であるが，その体内線量分布（dose distribution）は高エネルギー光子線と類似し，このため正常組織の副作用（損傷）の抑制に問題を残している。

3.1.3 π中間子治療

1978年アメリカのロスアラモスで負π中間子（negative pi mesons）治療が開始され，その後，カナダのバンクーバー（1979）とスイスのフィリゲン（1980）でも行われた。π中間子の中程度LETの生物学的効果と腫瘍への線量集中度に対する期待から注目を浴びたが，期待ほどの治療効果が上がらず1994年バンクーバーの運用停止により世界の治療は終了した。

3.1.4 陽子線治療

陽子（protons）線はX線，γ線などの光子線と同程度の生物学的効果を示すが，物理的

線量分布にはシャープなブラッグピーク（Bragg peak）があり，癌病巣に対する線量集中度に関してはX線，γ線あるいは速中性子線よりも優れている。陽子線癌治療は1954年アメリカのバークレーで開始され（1957年停止），1957年にスウェーデンのウプサラ大学（Uppsala University）でシンクロサイクロトロンからの陽子線を用い本格的に開始された。1961年にはハーバード大学マサチューセッツ総合病院（Massachusetts General Hospital, MGH）で治療が始まっている。我が国では放医研（1979年）に続いて1983年から筑波大学が高エネルギー加速器研究機構の250 MeV陽子線を利用し治療を開始している。現在世界の20施設で治療が進められており（2000年現在），これまでの治療の主な対象は頭蓋内，頭頸部の病巣であったが，最近では陽子線の高い線量集中度を生かして前立腺，肺癌や肝癌などの深部臓器癌を積極的に治療する試みがなされている。

3.1.5 重イオン線治療

重イオン（heavy ions）線は陽子線よりも一層シャープなブラッグピークを持ち，優れた線量分布を作ると同時に，イオンの種類とエネルギーの適当な選択によりRBEの異なる粒子線治療が可能となる。世界最初の重イオン線治療はLBLで行われ（1975年），ヘリウムイオンとネオンイオンが使用された。ヘリウムイオンでは2 054名（1975～1992年）が，またネオンイオンでは433名（1975～1992年）が治療を受けている[7]。ヘリウムイオンでは目の脈絡膜の悪性黒色腫に，またネオンイオンでは唾液腺癌，副鼻腔腫瘍，胆道癌，骨肉腫，前立腺癌などに速中性子線の成績と同等以上の結果が得られている[8]（**表3.1**）。LBLは医療専用の加速器を持たなかったため，加速器の運転停止とともに治療は終了した。LBLで治療された患者の予後観察は現在続けられているが，その結果が待たれている。

LBLの後を受けて，日本では世界初の医用加速器HIMAC（放医研）による290 MeV/u炭素線を用いた臨床施行が1994年6月から開始されている[9]。

表3.1 ネオンイオン線（ローレンスバークレー研究所），速中性子線とX線の治療成績（局所制御率）の比較

腫瘍	ネオンイオン線〔%〕	速中性子線〔%〕	X線〔%〕
唾液腺癌	61	60～70	25～36
副鼻腔癌	69	50～86	—
軟部肉腫	56	50～54	30～50
骨肉腫	59	49～55	21～33
前立腺癌	75	77	—

〔D. E. Lindstadt, J. R. Castro and T. L. Philips：Neon ion radiotherapy：Results of the phase I/II clinical trials, Int. J. Radiat. Oncol. Biol. Phys., **20**, pp. 761-769(1991)より引用〕

3.2 粒子線治療の現状

3.2.1 陽子線治療

筑波大学陽子線医学利用センターでは1983年4月から1996年3月までの13年間に493名の患者を治療した[10),11)]。センターでは体幹深部悪性腫瘍の治療を主に行っている。これまでに治療をうけた患者の診断別分布は、肝臓癌28.2,食道癌8.3,肺癌7.3,頭頸部癌と膀胱癌7.1,脳腫瘍6.5,血管性病変6.5,子宮頸癌5.1％などとなっている。治療成績は良好で、線量分布から期待されたように、深部腫瘍に対する陽子線治療の有効性が認められつつある。

陽子線治療は現在世界20施設で行われている。その主なものとしてアメリカのロマリンダ大学では前立腺腫瘍を中心に1990年から治療が行われている。また、スイスのポールシェラー研究所は1996年から眼のメラノーマの治療を行っている。国立ガンセンター東病院では1999年から治療を開始した。マサチューセッツ総合病院では医学用陽子線加速器の建設を進めている。さらに、兵庫県立粒子線医療センターおよび筑波大学では陽子線治療専用施設の建設が進められ、2001年に治験治療が開始される予定である。高エネルギー陽子線（250 MeV/u程度）の持つ高エネルギー光子線と同等の生物学的効果、良好な線量集中度そして良好な治療成績が陽子線治療に期待を抱かせる大きな要因であると思われる。

3.2.2 重イオン線治療

HIMACでは臨床試行のためのphase I/IIプロトコールに基づき頭頸部悪性腫瘍、中枢神経系腫瘍、肺癌、舌癌の炭素イオン線治療が1994年から開始されている。現在では頭蓋底肉腫、悪性メラノーマ、前立腺癌などの進行性、難治性癌の治療が加わり、標準的スケジュールとして週3〜4回の分割照射により治療が進められている。臨床試行開始後2年2か月間に治療された患者数は150名に達し（表3.2)[7)]、その後2000年8月までに829名に達している。

LBLのネオンイオン線による治療成績からは、速中性子線で有効と認められていた腫瘍に対してネオンイオンも同等かそれ以上に有効であることを確認することができる。LBLの結果は重イオン線の治療に期待を抱かせるものである。しかし体深部にある肺癌、胃癌、膵癌、悪性グリオーマなどについては、現在治療終了後の経過観察中であり、これまでのところ有効性を示すデータは報告されていない。

LBLでの体深部癌治療に対する問題点として、①放射線による正常組織の過度の損傷発生を恐れたため、投与線量が癌の根治線量より低かったこと、②水平1門ビームのため、呼吸および体位変換で移動しやすい臓器を精度よく照射できなかったこと、が指摘されてい

表 3.2 放医研の炭素イオン治療患者
(1994 年 6 月～1996 年 8 月)

部 位	1994	1995	1996	合計
頭頸部 I	9	10	(closed)	19
頭頸部 II	—	—	8	8
脳	6	8	1	15
肺	6	11	11	28(29)
肝臓	—	12	6	18
前立腺	—	9	8	17
子宮	—	9	3	12
骨/軟部組織	—	—	2	2
その他	—	24	7	31
合 計	21	83	46	150(151)

( ):病巣数
〔辻井博彦:重粒子線治療の現状と展望, 月刊新医療,
23(12), pp.73-77(1996)より引用〕

る[7]。HIMACではLBLの経験を踏まえ，プロトコールに基づいた臨床試行により，副作用の発生と腫瘍縮小の程度を注意深く観察しながら，投与線量を根治線量（75 GyE/7.5 週，GyE は光子線等価線量を表す）の 80 ％線量から開始し，以後 10 ％ずつ増加し，最終目標の正常組織耐容線量を決定する計画である。また，HIMAC の照射ビームは水平と垂直の2門が利用可能である。さらに最近では呼吸同期照射法の開発も進められている。初期の頭頸部腫瘍 3 症例では腫瘍の消失が見られ，皮膚急性期反応は投与線量から予測された程度といわれている。重イオン線の癌に対する照射効果も確認された[9]。1998 年には HIMAC における最初の臨床試行報告書がまとめられた。今後治療試行例が増え安全性と抗腫瘍効果について評価がまとまり，重粒子線治療適応疾患が決定されるのもそれほど遠くないものと期待されている。

3.3 重イオン線生物効果研究

3.3.1 腫 瘍 の 性 質

腫瘍は一般に周囲の正常組織に比べ細胞増殖の盛んな組織であるが，増殖中の細胞は G_1 期，核酸合成 (S) 期，G_2 期および分裂 (M) 期の連続した細胞周期（図 3.1）を繰り返している。もし細胞が接触阻止状態の場合，あるいは栄養状態が不良である場合には細胞は G_0 期に入り増殖を停止することがある。腫瘍は増殖を維持するため血管を新生し，栄養分と酸素の補給を行っている。しかし腫瘍血管の構築は正常組織より不完全である。血管から供給される酸素は血管周囲の細胞による消費と酸素の拡散率から，血管からおよそ 70 μm 以上離れたところへは酸素が拡散できず，細胞は低酸素状態 (hypoxic conditions) にな

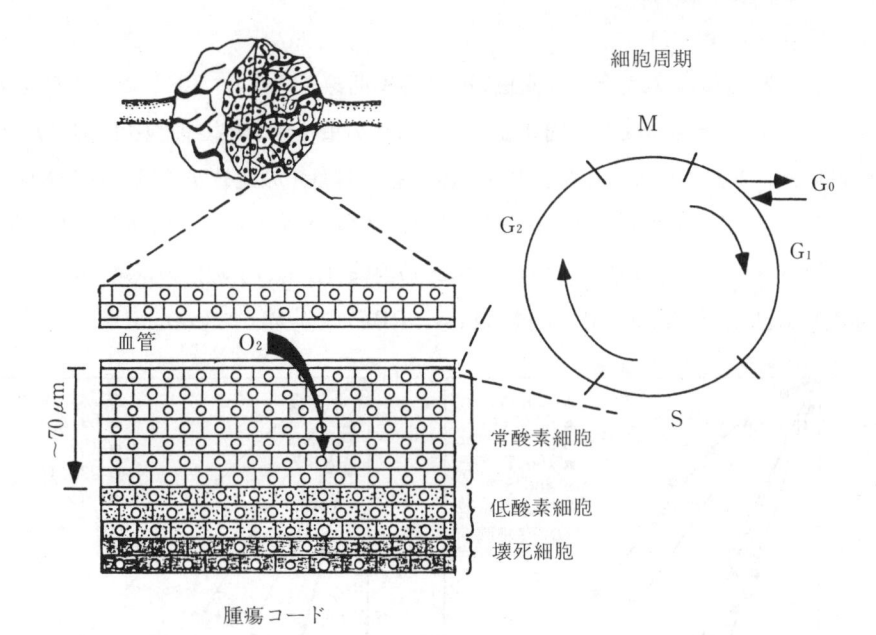

図 3.1 常酸素細胞と低酸素細胞からなる腫瘍の構造（腫瘍コード）および増殖性細胞の細胞周期

り，腫瘍コードが形成される[12]。

放射線治療成績は腫瘍全体の放射線感受性により影響される。光子線の場合には，腫瘍全体の感受性に影響する因子として，腫瘍細胞固有の放射線感受性，細胞周期分布（cell cycle distribution），細胞の DNA 損傷回復能，細胞増殖（proliferation）能および腫瘍内低酸素細胞（hypoxic cells）数などが重要となる。粒子線の場合，これらの因子が与える影響は光子線と少し異なっている。粒子線治療を行うにあたって，その治療効果の予測には，治療に使用される粒子線種について細胞や実験腫瘍を用いた実験による知見が必要である。粒子線治療の基礎となる生物効果研究は 1960 年代から行われ，粒子線の LET と細胞致死率との関係について有益なデータが得られている。本節では重イオン線に注目し，その作用の特徴と種々の修飾因子との関係について，我が国の研究によって得られた最近の成果を中心に述べる。

3.3.2 重イオン線の細胞致死効果

放射線の生物作用は生体に吸収されたエネルギー量およびその密度に依存している。放射線の飛跡に沿って付与されるエネルギー密度（線エネルギー付与，linear energy transfer, LET）の大きさは，放射線の線質によって異なっている。X 線や γ 線などの光子線の LET は 0.2–2 keV/μm 程度である。HIMAC の 290 MeV/u 炭素イオン線の場合は，飛程の始まりの部分（生体表面）ではおよそ 13 keV/μm であるが，終端部付近（深さ 14.5 cm）で

は 350 keV/μm となっている。

炭素イオン線で照射されたヒト皮膚細胞の生存率曲線を見ると，LET により細胞致死効果に違いがあることがわかる[13]（図 3.2）。いくつかの重イオン線で細胞を照射したとき，10 % の細胞が生き残るために必要な線量（10 % 生存線量）の比較から得られた RBE の大きさと LET の関係は図 3.3 のようになる（同じ生物効果を得るために必要な試験放射線（例えば炭素イオン線）の線量 D_t に対する基準放射線（X 線，γ 線）の線量 D_s の比を生物学的効果比（relative biological effectiveness, RBE）と定義している。RBE $= D_s/D_t$）。

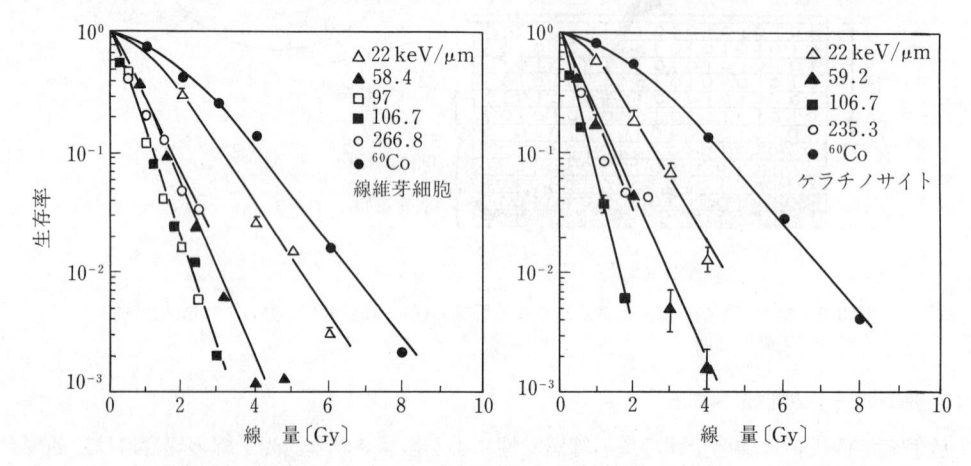

図 3.2 炭素イオン線照射されたヒト皮膚正常線維芽細胞とケラチノサイトの生存率曲線

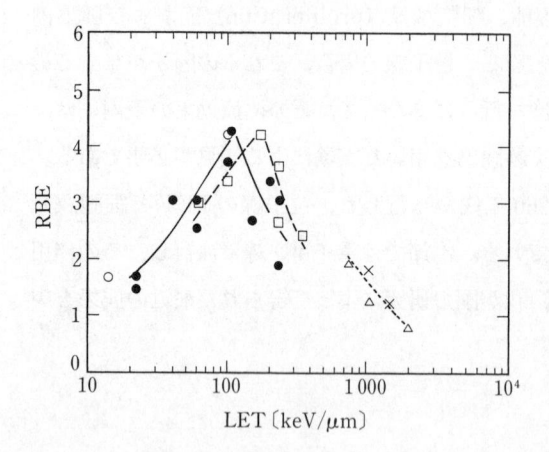

炭素イオン線(135 MeV/u, ●；290 MeV/u, ○), ネオンイオン線(135 MeV/u, □), アルゴンイオン線(83 MeV/u, ×)および鉄イオン線(90 MeV/u, △)。RBE は ^{60}Co γ 線の効果を基準にした

図 3.3 重イオン線の LET とヒトケラチノサイト致死感受性の生物学的効果比(RBE)の関係

RBE は LET の値によって変わり，LET が 100〜200 keV/μm 付近で細胞致死の RBE は最大になることがわかる。つまり腫瘍を RBE の高い LET 領域のイオン線で照射すれば効率よく細胞を殺すことができることになる。また，もう一つの特徴は，炭素イオン線とネオンイオン線とを比較すると，RBE が最大になる LET 値は両イオン線で異なっている点である。同様の結果は他の研究者からも報告されている。

LET は放射線の入射方向の飛跡に沿った単位長さ当りの生成イオン化量で表されるが，重イオン線の場合には飛跡に沿ったトラック（track）構造に特徴があり，イオン化の密な中心部（core）と，その外側のイオン化の粗な半影部（penumbra）がある。ネオンイオンと炭素イオンではイオン価が異なり，それぞれのトラック構造が異なるため，損傷の種類あるいは生成効率に相違を生じ，その結果細胞死の効率が異なるのではないかと考えられている。

　一般に，放射線が DNA に損傷を作る物理化学的過程として，直接作用と間接作用の二つが考えられている。直接作用では，放射線が水や有機分子などの細胞内構成分子を電離した後，生成された電子が直接 DNA に損傷を作る。一方，間接作用では，細胞成分の約 70％を占める水の放射線分解生成物である水酸基ラジカル（OH°），水素ラジカル（H°）あるいは水和電子（e_{aq}）等が DNA に損傷を作る。光子線（低 LET 放射線）では DNA 損傷の約 70％が間接作用，30％が直接作用によって作られ，重イオン線（高 LET 放射線）ではより多くの損傷は直接作用によって作られる。また，特に間接作用では，酸素分子によって損傷が効率よく生成される。

3.3.3 重イオン線と酸素効果

　生体内の細胞の酸素濃度はおよそ 20〜40 mmHg であるが，細胞内酸素濃度がおよそ 10 mmHg 以下になると細胞の X 線に対する致死感受性は低くなることが知られていて（酸素効果），このような細胞を低酸素細胞と呼ぶ。酸素増感比は低酸素細胞の感受性に対する常酸素細胞の感受性の比として定義される。光子線の場合，酸素増感比はおよそ 2.5〜3 となっている（図 3.4）。腫瘍内では正常酸素濃度の状態にある常酸素細胞（aerobic cells）と低酸素細胞が混在していて，両者の存在の割合により腫瘍全体の感受性が左右される。種々の実験腫瘍の腫瘍内低酸素細胞の割合は 15％前後，ヒトのメラノーマや小細胞肺癌では 6〜20％と報告されている[12]。光子線では低酸素細胞は癌の放射線治療を困難にさせる原因

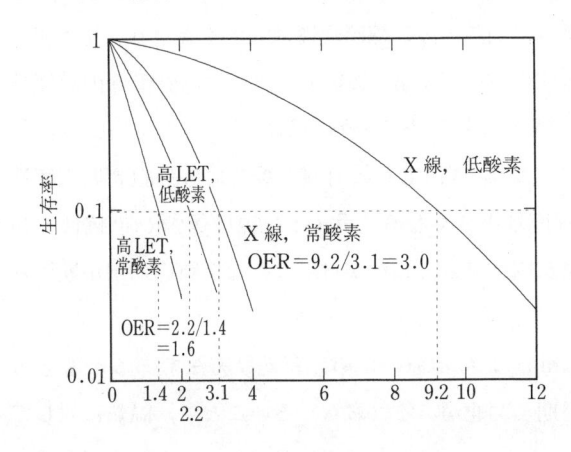

図 3.4　X 線（低 LET 放射線）と高 LET 放射線に対する常酸素および低酸素細胞の致死曲線モデルと酸素増感比（OER）

の一つである。低酸素細胞を効果的に殺すことができれば治療効果の向上が期待できる。

古澤らは，常酸素細胞と低酸素細胞の致死感受性に対する重イオン線のLET依存性を調べ，図3.5のような酸素増感比とLETの関係を得ている。LETが増加するにつれ酸素増感比は減少し，100 keV/μm以上ではOER＝1～1.5となる。またイオン線種が異なるとOERのLET依存性は異なることがある。

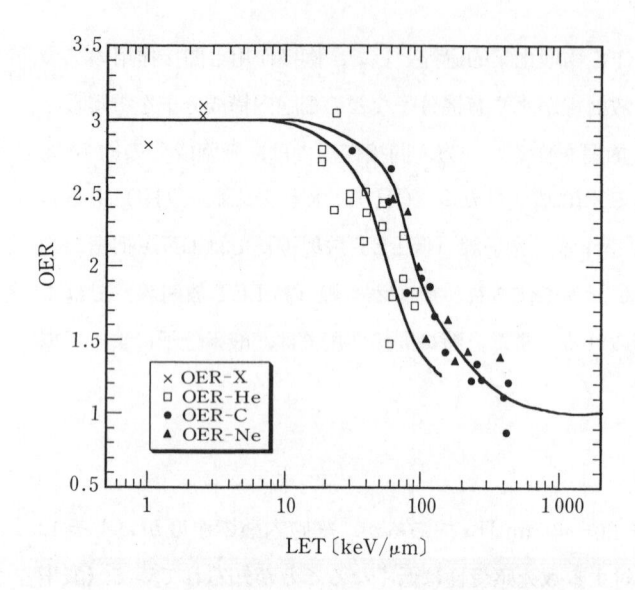

図3.5 X線（200 kVp，×），ヘリウムイオン線（□），炭素イオン線（●）およびネオンイオン線（▲）によるLETと酸素増感比(OER)の関係〔古澤佳也博士(放医研)のご提供による〕

重イオン線では低酸素細胞と常酸素細胞の感受性の差が小さくなるため，腫瘍内細胞に対する致死効果の不均一性が小さくなり，X線に比べ大きな抗腫瘍効果が期待されている。重イオン線の酸素増感比が小さいことが，重イオン線治療が期待されている大きな理由の一つとなっている。

3.3.4 重イオン線と細胞周期

細胞が細胞周期のどこに属するかによって細胞の放射線感受性は大きく異なる。光子線に対して最も放射線感受性の低い時期は核酸合成期（S期）後期で，反対に高感受性の時期は分裂期（M期）である[14),15)]（図3.6）。核酸合成期にある細胞の割合が多い細胞集団は放射線抵抗性となる。中性子線や重イオン線のような高LET放射線の場合にも細胞周期依存性は見られるが，感受性に対する影響の程度は小さくなる。重イオン線はX線に抵抗性であった細胞集団に対しても大きな致死効果が期待でき，したがって大きな抗腫瘍効果が期待される。

放射線とともに温熱療法（hyperthermia）は癌治療のための有効な方法であると考えられるが，温熱の殺細胞効果もまた細胞周期と関連がある。おもしろいことに，温熱に対して

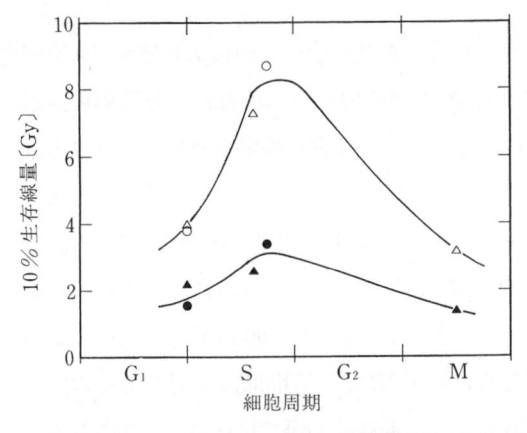

^{60}Co γ線(○, △), ネオンイオン線(SOBP, 95 keV/μm)(●)および中性子線(50 MeV d→Be)(▲)

図3.6 低LET放射線(γ線)および高LET放射線に対する細胞致死感受性の細胞周期依存性

〔M. R. Raju, S. G. Carpenter, N. Tokita and J. Howard: Effect of neon ions on synchronized Chinese hamster cells, Int. J. Radiat. Biol., **48**, pp.271-276 (1985)およびR. L. Gragg, R. W. Humphrey, H. D. Thames and R. E. Meyn: The response of Chinese hamster ovary cells to fast neutron radiotherapy beams. III. Variations in relative biologic effectiveness with position in the cell cycle, Radiat. Res., **76**, pp.283-291 (1978)から10％生存線量を求め作図〕

は核酸合成期の感受性が高く，G_1期の感受性が低くなる。放射線と温熱に対する細胞の感受性は互いにミラーイメージのような関係になっている。これが放射線と温熱が癌の治療に併用される理由の一つである。

X線やγ線を照射された増殖細胞はG_1停止（G_1 block）あるいはG_2停止と呼ばれる細胞周期遅延（cell cycle delay）を起こすことがある。放射線照射により細胞周期遅延が起こる生理的役割の一つは，DNAに生じた損傷を修復する時間を確保することであろうと考えられている。G_2停止の期間は光子線の線量とともに長くなっている。一方，α粒子や重イオン線などでは同線量のX線やγ線に比べ，G_2停止の時間は長く，G_2停止する細胞の割合も多くなることが見られている。しかしG_2停止の効果は放射線抵抗性の神経膠腫細胞では異なる可能性もある。重イオン線の高い致死的作用の原因として，G_2停止が果たす役割について今後の解明に期待がかかっている。重イオン線による細胞周期遅延の分子機構を解明すれば，重イオン線治療に適した腫瘍を知る手掛かりが得られるという可能性がある。

3.3.5 重イオン線損傷の回復

放射線により哺乳類細胞に生じた損傷は，致死損傷（lethal damage），亜致死損傷（sublethal damage, SLD），潜在的致死損傷（potentially lethal damage, PLD）の三つの型に分類される。致死損傷は修復不能で細胞死へ直接導くものである。亜致死損傷は生成後数時間以内に修復されるが，修復される前にさらに照射により亜致死損傷が加わると致死的損傷になることが知られている。潜在的致死損傷は照射後の細胞の置かれた環境に依存して修復

されうるものである。

　亜致死損傷の存在は培養細胞や腫瘍で示されている。亜致死損傷の回復は2分割照射実験により示すことができる。**図3.7**に示すように γ 線1回照射に比べ等線量2分割照射（24時間間隔）では生存率の増加が見られ，γ 線により作られた亜致死損傷の回復が示される。2分割照射実験を炭素イオン線で行った結果は γ 線の場合と異なっている（図3.7）。炭素イオン線，22 keV/μm では2分割照射において1回照射に比べ生存率の増加が見られるが，58.4，97 および 266.8 keV/μm では生存率の増加は見られなくなった。ネオンイオンでも 40 keV/μm 以上で同じ傾向が見られている。すなわち，40〜200 keV/μm の LET の炭素イオン線およびネオンイオン線によって作られる損傷は，照射間隔をあけてもその間に修復することはなく，生存率曲線から判定できるような亜致死損傷ではないと考えられる。

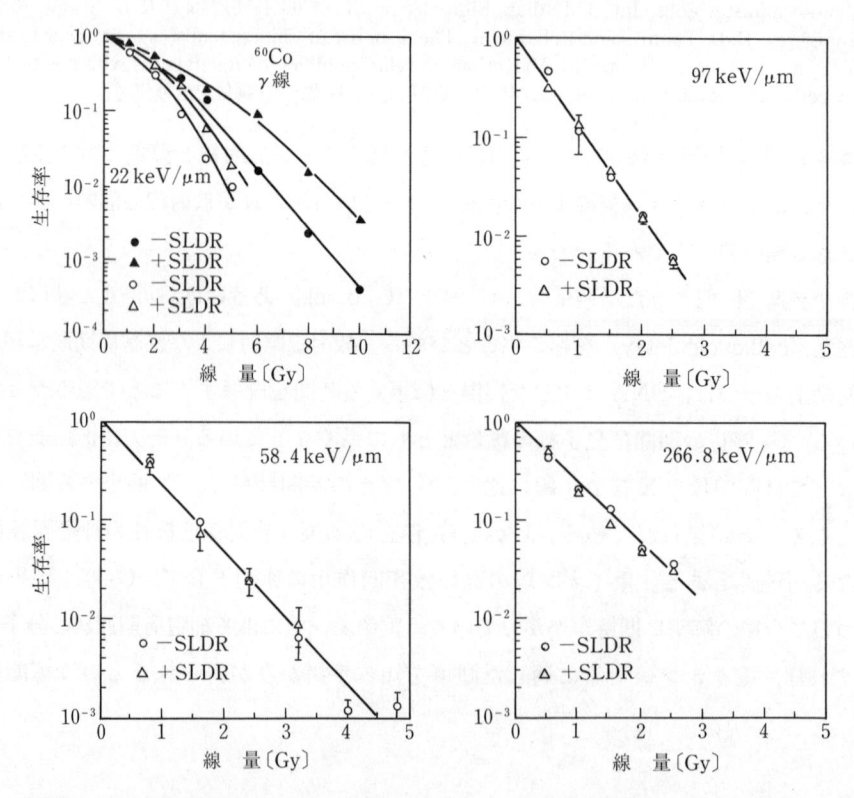

図3.7 ヒト線維芽細胞に対する γ 線および炭素イオン線の2分割照射効果（+SLDR，2分割照射，亜致死損傷回復処理あり；，−SLDR，1回照射）

　細胞が低栄養状態あるいは定常状態（増殖が休止している状態）にあるとき，潜在的致死損傷は修復されることが培養細胞あるいは実験腫瘍で明らかにされている。例えば定常状態の線維芽細胞を γ 線 8 Gy 照射後直ちに増殖可能な培地に再播種したとき，生存率はおよそ 0.2 % であるが，照射後定常状態を保持して24時間培養し，その後増殖可能な培地に細胞

を再播種（遅延再播種）すると，細胞の生存率は1.4％となり，生存率の増加が見られている。これが潜在的致死損傷の回復といわれるものである。炭素イオン線22〜58 keV/μmで照射された線維芽細胞においても，遅延再播種による細胞生存率の増加は認められているが，97〜267 keV/μm のイオンでは生存率の増加はわずかであった（図3.8）。ネオンイオン線による線維芽細胞（前澤ら，未発表）でも同様の結果が得られ，また速中性子線によるLewis肺癌腫瘍細胞では遅延再播種による生存率の増加は見られない。高LETの重イオン線あるいは速中性子線による潜在的致死損傷の生成はないか，あってもわずかだといえる。

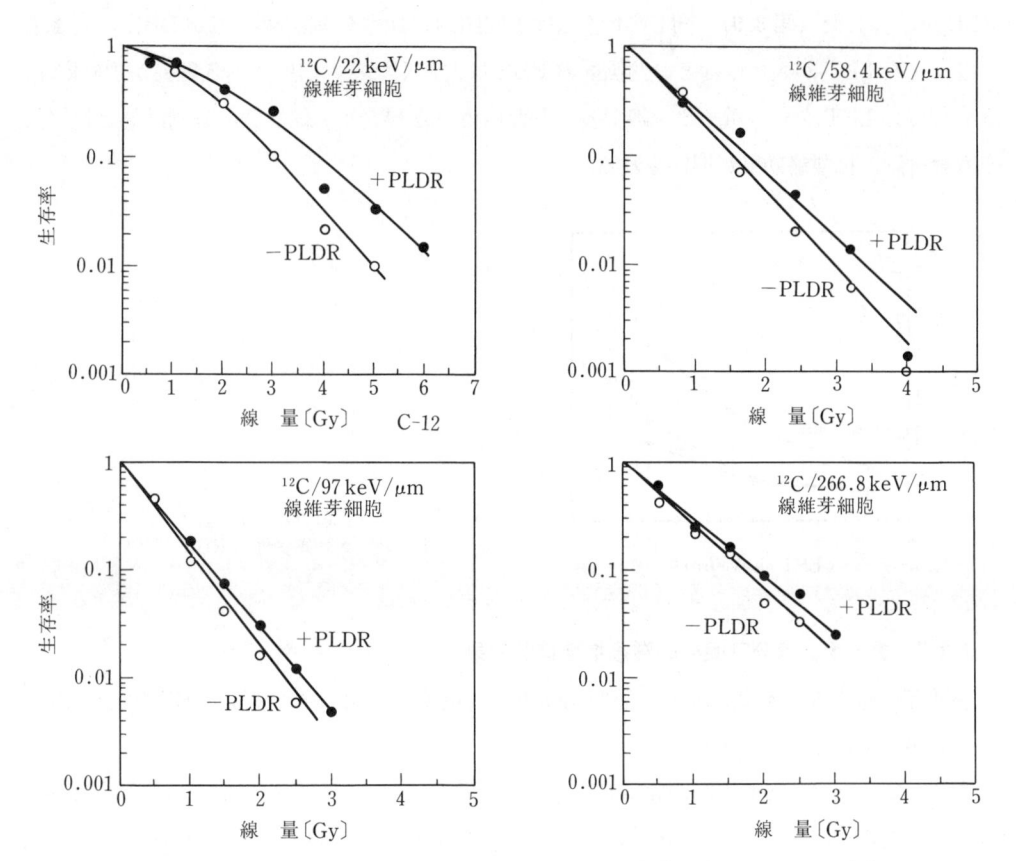

図3.8 炭素イオン線照射されたヒト線維芽細胞での潜在的致死損傷回復（＋PLDR，回復処理あり；−PLDR，なし）

重イオン線によって細胞に生じた損傷の多くは亜致死損傷および潜在的致死損傷のような修復可能な損傷ではない。このことが重イオン線による腫瘍増殖抑制効果が光子線に比べ大きくなる理由の一つである。

3.3.6 重イオン線の分割照射による RBE の増大

標準的な光子線による放射線治療のスケジュールでは，癌病巣に与えられる線量は1回およそ2Gyで，週5回，全照射回数はおよそ30回，総線量60Gy程度である。このような線量配分の分割照射法が行われる理由は，正常組織の回復の程度が腫瘍の回復よりも大きいことを期待しているためである。

重イオン線治療でも特別な場合を除いて分割照射が行われると考えられ，ここで重イオン線のLETと分割照射法によるRBEとの関係について考えてみる。γ線および炭素イオン線の1回，2回および5回分割照射による細胞の生存率曲線から10％生存線量を求め，RBEを計算した（図3.9）。同じLETでは1回照射に比べ分割照射の方がRBEが大きくなり，またLETが大きいほど分割照射のRBEは大きくなる。治療すべき腫瘍が100 keV/μm程度のLETを持つ重イオン線で多分割照射される場合，γ線治療の分割照射と比べ大きな殺細胞，抗腫瘍効果が期待される。

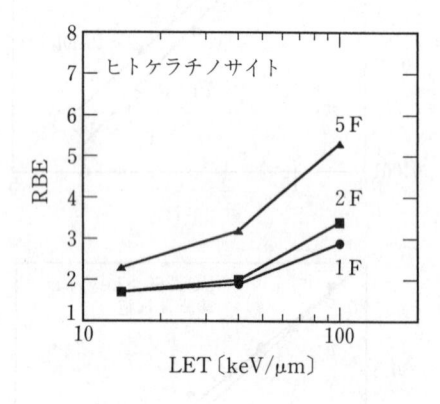

図3.9 炭素イオン線の分割照射(1，2および5回)による細胞致死感受性のRBEの増加

3.3.7 重イオン線分割照射の腫瘍増殖抑制効果

癌腫瘍に対する重イオン線の増殖抑制効果は，重イオン線のもつ高いRBEと低いOERの両者が作用した結果である。

安藤らは，マウス移植線維肉腫 NFSa に 6 cm 拡大ブラッグピーク（spread out Bragg peak, SOBP）炭素イオン線（74 keV/μm，290 MeV/u）を照射したときの腫瘍治癒率（tumor cure rate または tumor control rate）を，γ線の効果と比較して調べた[16]。照射後120日間，腫瘍が再発しない場合を腫瘍治癒と定義している。線量-治癒効果関係から50％の腫瘍が治癒する線量（50％腫瘍治癒線量，50％ tumor control dose, TCD_{50}）を求めることができる（図3.10）。

炭素イオン線とγ線の1回照射後のTCD_{50}はそれぞれ37.2 Gyと74.5 Gyであり，RBEは2.0となる。γ線の場合，5分割照射のTCD_{50}は1回照射に比べ増加した。炭素イオン

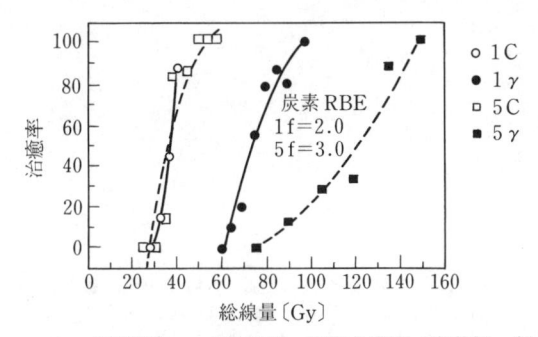

炭素イオン線(SOBP, 74 keV/μm)
1回(○), 5回(□)分割照射および
γ線1回(●), 5回分割照射(■)

図 3.10 マウス移植線維肉腫 NFSa に対する放射線線量-治癒効果関係

〔安藤興一,小池幸子,野島久美恵,安藤総一郎,大淵　徹,浦野宗保,陳　玉昭,保田隆子,塩山善之,清水わか子,古澤佳也,斉藤瑞穂,山口　寛：重粒子線による治療効果比に関する研究,平成8年度放射線医学総合研究所重粒子線がん治療装置等共同利用研究報告書,pp.59-60(1997)より〕

線の5分割照射の線量-治癒効果関係は1回照射とほとんど同じであった（TCD_{50}＝38.5 Gy）。炭素イオン線5分割照射の RBE は3.0となる。細胞でも見られたように，70 keV/μm 程度の炭素イオン線の RBE は1回照射よりも分割照射で増大することがわかる。分割照射が行われる場合でも，重イオン線治療は光子線治療に比べ大きな腫瘍抑制効果が期待できる。

3.3.8　重イオン線分割照射の正常皮膚への影響

炭素イオン線治療における正常組織損傷の程度を知ることは極めて重要である。皮膚は最も観察しやすい組織であるため，臨床では治療中および治療後の皮膚の様子を観察し，急性期および晩期の皮膚反応の程度を調べ，放射線照射の副作用の程度を知る手掛かりにしている。

多数回分割照射期間中に細胞の亜致死損傷に対する修復能力や感受性は変化しないのであろうか。この問いに答えるためいくつかの研究が行われてきた。培養皮膚ケラチノサイトおよび線維芽細胞に炭素イオン線（14～100 keV/μm）を1日1回照射，5日間（5回）連続等線量照射を行った結果では，5回の照射期間中に放射線感受性の変化はなく，損傷回復能に変化はないと考えられた[17]。マウスの下肢を15～100 keV/μm の炭素イオン線により1～8分割照射（24時間間隔）した後，8～35日間に起こる皮膚反応が調べられた。各 LET の炭素イオン線に対して，分割照射回数と湿性皮膚炎をもたらす等効果線量（isoeffect dose）との関係が求められている[16]（**図 3.11**）。γ線では分割回数の増加とともに等効果線量は増加している。しかし炭素イオン線ではかなり複雑な反応が見られる。15～40 keV/μm の LET では，1分割から4分割までの分割回数の増加とともに等効果線量が増大する。しかし，8回分割照射では4回分割照射と比べ等効果線量は増大しない。50～80 keV/μm では分割回数の増加とともに等効果線量は増大するが，その程度は40 keV/μm 以下の

図3.11 炭素イオン線分割照射回数とマウス皮膚反応（湿性皮膚炎 SR＝3.0）等効果線量の関係

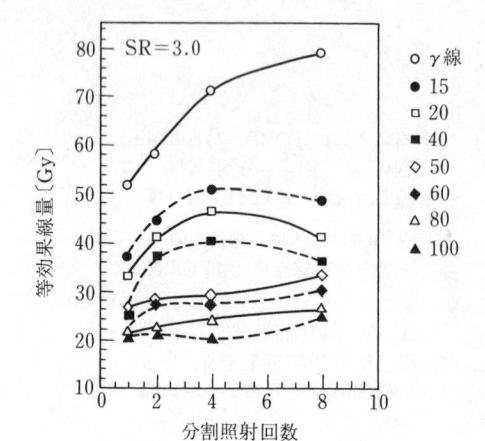

γ線，○；炭素イオン線，15 keV/μm，●：20 keV/μm，□：40 keV/μm，■：50 keV/μm，◇：60 keV/μm，◆：80 keV/μm，△：100 keV/μm，▲

〔安藤興一，小池幸子，野島久美恵，安藤総一郎，大淵　徹，浦野宗保，陳　玉昭，保田隆子，塩山善之，清水わか子，古澤佳也，斉藤瑞穂，山口　寛：重粒子線による治療効果比に関する研究，平成8年度放射線医学総合研究所重粒子線がん治療装置等共同利用研究報告書，pp.59-60(1997)より〕

場合より少なくなった。100 keV/μm では8回分割照射でのみ等効果線量が増大するように見える。このような結果になった理由として，① 40 keV/μm 以下の低，中 LET に高感受性な皮膚細胞集団が含まれている可能性，②低，中 LET の照射期間中に修復能が飽和した可能性，③ 100 keV/μm での皮膚細胞の増殖，修復の促進の可能性，などが考えられる。これらの結果は，炭素イオン線に対する皮膚細胞の応答はかなり複雑なことを示している。

3.3.9　重イオン線分割照射法による治療

炭素イオン線をはじめ重イオン線治療の場合，ブラッグピークを拡大し，LET は異なるが生物学的線量（物理学的線量と RBE の積）が等しくなるような領域（標的領域）に腫瘍を含める。腫瘍を含む標的領域の LET が 40 keV/μm 以上であれば，炭素イオン線の分割照射による損傷の回復はほとんどない。一方，腫瘍の体表面側の照射容積に含まれる正常組織や臓器は，低い LET で，しかも少ない線量を浴びるため，分割照射による損傷の回復が期待される。つまり，炭素イオン線治療においても分割照射法を用いることにより，正常組織損傷の程度を低く抑え，一方で腫瘍増殖抑制効果を大きくし，その結果，治療効果が高くなる可能性がある。このことは重イオン線治療の大きな利点と考えられる。

高 LET の炭素イオン線では損傷の回復がほとんどないことから，多分割照射法の改良が考えられる。放医研における臨床試行の経験をもとに，皮膚反応の程度から推定して，重イオン線に適した分割照射法として，全治療期間を40日間以内とする線量配分法が提案されている[9]。現在の放医研の分割照射スケジュールは週3〜4日の照射で，光子線の週5日とは異なるスケジュールでもあり，使用する重イオン線に応じた線量配分法を決定していく作

業が重要となっている。

　腫瘍の中あるいは腫瘍に近接した場所に存在する正常組織は高 LET の標的領域に含まれることになり，その場合分割照射による正常組織障害の回復は期待できない。この正常組織損傷がどの程度であるか，患者のパフォーマンスステータスにどのような影響を与えるか不明な点が多く，臨床データの蓄積とともに，基礎研究に力を注ぐ必要がある。

3.3.10　重イオン線による損傷の分子レベルでの解析

　重イオン線の効果を分子レベルの変化から解析し，明らかにしようという試みが行われている。染色体損傷を調べる方法には染色体異常（chromosomal abberation）試験および未成熟染色体凝集（premature chromosome condensation, PCC）法がある。PCC 法を用いると分裂期以外の細胞において，放射線線量に応じて生じたクロマチン切断数を測定できる。鈴木らは，ヒト胎児細胞に γ 線あるいは炭素イオン線（22～230 keV/μm）を照射し，線量当りのクロマチン切断生成頻度を調べている[18]。照射直後のクロマチン切断頻度は γ 線および炭素イオン線の LET によらずほぼ一定であった。照射後 12 時間，細胞の修復能によりクロマチン切断の再結合を行ったところ，再結合されずに残った切断の割合は LET 依存的で，その割合は 22 keV/μm で 23 %，110～124 keV/μm でおよそ 50 %，そして 230 keV/μm で 26 % であった。γ 線照射のときはおよそ 7 % の切断が再結合されずに残っている。これらの再結合せずに残った損傷が細胞死の原因になると考えられている。

　また，ネオンイオン線によって生じた細胞内の DNA 二重鎖切断（double strand breaks）についても調べられている。チャイニーズハムスターオバリー（CHO）細胞内に生じた DNA 二重鎖切断のうち修復不能なものの割合は X 線（2 keV/μm），ネオンイオン線 30 keV/μm および 370 keV/μm それぞれに対しておよそ 18 %，27 % および 50 % であった[19]。

　このように炭素イオン線やネオンイオン線によって生じたクロマチン切断および DNA 鎖切断は γ 線による切断に比べ直り難く，これらが細胞致死に対する RBE の LET 依存性をもたらす一因だと考えられている。

　重イオン線照射により生じた突然変異体の DNA 構造分析の結果も，重イオン線作用の特徴を示している。細胞の X 染色体上には HPRT 遺伝子があり，この遺伝子は 9 個のエクソン領域に分かれている。放射線によって HPRT 遺伝子が変異を起こした突然変異体を用い，8 個のエクソン領域について，遺伝子の欠失（deletion，塩基配列の一部がなくなること）があるかどうかが調べられた[20]。その結果は，イオン線の LET およびイオン種によって，生じた欠失のパターンが大きく異なっていた（図 3.12）。炭素イオン線 68 keV/μm と 230 keV/μm では，両者で全く欠失のパターンは異なり，前者ではすべての突然変異体が

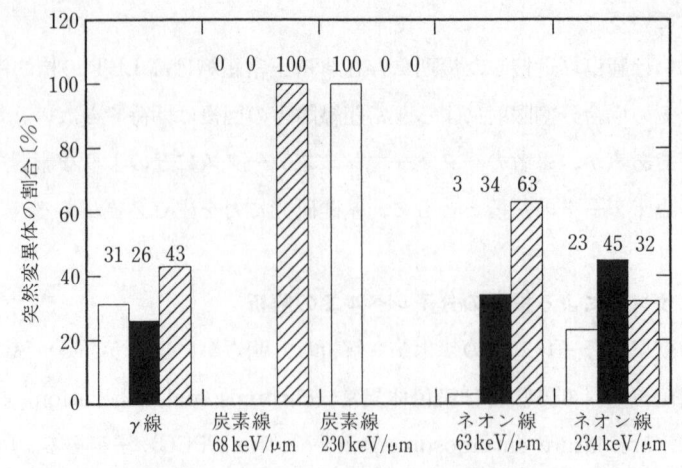

図 3.12 炭素イオン線，ネオンイオン線およびγ線によって生じた突然変異(6チオグアニン耐性獲得)細胞において，HPRT遺伝子の1-8エクソン領域に見られた欠失出現頻度の分布
〔鈴木雅雄：炭素およびネオンイオンビームによって誘発された細胞死と突然変異，RADIOISOTOPES, 44, pp.818-828 (1995)の表から抜粋，作図〕

すべてのエクソンで欠失を起こしていたのに対し，後者では欠失は見られていない。これらの炭素イオン線によるパターンはγ線あるいはネオンイオン線とも異なっているものであった。

3.3.11 重イオン線による遺伝的影響

放射線により細胞に突然変異あるいは細胞形質転換などの遺伝的影響が誘発されることはよく知られているが，放射線治療ではできうる限り遺伝的影響を避ける努力がなされている。重イオン線による突然変異誘発頻度はγ線あるいはX線と同じであろうか。

ヒト皮膚由来線維芽細胞，TK6細胞あるいはV79細胞のHPRT遺伝子に対する陽子，ヘリウム，α粒子あるいはアルゴンイオン線の突然変異誘発効果は，LETの増大とともに100〜200 keV/μmまで上昇する。ヒト胎児細胞の突然変異誘発に対する炭素およびネオンイオン線の線量効果曲線でも同様のことが示されている[20] (図 3.13)。両イオン線による突然変異誘発頻度はγ線によるよりも大きいことがわかる。0.3 Gy以下の線量域での突然変異誘発率は両イオン線でほぼ等しくなっている。特徴的なのは，ネオン線の方が炭素イオン線に比べ低い線量で突然変異誘発率が飽和し，その最大値も小さいことである。この結果は，正常組織への遺伝的影響を軽減する点から考えると，炭素イオン線よりもネオンイオン線の方が望ましいことを示唆している。

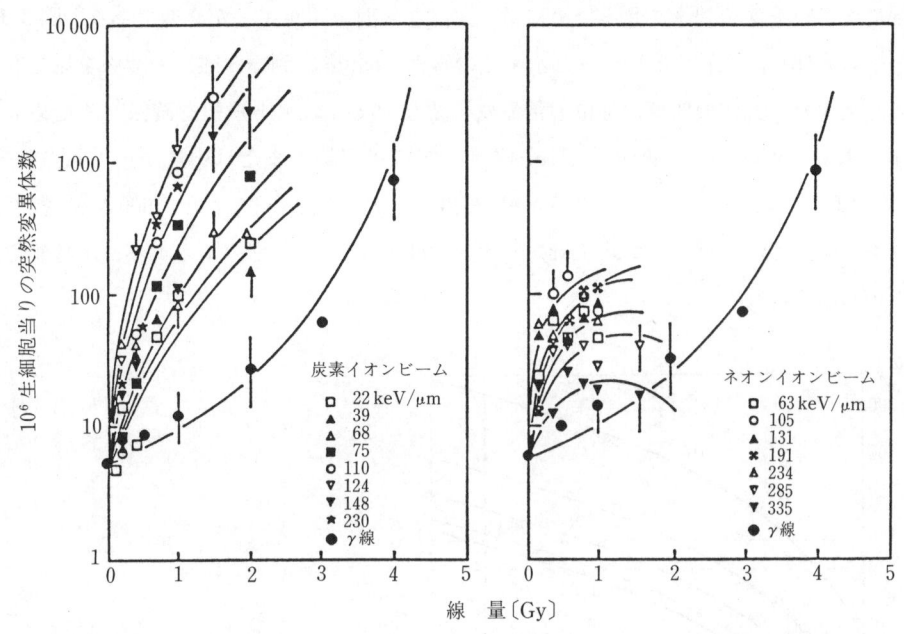

図 3.13 炭素イオン線およびネオンイオン線によるヒト胎児細胞に対する突然変異誘発効果
〔鈴木雅雄:炭素およびネオンイオンビームによって誘発された細胞死と突然変異,
RADIOISOTOPES, **44**, pp.818-828 (1995) より〕

細胞の悪性化の指標として形質転換の頻度が用いられている。C3H10T1/2 細胞に対する α 粒子,炭素,ネオン,シリコン,アルゴン,鉄などのイオン線の形質転換効果は,LET が 100 keV/μm 付近でピークになるように LET とともに増加した[21),22)]。同様の結果はシリアンハムスター胎児細胞をヘリウムおよび窒素イオン線で照射したときにも得られている[23)]。

放射線による細胞の突然変異あるいは形質転換などの遺伝的変化の誘発効果を,できる限り抑制することはクオリティーオブライフ (quality of life, QOL)† の向上からも必要であるが,重イオン線の種類によっては,腫瘍抑制効果は維持しながら遺伝的変化を最小にできる可能性があるということも重要な点である。今後,基礎研究を積み重ねることで,治療に最適な重イオン線が選択されると考えられる。

3.4 治療装置とシステム

3.4.1 治療装置の概略

粒子線は線量分布や生物効果の点で,理想的な治療用放射線と考えられているが,人体の

---

† QOL 生活の質

深部にまで粒子線を到達させるためには，大きな入射エネルギーが必要である。図3.14は粒子線の人体への入射エネルギーと水中での飛程（range，到達距離）の関係を見たものである。図より，人体の任意の部位の治療に必要な30 cmの水中飛程を確保するためには，陽子（水素イオン）やヘリウム（He）イオンで核子（陽子または中性子）1個当り，200 MeV程度，炭素（C）イオンで400 MeV程度，ネオン（Ne）イオンで600 MeV程度，シリコン（Si）イオンやアルゴン（Ar）イオンでは800 MeV程度のエネルギーが必要であることがわかる。

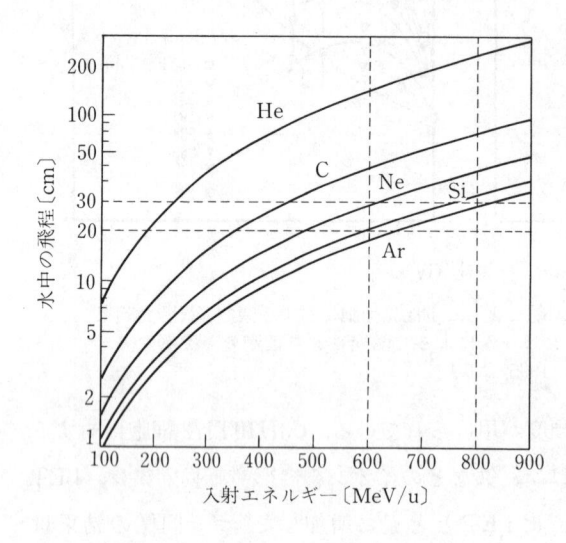

図3.14 粒子線(He, C, Ne, Si, Ar)の入射エネルギーと水中での飛程の関係〔山田 聡，高田栄一，河野俊之，他編：重粒子線がん治療装置建設総合報告書，NIRS‐M‐109（HIMAC‐009），放射線医学総合研究所(1995)より転載〕

粒子線をこのようなエネルギーにまで加速するには，通常はシンクロトロン（synchrotron）と呼ばれる加速器（accelerator）が用いられる。シンクロトロンは円形軌道に粒子を周回させ，少しずつ加速していく装置である。高エネルギーに加速するためには，粒子の回転半径を大きくする必要があるが，シンクロトロンではそれが比較的に容易に行える。しかし，円形軌道を周回するためには，ある程度の大きさの初期エネルギーが必要であり，それは入射器（injector）とも呼ばれる前段の加速装置により与えられる。

陽子は原子番号と質量数の比（荷電質量比，charge to mass ratioと呼ばれる）が1であり，他のイオンに比べて2倍の値を持つ（実際，HeやCでは荷電質量比は1/2であることはすぐにわかる）。このため，陽子線は他の粒子線に比べて加速が容易であり，シンクロトロンより低いエネルギーの加速に適した加速器であるサイクロトロン（cyclotron）を使用することも可能である。

必要なエネルギーまで加速された粒子線は加速器から取り出され，真空パイプ中を輸送され，照射室に導かれる。照射室では，ビームは空間的に広げられ，さらに病巣の形に整形される。このようにビームを広げ，整形する装置を照射野形成装置という。また，粒子線の特

色を生かすためにはビームと病巣を高精度で位置合せする必要があり，このためにX線撮影装置を利用した位置決め装置が用いられる。

さらに，X線CTなどの医療画像を用いて病巣を決め，それに合わせてビームの照射範囲を決める必要がある。これを通常，治療計画（treatment planning）といい，治療計画装置により行われる。表3.3は以上述べてきた治療装置の構成要素をまとめたものである。これらの詳細を以下に説明する。

表3.3 粒子線治療装置の構成要素

```
加速器
 ├─ 入射器
 └─ シンクロトロン
ビーム輸送装置
照射野形成装置
患者位置決め装置
治療計画装置
```

3.4.2 加速器

加速器は，粒子線を必要なエネルギーにまで加速する装置である。陽子線治療に適したサイクロトロンとより重い粒子線の治療に用いられるシンクロトロンとがある。

〔1〕 サイクロトロン

サイクロトロンは，静磁場中に荷電粒子を周回させ，少しずつ加速していく装置である。いま，質量 m〔kg〕，電荷 e〔C〕の荷電粒子が，速度 v〔m/s〕で磁束密度 B〔T〕の磁場の中を，磁場に直角に運動するとき，粒子に働くローレンツ力と遠心力の釣合いから粒子の速度 v は

$$v = \frac{erB}{m} \quad \text{〔m/s〕} \tag{3.1}$$

で与えられる。ここで，粒子は円運動を行い，r〔m〕はその軌道半径である。

粒子が半径 r の円軌道を1周するのに要する時間 T〔s〕は

$$T = \frac{2\pi r}{v} = \frac{2\pi m}{eB} \quad \text{〔s〕} \tag{3.2}$$

また，粒子の周回周波数 f〔1/s〕は，式(3.2)の逆数で与えられ

$$f = \frac{eB}{2\pi m} \quad \text{〔1/s〕} \tag{3.3}$$

と書ける。式(3.3)をサイクロトロン周波数（cyclotron frequency）という。

$v \ll c$ のときは，m はほとんど静止質量 m_0〔kg〕に等しいので，サイクロトロン周波数はエネルギーによらずほぼ一定であると見なすことができる。このように，周回周波数が磁場の強さと荷電質量比 e/m_0 のみによって決まり，粒子のエネルギーによらないという性質を

利用している加速器がサイクロトロンである。

サイクロトロンは，図3.15に示すように，磁場を発生させる電磁石（magnet）と加速電極からなる。また，粒子の通るところは真空でなければならないから，加速電極全体は真空箱（vacuum chamber）の中に入っている。陽子などの加速粒子はサイクロトロンの中心部に置かれたイオン源（ion source）で作られる。

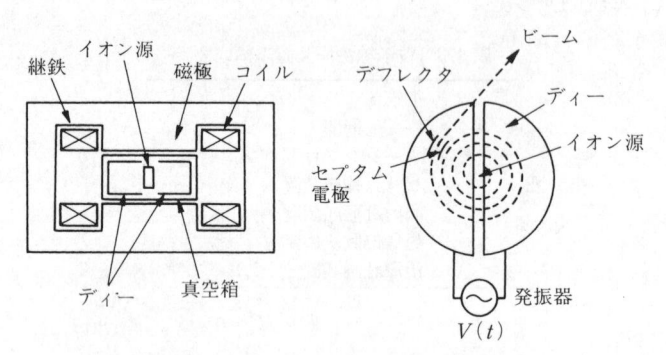

図3.15 サイクロトロンの構成の概念図
〔亀井　亨，木原元央：加速器科学，丸善(1993)より転載〕

電磁石は円筒形の磁極とそれを取り巻くコイル（coil），磁束の外部への漏洩を防ぎ磁気抵抗を減らすための継鉄（yoke）からなる。ギャップの中の磁束密度はおおむね一定と考えてよいが，後に述べる理由によって，外側に向かってわずかに弱くなっている。

加速電極（形が英文字のDに似ていることからディー電極と呼ばれる）には式(3.3)で与えられる周波数の高周波電圧が印加される。粒子は電極間のギャップを通過するときに電圧Vに対応するエネルギーを獲得する。ディー電極中を通過するときは粒子は電場の影響を受けず，半周回って再びギャップに到達したとき，高周波電場の位相は180度逆転しており，粒子は再び電圧Vにより加速される。このようにして，サイクロトロンの中心部から出発した粒子は半周ごとに電圧Vに相当する割合でエネルギーが増え，それに伴って軌道半径が大きくなるらせん軌道を描く。

磁極の外周付近には取出し用の高圧電極を置く。接地されたセプタム電極と高圧電極の間に高電圧を加えておくと，そこに飛び込んだ粒子に対しては外向きの電気力が作用し，粒子をサイクロトロンの磁場の外に取り出すことができる。

サイクロトロンでは，イオン源を出てから取り出されるまでの間，粒子のとるべき軌道は設計によって定められている。このような軌道は中心軌道または設計軌道と呼ばれる。中心軌道は上下の磁極の中間面（median plane）内にあり，円軌道の半径はエネルギーの増大とともに大きくなる。しかし，ビームの中の個々の粒子には位置と角度のばらつきがあるから，中心軌道から外れた粒子を元に戻す作用（集束作用）が働かないと，粒子は中心軌道か

らしだいに外れ，ついにはディー電極や取出しのセプタム電極に当たって失われる。通常このような集束力は外側に向かって磁場を弱くすることにより与えられる。

以上は古典的なサイクロトロンの原理を示したが，このような装置では相対論的効果のため陽子については 20 MeV 以上のエネルギーまで加速するのは困難である。相対性理論によると，粒子の質量 m は

$$m = \frac{m_0}{\sqrt{1-\beta^2}} \quad [\text{kg}] \tag{3.4}$$

で与えられる。ここで，m_0 は静止質量であり，$\beta = v/c$ である。

したがって，磁場 B が一定とすると式(3.3)より周回周波数 f は加速エネルギーが大きくなるほどしだいに小さくなり，ついには高周波電場との位相のずれによりビーム加速が不可能になる。この限界となる値が陽子については 20 MeV 程度である。

この値を超えて粒子を加速するためには，印加する高周波電場の周波数を式(3.3)に従って変化させることが考えられる。この方式の加速器をシンクロサイクロトロン (synchrocyclotron) という。シンクロサイクロトロンではビーム電流は高周波電場の変調周期に同期してパルス状となる。一方，古典的なサイクロトロンではビーム電流は直流であり，平均強度はシンクロサイクロトロンよりもずっと大きい。シンクロサイクロトロンは陽子を数百 MeV まで加速することが可能であり，一時は粒子線治療にも使われたが，最近は次に述べるセクタ集束型 (sector focus) サイクロトロンに置き換えられている。

古典的サイクロトロンの相対論的限界を超えるためには，周波数を変調する以外，磁束密度 B を回転半径に応じて変化させることが考えられる。すなわち

$$B(r) = \frac{B_0}{\sqrt{1-\beta^2}} = B_0[1-(erB_0/m_0c)^2]^{-1/2} \quad [\text{T}] \tag{3.5}$$

のような分布を持つ磁場では周回周波数が一定に保たれ，古典的サイクロトロンと同様に直流のビーム電流が得られる。このような磁場を等時性磁場 (isochronous field)，等時性磁場を用いたサイクロトロンを等時性サイクロトロンという。ここで B_0 [T] は一定の磁束密度である。

式(3.5)に示したような磁場分布では粒子に対して発散力が働き，粒子は中心軌道から外れていく。これを防ぐためには何らかの機構により集束力を働かせる必要がある。実際には**図 3.16** に示すように，電磁石の磁極を数個のセクタ (sector) に分け，各セクタの磁極の間隔を一定とせず，間隔の広い部分（谷）と狭い部分（山）を交互に作る。このようにすると，磁束密度は当然，山の部分では高く谷の部分では低く，磁束密度の強い部分と弱い部分の境界においてビームに対する集束力を得ることができる。このような集束方式をセクタ集束という。等時性サイクロトロンは，この集束方法にちなんでセクタ集束サイクロトロンと

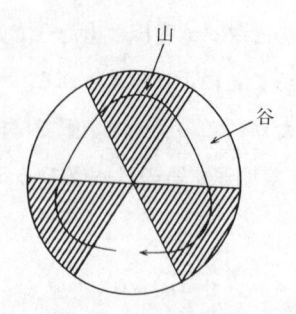

図3.16 等時性サイクロトロンのセクタ(radial sector型)〔亀井 亨, 木原元央：加速器科学, 丸善(1993)より転載〕

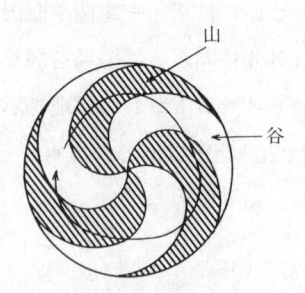

図3.17 等時性サイクロトロンのセクタ(spiral ridge型)〔亀井 亨, 木原元央：加速器科学, 丸善(1993)より転載〕

呼ばれることが多く, AVF (alternating varying field) サイクロトロンと呼ばれることもある。セクタの形は図3.16に示したような radial sector 型のほかに, **図3.17**に示すような spiral ridge 型があり, 後者の方が集束力が強いためより大型の装置に向いている。AVFサイクロトロンは陽子を200～250 MeVまで加速可能であり, 陽子線治療装置の一部で採用されている。

〔2〕 **シンクロトロン**

サイクロトロンではエネルギーを大きくするために磁石の直径を大きくする必要があり, 実際過去には1万トンを超す装置も製作された。しかし, 際限なく磁石を重くすることはできないわけで, この点からも加速できるエネルギーには限界がある。この限界を超えるために考えだされた加速器がシンクロトロンである。

シンクロトロンではビームの軌道半径を r_0[m] という一定値に保ちながら加速を行う。式(3.1)より

$$B = \frac{mv}{er_0} = \frac{p}{er_0} \quad [\text{T}] \tag{3.6}$$

また, 式(3.1)と(3.3)より

$$f = \frac{v}{2\pi r_0} \quad [1/\text{s}] \tag{3.7}$$

ここで, 運動量 p[kg・m/s] や速度 v は加速に伴い増大する。したがって, 磁場 B と周波数 f を式(3.5), (3.6)が成り立つように時間変化させれば, 軌道半径は一定に保たれることがわかる。この意味でシンクロトロンはシンクロサイクロトロンに磁場の時間変化を加えたものといえる。**表3.4**にいままで出てきた加速方式の関係をまとめる。シンクロトロンでも加速できる最大のエネルギーにより軌道半径 r_0 は変化するが, 軌道上にのみ磁石を配置すればよく, 重量は大幅に軽減される。

3.4 治療装置とシステム

表 3.4 加速方式の関係

	f の時間変化	
古典的サイクロトロン	→	シンクロサイクロトロン
↓ 等時性磁場		↓ B の時間変化
AVF サイクロトロン		シンクロトロン

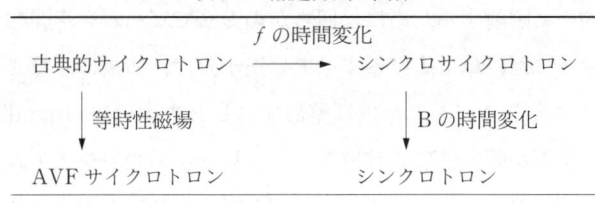

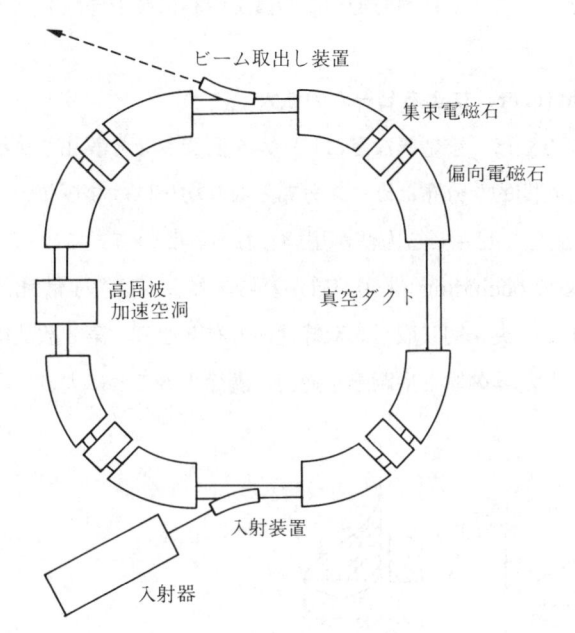

図 3.18 シンクロトロンの構成の概念図

図 3.18 はシンクロトロンの構成を示したものである。シンクロトロンでは軌道上に偏向電磁石（bending magnet）をいくつかに分割して配置する。その間の直線部には粒子にエネルギーを与える高周波加速空洞（RF cavity）やビームを入射したり取り出したりする装置、またビームを集束して軌道上に閉じ込めておくための集束電磁石（focusing magnet）が置かれる。また、シンクロトロンでは粒子は事前にある程度加速されていないと加速できないため、あらかじめ入射器という別の加速器で予備的な加速を行う。入射器としては直線加速器（linac など）またはサイクロトロンが用いられる。

シンクロトロンは最も高いエネルギーまで粒子を加速できる装置である。実際、素粒子実験では周長が数〜数十 km の巨大なシンクロトロンを用いて陽子を TeV（10^{12} eV）領域まで加速することが行われる。粒子線治療の観点からはシンクロトロンは陽子より重い（ヘリウム以上の）粒子の加速に適している。

3.4.3 照射野形成装置と照射システム

加速器から取り出されたビームは細く絞られていて、エネルギーも単一である。一方、癌

病巣（これを後で述べるようにターゲット，target ともいう）は身体の中で3次元的に広がっているので，均一に照射するためには何らかの方法でビームを空間的かつエネルギー的に広げる必要がある。また，単に広げるだけでは不十分で，病巣に一致するように整形しなければならない。このようにビームを広げ整形することを照射野 (irradiation field) 形成といい，これを行う装置を照射野形成装置という。粒子線の照射システムは照射野形成装置と患者の位置決め装置などからなる。ここでは照射野形成装置を中心に粒子線照射システムについて概説する。

〔1〕 二重散乱体（double scatterer）によるビームの拡大

ビームを拡大させる最も簡易な方法は，重金属などにビームを衝突させて散乱させることである。しかし，1回の散乱では空間的な分布はガウス分布となり均一にはならない。そこで，図 3.19(a) に示すように散乱を2回させる方法が用いられる。この方式では二つの散乱体の間にビームを切り取るための occluding post が置かれる。ビームは第1散乱体でガウス分布になり，occluding post で中央を切り取られ双峰性の分布となる。第2散乱体により二つのガウス分布となるので，散乱体の厚さや距離を適当に調節することによって病巣の

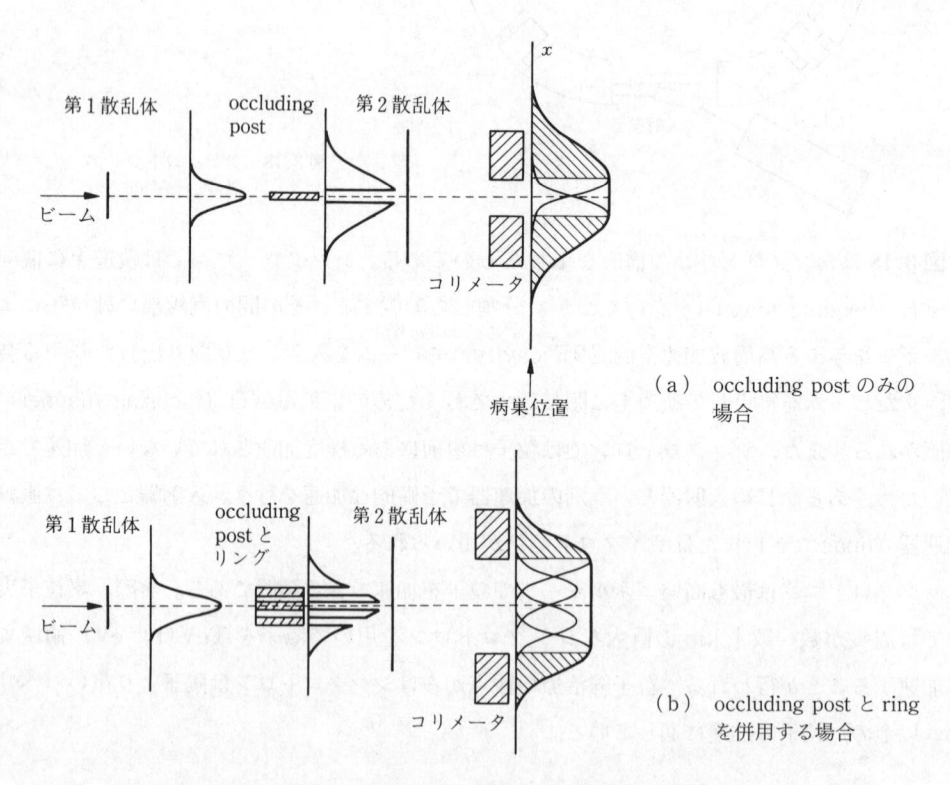

図 3.19 二重散乱体法によるビーム拡大法の原理
〔W. T. Chu, B. A. Ludewigt and T. R. Renner: Instrumentation for treatment of cancer using proton and light-ion beams, Rev. Sci. Instrum., **64**, pp.2055-2122 (1993) より転載〕

位置で均一分布を形成できる。なおガウス分布の裾野の部分はコリメータにより切り取り病巣には照射されないようにする。

図3.19(a)に示したようなoccluding postのみを用いる方法ではビームの利用効率が悪く、大照射野を形成することは困難である。そこで、図3.19(b)に示すようにoccluding postとringを併用しビームを多重に切り取る。すると、図に示すように均一の部分は広くなりビームの利用効率が上がる。

図3.19の方法は、第2散乱体で非対称な分布を対称なガウス分布にする必要があり、第2散乱体は厚くなる。散乱体では散乱だけではなくエネルギーの損失も起こっていて、大照射野では第2散乱体でのエネルギー損失が非常に大きいものとなり、加速器から取り出すビームのエネルギーを大きくする必要が生じる。

それを避ける工夫として、**図3.20**に示すようなbimaterialの散乱体が考案された。これは、原子番号Zの大きい物質（図では鉛）と小さい物質（図ではルサイト）を張り合わせたものである。これは、Zの大きい物質ほど単位エネルギー損失に対する散乱の割合が大きい性質を利用したものである。図のように周辺ほど鉛の厚さを薄くし、その分のエネルギー損失の減少をルサイトを厚くすることにより補う。このようにすると散乱を周辺ほど小さくでき、これを第2散乱体とすることでoccluding postなどなしに均一分布を形成できる。この方法では、エネルギー損失を少なくできるなどの利点があり、最近では二重散乱体の標準的な方式として採用されている。

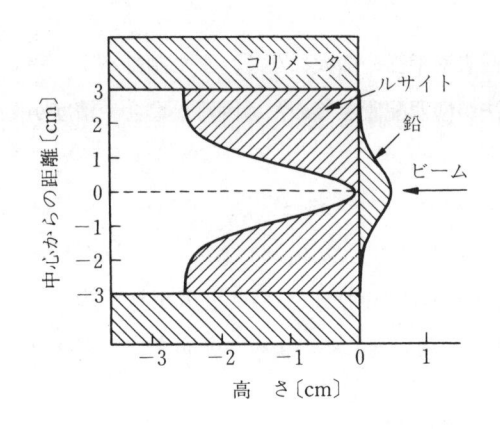

図3.20 bimaterial方式による第2散乱体の概念図
〔W. T. Chu, B. A. Ludewigt and T. R. Renner: Instrumentation for treatment of cancer using proton and light-ion beams, Rev. Sci. Instrum., **64**, pp.2055-2122 (1993) より転載〕

〔2〕 ワブラー法によるビームの拡大

散乱体を用いる方法は、いかに工夫しても散乱によるエネルギー損失やビームの角度分散によるぼけ（これを半影という）を避けることができない。また、制御パラメータが散乱体の厚さと位置だけであるので、後に述べる他の散乱要素（リッジフィルタなど）との干渉により病巣部位で均一な分布を形成するのが困難な場合がある。このようなことを避けるには散乱体を用いずビームを電気的に走査することが考えられる。しかし、ビームの走査は後で

述べるように困難な問題も多く，必ずしも実用化されているとは言い難い。

中間的な方法として，第2散乱体の代わりに電気的な円形走査を用いる方法が実用化されている。この方法をワブラー（wobbler）法といい，その原理を**図3.21**に示す。図に示すように第1散乱体で散乱されたビームは，二つの直角に置かれた電磁石の間を通過する。この電磁石にはそれぞれ位相の90°異なる正弦波電流が流れる。すると，ビームは円形に走査される。電流の強度を適当に選べば，病巣位置でビームの分布を平坦にできる。また，電流強度を段階的に切り替えることで，多重円形走査も可能である。

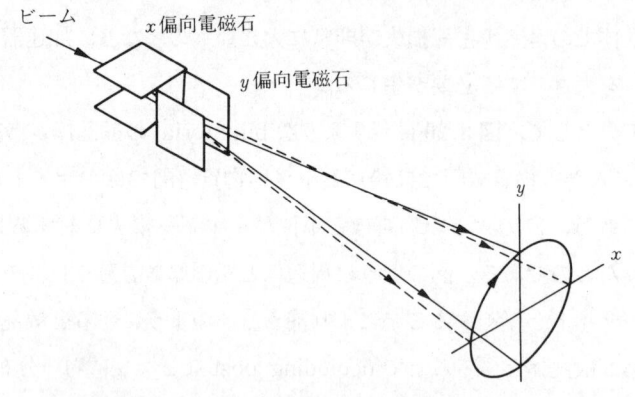

x偏向電磁石とy偏向電磁石に，それぞれ位相の90°異なる正弦波電流を流すことによりビームを円形走査する

図3.21 ワブラー法の原理

ワブラー法では第2散乱体によるエネルギー損失や半影の増大はなく，また制御パラメータの自由度も増加する。このため，二重散乱体法が機器配置などのため困難な場合や精度が要求される場合に用いられている。

〔3〕 **拡大ブラッグピークの形成**

単一エネルギーの粒子線ビームの線量分布は，図3.12に示すように急峻なブラッグピークを形成する。一方，癌病巣は深さ方向（ビームの進行方向）についても広がりを持つので，**図3.22**に示すようにブラッグピークを拡大して用いる。このような分布を拡大ブラッ

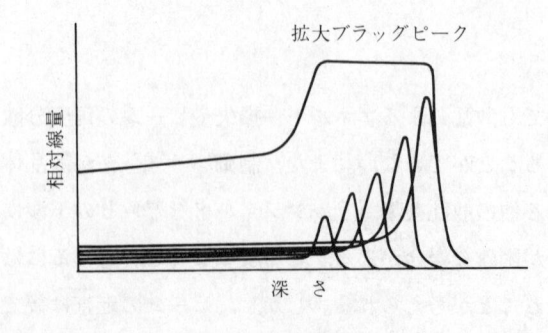

SOBPは飛程（エネルギー）の異なるビームを重ねることにより形成する

図3.22 拡大ブラッグピーク（SOBP）とその作り方

グピーク (spread out Bragg peak，SOBP) といい，ピークの幅は癌病巣の厚さに応じて適当に調節する。

SOBPを形成するためには，図に示すように飛程（エネルギー）の異なるビームを重ねるが，これには動的な方法と静的な方法とがある。**図3.23**は動的な方法の原理を示したものである。この方法ではビームに挿入された吸収体の厚さを照射中に高速に変化させ，SOBPを形成する。吸収体厚を変化させるためには，通常はプロペラ状の回転体を用いる。これをレンジモジュレータ（range modulator）ということがある。

図3.23 SOBPを形成する方法（1）

ビーム中に挿入された吸収体の厚さを高速に変化させる

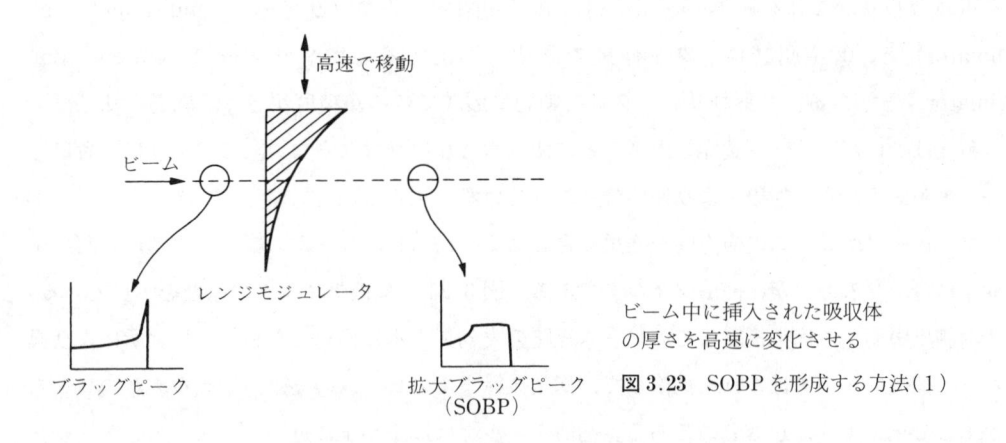

図3.24は静的な方法の原理を示したものである。この方法では，図に示すようなリッジフィルタ（ridge filter）をビーム中に挿入するため，フィルタを通過する位置によりビームの出射エネルギーは異なる。フィルタ出射直後はエネルギーの異なるビームの位置は異なる

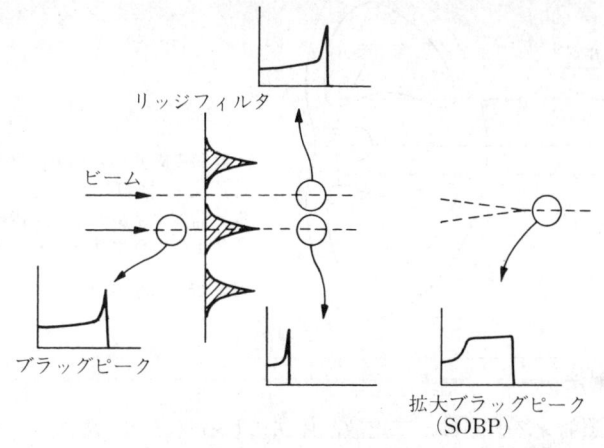

リッジフィルタという楔状の吸収体をビーム中に挿入する。ビームが長い距離(数メートル)を通過することにより混ざり合い，SOBPが形成される

図3.24 SOBPを形成する方法（2）

が，長い距離（数メートル）を通過することにより，ビームが持っているわずかな角度分散のため混ざり合い，結果として SOBP を形成する。

〔4〕 コリメータと補償フィルタ

以上述べてきた装置により，ビームは空間的に拡大され，また SOBP を形成する。次にこれを複雑な形状の病巣に一致するように整形する必要がある。これを行う装置がコリメータ (collimator) や補償フィルタ (compensator，ボーラス，bolus ともいう) である。

コリメータは病巣の形状に合わせてビームを絞るものである。これには，①一対の薄い板を重ね合わせ，これを病巣の形状に合わせて開閉する多葉コリメータ (multi-leaf collimator) と，②金属ブロックを病巣の形状に切削する患者コリメータ (patient collimator) とがある。多葉コリメータは自動的に形成できるが精度が悪く，患者コリメータは精度はよいが一つ一つ製作し患者ごとに使い捨てなければならない。このように両者は一長一短があるため，対象により使い分けられている。

コリメータがビームの横方向を病巣に合わせるのに対し，ビームの縦方向（進行方向）を病巣に合わせるものが，補償フィルタである。図 3.25 は補償フィルタの原理を示している。入射側皮膚面から病巣後縁までのビーム経路の実効長（水に換算した長さ）は場所により異なる。補償フィルタはこれを補償して，病巣後縁までのビームの実効長をそろえかつビームがそこで止るようにしたものである。補償フィルタは比重が 1 に近いプラスチックやワックスを数値制御の工作機械により自動切削することにより患者ごとに製作する。なお，切削に必要なデータは後で述べる治療計画の際に作成される。

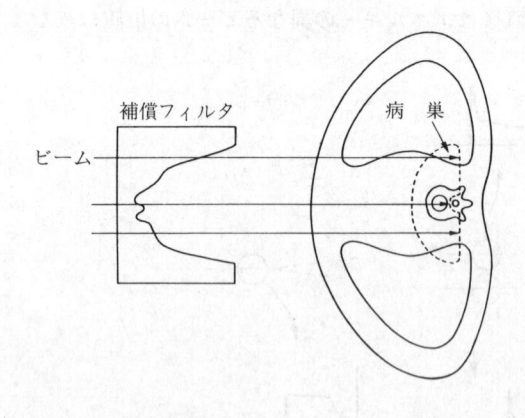

入射側皮膚面から病巣後縁までのビームの実効長(水に換算した長さ)は場所により異なる。補償フィルタは病巣後縁でビームがちょうど止るように補償するための吸収体である

図 3.25 補償フィルタの原理

〔5〕 3 次元照射法

以上述べてきた照射システムは，二重散乱体法にしろワブラー法にしろ，ブロードビームを用いた 2 次元法と呼ばれるべきものであり，現在稼動中の装置はすべてこの方法によっている。その例を図 3.26 に示すが，図からわかるように病巣の上流側の正常組織の一部は SOBP の中に入り，病巣と同じ線量が照射されてしまう。

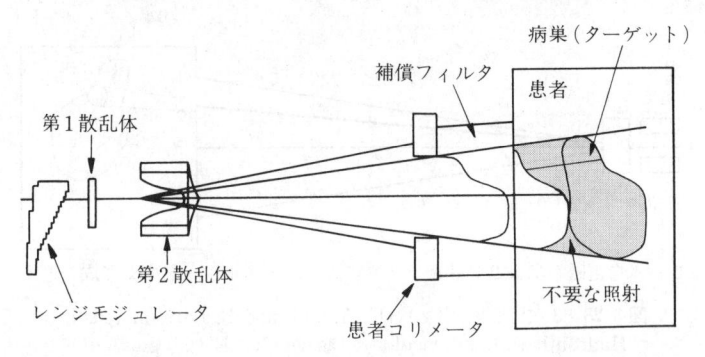

補償フィルタと患者コリメータにより照射野を整形する照射法(2次元照射法)では，病巣の上流側の正常組織が一部 SOBP の中に入る

図3.26 2次元照射法とその欠点〔U. Amaldi and B. Larsson (eds.)：Hadrontherapy in Oncology, Elsevier (1994)より転載〕

これを避けるため，いくつかの方法が検討されている．これらは一般に3次元照射法と呼ばれる．**図3.27** はその一例を示したもので，レンジシフタ（range shifter）と呼ばれる吸収体厚の自動切替えと多葉コリメータの自動開閉を組み合わせる．このようにすると，病巣領域と一致して高線量域を形成できる．なお，ここでは二重散乱体法で示したが，ワブラー法でも同じことができる．

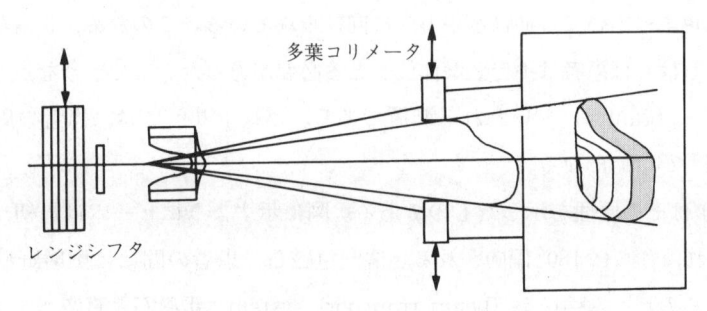

レンジシフタによる吸収体厚の自動切替えと多葉コリメータの自動開閉を組み合わせて，病巣領域と一致した高線量域を形成する

図3.27 3次元照射法(1)〔U. Amaldi and B. Larsson (eds.)：Hadrontherapy in Oncology, Elsevier (1994)より転載〕

究極の3次元照射法は，〔2〕項で述べたように電磁石を用いてビームを高速にラスタ走査し，これをエネルギーを変えて繰り返すことである（**図3.28** に原理を示す）．このようにすると，病巣部位のみをブラッグピークで3次元的に走査できるので，ビームの利用効率は最高となり，途中の散乱体によるエネルギー損失や半影もない．さらに，補償フィルタやコリメータも不要になる．よいことずくめの方法のように見えるが，実際は粒子線を高速で走査したり，エネルギーを高速に切り替えることが困難なため，図3.27の方法と同様に現状は実験段階といえる．

88　3. 粒子線治療

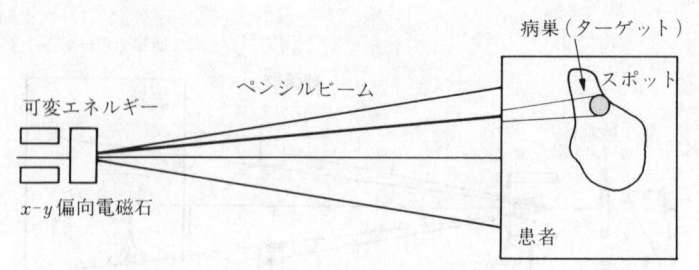

ビームを電磁石により高速にラスタ走査し，エネルギーを変えて繰り返す

図3.28　3次元照射法（2）〔U. Amaldi and B. Larsson (eds.)：Hadrontherapy in Oncology, Elsevier (1994)より転載〕

〔6〕 **患者の位置決めなど**

照射システムは，いままで述べてきた照射野形成装置のほかに，モニタ（monitor）装置や患者の位置決め装置などがある。モニタ装置は，患者への照射線量を連続的に測定し，予定値で照射を終了するためのものである。また，患者位置決め装置は所定の位置に高精度で患者を設定するための装置で，多くの自由度（4～6軸）を持った治療台と光学的位置決め装置（レーザなど）およびX線を用いた位置決め装置からなる。

〔7〕 **ガントリー**

初期の頃の陽子線治療や陽子よりもずっと偏向しにくい重イオン線の治療においては，ビームの方向は定まっていて普通は水平方向に向けられている。このため，正常組織の被曝を避けるため，しばしば患者は不自然な体位をとる必要があった。このような点を改良したのが，ガントリー（gantry）といわれる装置である。ガントリーでは，患者の周囲の任意の方向からの照射が可能になる。

図3.29（a）はその原理を示したものである。図に示すようにビームは最初，電磁石により90°偏向され，さらに180°偏向される。偏向電磁石と患者の間には照射野形成装置を配置する。これらのビーム輸送系（beam transport system，電磁石と真空パイプ）と照射野

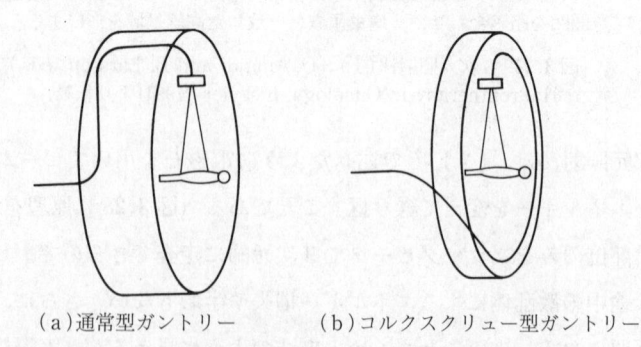

（a）通常型ガントリー　　　（b）コルクスクリュー型ガントリー

図3.29　ガントリーの概念図〔U. Amaldi and B. Larsson (eds.)：Hadrontherapy in Oncology, Elsevier (1994)より転載〕

形成装置を同一架台にのせ，全体を回転させる。

最も軽い陽子線でも，図3.29(a)のようなガントリーの半径は5mを超え，加速器本体よりもずっと大きくなる。このため，種々の工夫によりその大きさを削減することが試みられている。図3.29(b)はその一例で，コルクスクリュー（cork screw）型と呼ばれるもので，ビームを偏向する方向を空間的に変えて，ガントリーの厚さを削減している。陽子より重い重イオン線ではガントリーの回転半径がずっと大きくなることから，現在までのところ建設された例はない。ビームの照射方向の自由度を向上するため，固定ポートの方向を水平以外，例えば垂直方向にすることなどが行われている。

3.4.4 治療計画

いままで述べてきた粒子線治療装置（加速器と照射システム）により患者を照射するためには，それを動かす様々なパラメータを決める必要がある。また，患者の体位やビームの照射方向を決める必要がある。これらは治療計画という作業により決められる。一般に放射線治療において治療計画とは，患者に照射する放射線の種類やエネルギー，照射野の形状や方向，線量配分などを決めることをいう。この際，当然のことではあるが，治癒に必要な線量を腫瘍に照射するとともに，周辺の正常臓器には障害を生じないように配慮しなければならない。放射線治療の成績を向上するためには，この配慮が実際の治療において確実に実現するよう治療計画を緻密かつ高い精度で行う必要がある。粒子線治療においても，治療計画に対する要請は基本的には他の放射線治療と変わることはないが，粒子線のシャープな線量分布を生かすために，より高い精度と緻密さが要求される。

〔1〕 ターゲットおよび照射野の決定

癌の放射線治療では，病巣部位のことをターゲット（標的）という。これは，画像診断などで容易に判断できる巨視的な癌病巣に，ありうるかもしれない癌細胞のミクロ的な侵潤の範囲や患者の動きによる不確定さをマージン（margin）として加えたものである。ターゲットの範囲を正確に決定することは，一般の放射線治療でも最重要なことの一つであるが，粒子線治療では死活的な意味を持つ。すなわち，ターゲットに線量を容易に集中できることが粒子線治療の最大の長所であるが，もしもターゲットを誤って小さく決めるならば，照射されない部分からの再発は避けられず，最大の長所が最大の欠点に変わってしまう。しかし，過小評価を恐れて必要以上に大きなターゲットを作ることも，粒子線治療の価値を著しく損なうことになる。したがって，必要にして十分なターゲットを決定する必要があるが，これには医用画像技術を最大限に利用している。

最近の医用診断技術の進歩には，めをみはるものがあり，身体の中のことが大変に細かくわかるようになった。粒子線治療が可能になった一つの要因に，画像診断技術の進歩がある

と言って過言ではなかろう。ターゲットを決定するに際して単独の方法では限界があるため，造影剤を用いた X 線 CT，MRI，PET，超音波などが組み合わせて用いられる。これらにより，病巣の進展範囲や重要な正常臓器との関係が詳しく把握される。次に，治療と同じ体位で撮影された X 線 CT 画像を治療計画用のワークステーションに表示して，図 3.30 に示すようにターゲットと重要臓器（critical organ）の輪郭を入力していく。このような輪郭入力をすべての CT スライスに対して行う。

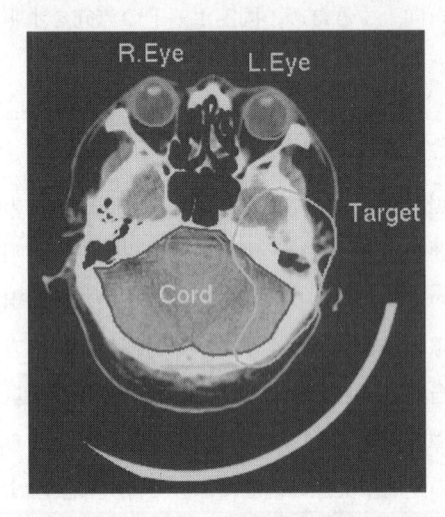

図 3.30　ターゲットと重要臓器の輪郭入力

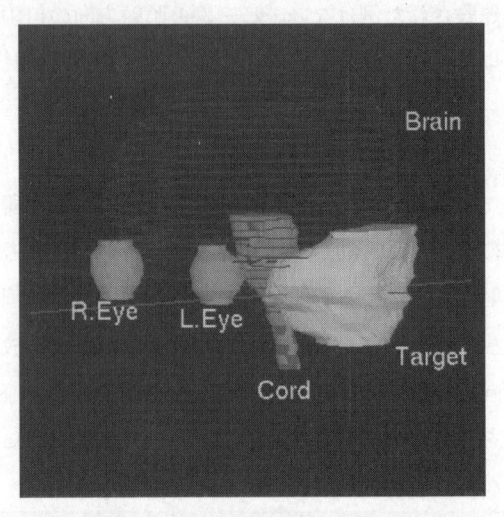

図 3.31　ターゲットと重要臓器の 3 次元モデル
（これを用いて照射ビームの方向を決める）

　図 3.31 は，このようにして得られた輪郭線群から構成したターゲットと重要臓器の 3 次元モデルである。この 3 次元モデルは重粒子ビームの入射してくる方向に視点を置いて表示したものである。ワークステーションの表示ウィンドウ上でこのような 3 次元モデルを対話的に動かすと，ちょうどビーム入射方向を変えて観察していることになる。このようにして，ターゲットと重要臓器が最もよく分離できる方向を選択してその方向を照射方向とする。また，そのときのターゲットの形に粒子線の辺縁でのぼけ（2～3 mm）に基づくマージンを加えたものを照射野の形状とする。

〔2〕**線量分布計算と表示**

　ビームの照射方向と照射野の形状が決まると，次にそのビームにより照射される線量分布（dose distribution）を計算する。線量分布の計算は基本的には粒子線の患者体内の挙動をシミュレートすることにより行われる。すなわち，粒子線は体内に入ると生体分子や水を電離して運動エネルギーをしだいに減ずるとともに，ときには原子核反応を起こす。このような過程を追跡し組織に与えられるエネルギーを計算するのである。ここで，人体の組織の組成は，CT 値をもとに推定する（例えば CT 値の高い組織は骨の組成を当てはめる）。

しかし，実際上はこのような計算を厳密に行うのは計算時間が長くなるので，いくつかの近似計算法が行われる．粒子線の場合は直進性が高く散乱の影響を受けにくいので，単に水中の線量分布を人体の密度で補正してマッピングするだけでも（これをray tracing法という），かなり精度の高い結果が得られる．図3.32はこのようにして計算された炭素イオンビームの線量分布を等高線（最大値100）として，CT画像に重ね合わせて表示したものである．照射野ごとの線量の比率を変えて，このような分布を相互に比較し，また分布のよさを評価する指標を算出して，最終的な線量配分を決定する．

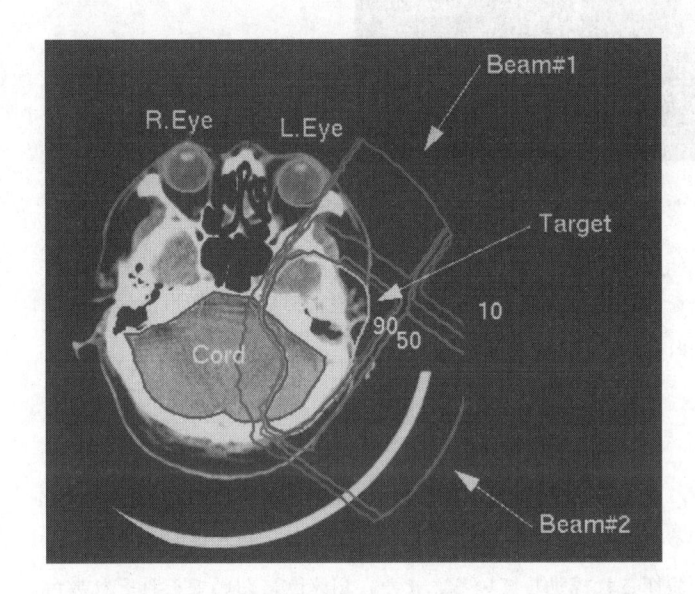

図3.32 線量分布の等高線表示
（線量の最大値を100とする）

〔3〕 照射パラメータの算出，補償フィルタ・コリメータの設計など

照射野が決まり，線量分布が算出されると，次にそのような分布を実現するための照射ビームを設計する必要がある．ここで，照射ビームを設計するとは，ターゲットの大きさや深さにより3.4.3項で述べた照射野形成装置のパラメータ（散乱体厚，ワブラー電流値など，エネルギー可変の加速器においてはエネルギーも含む）を決め，またターゲット形状により補償フィルタを設計することをいう．

最後に，照射時の患者位置決めに用いるDRR（digitally reconstruction radiograph）を算出する．これは図3.33に示すようなもので，照射方向から撮影したX線画像をシミュレートしたものであり，ターゲットやコリメータの輪郭が重ね書きされている．患者位置決めに際しては，X線画像を撮影しDRRと比較し，両者が一致するように患者の位置を微調整する．DRRはCT画像においてX線ビームの経路に沿ってCT値を積算することにより得られる．

治療計画終了後，DRRと照射パラメータ（粒子の種類とエネルギー，散乱体厚，ワブラ

3. 粒子線治療

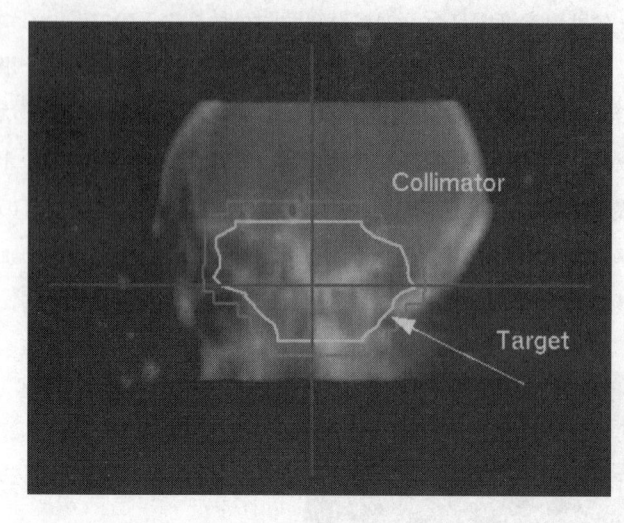

図 3.33 DRR の例

一電流など）は治療装置に，またボーラス・コリメータの設計パラメータはその製作装置に転送される。また，ここで述べた治療計画は強力なコンピュータ支援のもとに行う必要があり，市販の放射線治療計画装置を改造したものや粒子線治療施設において自作したソフトウェアを搭載した装置により行われる[28]。

3.4.5 粒子線治療装置の例

粒子線治療は，現在のところ，多くは物理実験など他の利用と共同して行われている。しかし，最近，専用装置を製作する気運が高まり，**表 3.5** に示すように，日本において 4 台，米国において 2 台の専用装置が製作され稼動している。また，日米欧においてそれぞれ数台

表 3.5 粒子線治療装置（専用装置）

装置名または施設名 （所在地）	粒子の種類	最大エネルギー〔MeV/u〕	加速器の種類	照射ポート	治療開始（予定）年
ロマリンダ大学(米国)	陽子	250	シンクロトロン	固定ポート 2 ガントリー 3	1990
HIMAC(千葉県)	He〜Ar	800	シンクロトロン	固定ポート 4 （水平，垂直）	1994
国立がんセンター(千葉県)	陽子	230	サイクロトロン	固定ポート 1 ガントリー 2	1998
NPTC*(米国)	陽子	230	サイクロトロン	固定ポート 1 ガントリー 2	2001
筑波大学(茨城県)	陽子	270	シンクロトロン	固定ポート 1 ガントリー 2	2001
県立粒子線医療センター(兵庫県)	陽子〜C	320	シンクロトロン	固定ポート 4 ガントリー 2	2001
県立がんセンター(静岡県)	陽子	250			(2002)

* North Atlantic Proton Therapy Center

の建設計画がある．ここでは，装置の例として放射線医学総合研究所のHIMACと国立がんセンター東病院の陽子線治療装置について紹介したい．

〔1〕 **HIMAC**

HIMACとはHeavy Ion Medical Accelerator in Chibaの略であり，国の対がん10ヶ年総合戦略の一環として建設された世界初かつ現在でも唯一の医学専用重イオン加速器である（1994年より治療開始）．この装置ではヘリウムからアルゴンまでの重イオンを核子当り800 MeVまで加速できる[24),29),30)]．

図3.34はHIMACの鳥瞰図を示している．まず，右上のイオン源により原子のイオン化が行われる．イオンは線形加速器により核子当り6 MeVまで加速され，主加速器であるシンクロトロンに入射される．イオンはシンクロトロンで必要なエネルギー（治療に用いている炭素イオンの場合は核子当り300～400 MeV）まで加速され取り出される．取り出されたイオンはビーム輸送系を通過して，各照射室に送られる．HIMACの治療照射室はA（垂直ビーム），B（水平/垂直の二つのビーム），C（水平ビーム）の3室よりなる．ほかに治療に必要な物理実験や生物実験を行う照射室がいくつかある．

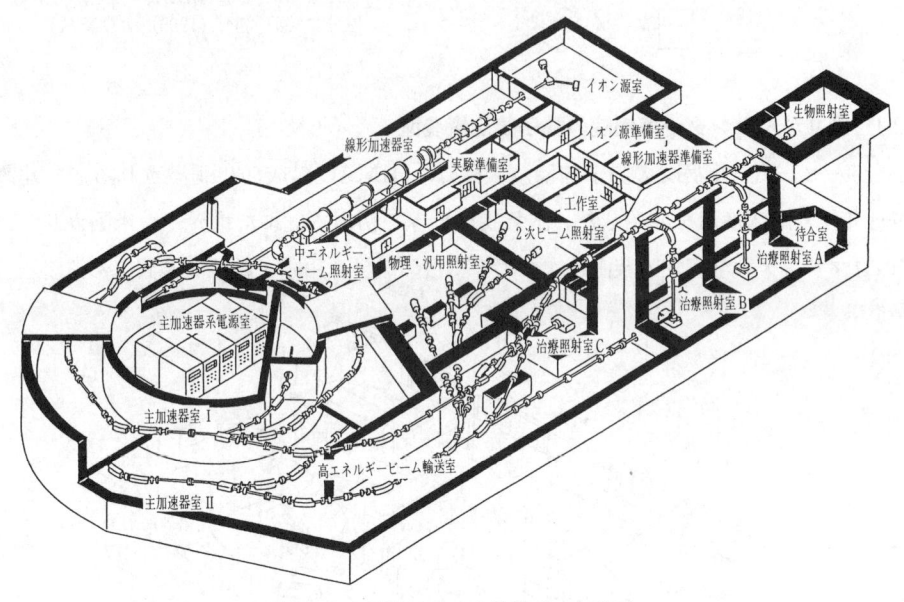

図3.34 HIMACの全体構成の鳥瞰図
〔山田 聡，高田栄一，河野俊之，他編：重粒子線がん治療装置建設総合報告書，NIRS-M-109 (HIMAC-009)，放射線医学総合研究所(1995)より転載〕

図3.35は，HIMACの照射システムの配置を示したものである．図に示すようにHIMACでは照射野形成にワブラー法を用いていて，コリメータには多葉コリメータと患者ごとに製作するコリメータを併用している．また，図にはないが補償フィルタを多葉コリメータと患者コリメータの間に挿入する．

94   3. 粒子線治療

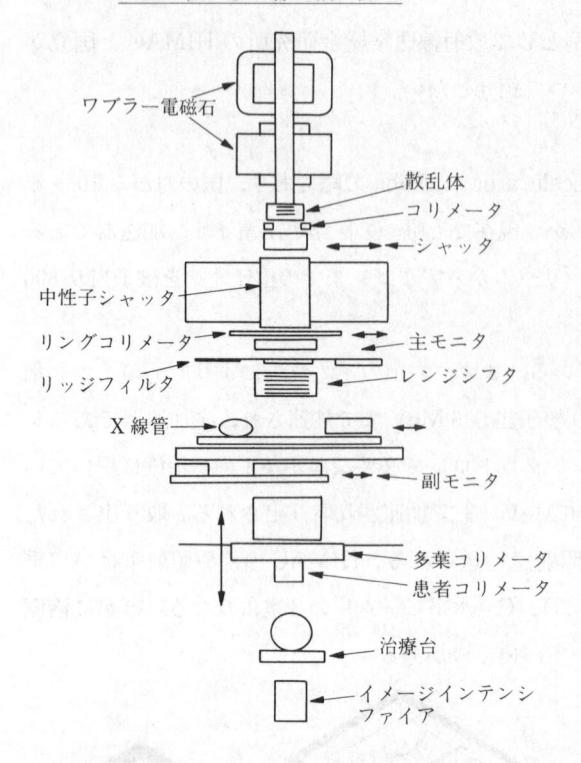

図3.35 HIMAC照射システムの配置
〔山田 聡, 高田栄一, 河野俊之, 他編：重粒子線がん治療装置建設総合報告書, NIRS-M-109 (HIMAC-009), 放射線医学総合研究所 (1995) より転載〕

〔2〕 国立がんセンター東病院の陽子線治療装置

国立がんセンター東病院の陽子線治療装置は，HIMACの成功に刺激される形で建設され1998年より臨床使用を開始した。本装置は日本で初めて，また世界でも米国カリフォルニアのロマリンダ大学病院の装置に次いで2番目の医学専用陽子線治療装置である。

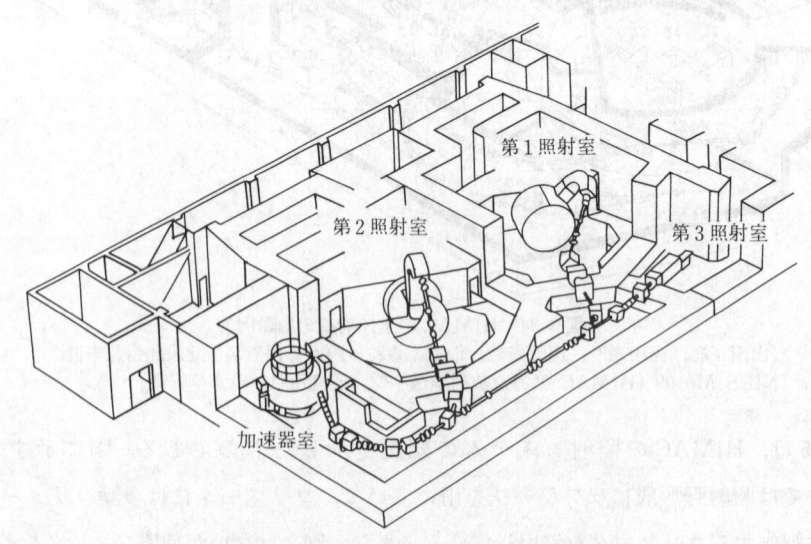

図3.36 国立がんセンター東病院の陽子線治療装置
〔同装置パンフレットより一部改変の上，転載〕

図 3.36 は本装置の鳥瞰図を示したものである。本装置はサイクロトロンを用いて装置の小型化を図っている。本装置では最大 235 MeV まで陽子を加速でき，治療に必要な飛程をカバーできる。また，照射システムとしてはガントリー照射室を二つと固定ビーム（水平コース）照射室を一つ持つ。照射野形成法としては，大照射野対応のガントリー室一つにワブラー法を用い，他の 2 室は二重散乱体法を用いている。

3.5 粒子線治療と生物効果研究の課題と将来展望

　粒子線治療の歴史を振り返ると，治療に利用されたイオン加速器の多くは高エネルギー物理学研究用加速器であり，このことが治療の遂行に大きな制約を与えていたことは明らかである。十分な臨床試行を行うために，今後医用専用加速器の建設が進められていくと考えられる。陽子線は，治療に用いるエネルギーでは，その生物学的効果が光子線と同等で使用しやすいこともあり，陽子線治療施設への期待が高まっている。国立ガンセンター東病院では臨床試験が開始され，また筑波大学および兵庫県の陽子線治療施設でも治療開始予定である。世界的にも陽子線治療施設は今後増える見込みである。重イオン線治療は，現在，HIMAC およびドイツ GSI（ダルムシュタット）で治療が行われている。また兵庫県播磨に炭素イオン線治療装置の建設が進んでいる。イタリア，オーストリアでも計画が進行している。

　粒子線治療では体深部癌に対する治療効果が特に期待されているため，そのための治療方法の検討，改良が物理学的，生物学的側面から常に必要である。特に重イオン線治療では，照射容積および照射の時間的線量配分の決定には，光子線あるいは陽子線治療以上に多くの要因が絡んでいる。腫瘍および照射野に含まれる正常組織の種類および大きさごとに，正常組織耐容線量 (normal tissue tolerance dose) および腫瘍根治線量 (tumor cure dose) を決める必要があり，臨床的および基礎的研究をもとに慎重な検討が行われるものと思われる。

　深部癌に対し一層治療効果比の高い治療のために，高エネルギーイオン線の利用，および炭素イオン以外のネオンイオン，アルゴンイオン，シリコンイオンなど異なるイオン種を癌種により使い分けるようになると思われる。イオン種やエネルギーが異なると，物理学的な LET 値が同じでも，生物学的効果に相違があることが予想される。これまでの生物効果研究からは，重イオン線の種類を適切に選択することにより，望ましくない放射線の遺伝的副作用を軽減することが可能になるかもしれないということが示唆されており，これは重イオン線治療の利点の一つになる可能性がある。イオン種ごとに何種類かの細胞種あるいは動物を用い，癌治療にとって望ましいイオン種，エネルギーは何かなどを解析してゆくことが必要となる。

粒子線治療だけでなく放射線治療一般にいえることであるが，個々の腫瘍の放射線感受性を予測する方法がまだ確立されていない。細胞の光子線に対する感受性と重イオン線に対する感受性とは1対1に対応していない。生検により腫瘍から得られた細胞を用い，致死率，微小核（micronucleus）形成率，染色体損傷あるいは癌遺伝子（oncogene）発現などと放射線感受性との相関が研究されているため，近い将来，感受性予測が可能になることが期待されている。

重イオン線の生体作用に対する理解を深めるために，これまでの実験手法に加え，分子生物学的手法の導入による分子レベルでの構造変化とイオン線種あるいはLETとの関係について詳細な研究も必要であると思われる。分子レベルから動物個体に至るまで理解を深めることが，癌治療だけでなく，最近発展しつつある宇宙医学の分野においても重要であり，今後研究体制が整備されてゆくと考えられる。

癌の化学療法，外科療法の進歩にも目覚ましいものがあるが，現在のところ，難治性癌の治療法として決定的な方法はなく，悪性度，進展度などにより各種の治療方法を適宜選択する必要がある。粒子線治療はこれまで治癒の難しかった癌の治療を可能とし，より生体侵襲の少ない治療法としての可能性を開くものとして期待されている。今日，様々な疾患の治癒とともに治療後の患者の生活の質（QOL）を維持することが重要な課題となってきた。放射線治療は正常組織や臓器の形態と機能の温存に優れた治療法で，治療後の患者のQOLの向上に適した治療法だと考えられてるが，重イオン線治療により一層QOLの高い治療が可能になると期待されている。

粒子線治療は多くの可能性を秘めた癌治療法である。粒子線治療，特に重イオン線治療を発展させ，治療成績を向上させるためには，重イオン線による正常組織および腫瘍に対する生物効果を，基礎研究および臨床試行を通じて明確にし，その知識の上に適切な治療方法を施行してゆくことが必要であろう。放射線腫瘍学は，これまでともすれば臨床主導の感があった。最近の動向として，粒子線生物効果研究をさらに深化させ，発展させるために基礎研究の充実が図られ，多くの基礎研究者が種々の観点から研究を進めている。今後基礎と臨床が一体となって，新しい粒子線治療法の確立へ向けて努力が続けられてゆくであろう。

放射光の医学利用

　従来の医用X線撮影装置ではX線管から発生する連続X線を用いるが，撮影画像の空間解像度や濃度分解能の向上に関して限界があった．X線の線質を向上するため放射光を分光器で単色化した単色X線を使い，撮影画像の高画質化を目指した研究や，新たな画像情報を得る研究が行われている．ここでは，放射光の医学利用について概説する．

4.1 医学利用研究の歴史

　放射光利用研究は1970年代の後半から，心臓病診断を目的として米国のスタンフォード-シンクロトロン放射光研究所と，ロシアのノボシビルスクの原子核物理学研究所で開始された．心臓病での死亡率は欧米先進国で第1位で，日本では癌に次いで第2位であり，早期における診断と治療の必要性が求められていた．心臓病診断には，心筋に血液を供給する冠状動脈の内部に細い樹脂チューブであるカテーテルを挿入し，直接に造影剤を注入して撮影する選択的冠状動脈造影がある．しかし，この方法は診断法自体の侵襲性が高い（合併症が発生しやすい）ため，より侵襲性が低く繰返し検査が可能な方法が求められた．放射光利用研究では，単色X線エネルギーサブトラクション法と呼ばれる高感度な撮影方式を開発し，冠状動脈への直接注入ではなく，静脈系への造影剤注入による低侵襲な冠状動脈造影法の確立を目的とした[1]．

　各元素には，K吸収端と呼ばれるX線吸収係数が急激に変化する固有のエネルギー値がある．単色X線エネルギーサブトラクション法では，造影剤に含まれるヨウ素のK吸収端を利用し，吸収端の上下の2エネルギーで単色X線画像を撮影する．2画像間でサブトラクション処理をすると，2エネルギーでX線吸収率が大きく異なる造影剤の部分は画像として残る．しかし，この2エネルギー間にK吸収端を持たないため，吸収率変化がほとんどない生体組織の部分の画像は，サブトラクション処理で消去される．この結果，造影剤のみの画像が高コントラストで得られる．造影剤を静脈から注入すると冠状動脈に達した時点で造影剤が希釈されているが，エネルギーサブトラクション法ならば希釈された造影剤でも

高感度で画像化でき，低侵襲な冠状動脈診断が実現できる。なお，撮影画像はアナログ-ディジタル変換器を通したディジタル画像として記録され，2エネルギー画像はワークステーション上でのディジタル処理によりサブトラクション像となる。

この研究は1980年代半ばから，ドイツのハンブルグのシンクロトロン放射光研究所や，つくば市の高エネルギー物理学研究所（1997年から高エネルギー加速器研究機構）などでも開始され，さらにスタンフォード-シンクロトロン放射光研究所での研究はブルックヘブン国立研究所に引き継がれるようになった。1980年代の後半から臨床実験が欧米で多数行われるようになり，日本でも1996年から臨床実験が始められ，これらの結果から現在では実用化を目指す段階に達している[2]。

初期の医学利用研究では，エネルギーサブトラクション法での冠状動脈診断の研究が中心であったが，1990年代に入ると研究対象や方法が広がった[2]。冠状動脈造影では高画質化および高解像度化の方向に向かい，選択的冠状動脈造影より侵襲性が低い大動脈起始部への造影剤注入での冠状動脈造影や，侵襲性はあるが診断の高精度化を目指し，細いカテーテルを冠状動脈の分岐枝に挿入した局所的造影である超選択的冠状動脈造影などが，高エネルギー加速器研究機構で行われた。単色X線CTの分野では骨などの生体摘出サンプルを対象とし，10μm以下の解像度でのマイクロトモグラフィが盛んに行われている[3]。しかし，最も大きな進展は，X線の吸収率を画像化する従来の方法に対し，X線の屈折や位相差を画像化して新たな画像情報が得られたことである。このため新しい展開としては，マイクロイメージング[4]，屈折コントラストイメージング[5]，位相コントラストイメージング[6]などがある。

4.2 マイクロイメージング

医学診断用の従来のX線装置ではX線管球の焦点（光源）サイズが300〜600μmであり，この大きさがX線像の半影となり空間解像度を200μm程度に制限していた。放射光の特長である平行性の高さを利用すると，このような制限がなく非常に高解像度な画像撮影が可能になる。冠状動脈診断を目的とした初期の血管造影では高感度化を目的としたため，解像度的には従来のX線管球での撮影と同等であった。しかし，1990年代になると，蛍光板でX線を可視光化して，光学レンズを介して可視光像を高感度ビデオカメラで撮影する方式が登場し，空間解像度が飛躍的に向上した。

高感度カメラとして撮像管ハーピコンを使ったアバランシェ増倍型撮像管カメラを用いれば動画像撮影が可能であり，空間解像度40μmでの微小血管造影（マイクロアンギオグラフィ）に至った[2]。また，癌組織の増殖に伴い癌細胞に栄養を供給する新たな血管（新生血

管）が形成されるが，マイクロアンギオグラフィでの新生血管の観察による癌診断の研究が始められた。さらに，高解像度化により微小な血管径変化が測定でき，各種刺激に対する血管壁変化の生理学的な研究が可能となった。

蛍光板方式の画像検出器において冷却型CCDカメラを使えば，動画像撮影はできないが，高解像度化に加えてダイナミックレンジを拡大でき，$10\mu m$以下の解像度でのマイクロトモグラフィが実現できる。通常の連続X線を使うCTでは，連続X線の中で低エネルギーX線成分ほど被写体に吸収されやすく，被写体を透過したX線のスペクトルが，被写体の厚さに依存して変化してしまうという問題があった。単色X線CTならばこのような問題がなく，定量的な画像が得られるという特長を持っている。

マイクロイメージングでは原理的に顕微鏡と同等な解像度を達成できるが，ディジタル画像撮影では一般に画像検出器の画素が$1 024\times 1 024$のマトリックスであり，例えば1画素のサイズが$1\mu m$であると撮影可能な視野は1mm角となり非常に小さい。特に，マイクロトモグラフィの場合は，画像再構成処理のために被写体の断層面全体が視野内に収まる必要があり，この場合は被写体の幅が1mm以下に制限される。このため，マイクロイメージングでは画素数が多い画像検出器の開発が行われている。

蛍光板方式の検出器と同等に高解像度で動画像撮影が可能な画像検出器としては，撮像管を使い本来は可視光像を検出する光導電膜部分を厚くし，X線像を光導電膜で直接に検出するX線撮像管カメラがある。SPring-8では，ハイビジョン級の走査線数1 050本の撮像管サチコンを用いたX線撮像管カメラを使い，視野サイズ9.5mm角で解像度約$10\mu m$のマイクロアンギオグラフィ装置を開発した[4]。腫瘍増殖過程の観察を目的として，ウサギ固有の腫瘍であるVX2を移植し，3日目に撮影したウサギ耳介のマイクロアンギオグラフィを図4.1に示す。画像中で丸い塊のように矢じり印で囲んだ部分に腫瘍血管が現われてお

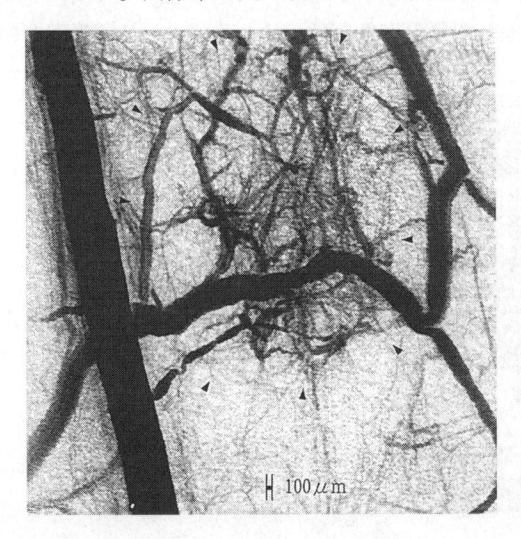

図4.1 ウサギ耳介腫瘍のマイクロアンギオグラフィ

り，20μm前後の毛細血管前血管まで画像化できている。さらにSPring-8では，X線サチコンカメラを改良して走査線数2100本での解像度5μm程度を実現し，10μm以下の毛細血管までの画像化を行っている。

4.3 屈折コントラストイメージング

X線はわずかであるが被写体周辺で屈折し，図4.2のように進行方向が曲げられる。被写体と検出器間の距離が長い検出器面2での撮影画像では，外側が明るく内側が暗い輪郭が現れ輪郭強調された画像となり，これを屈折コントラストイメージングと呼んでいる。このX線の屈折は放射光のようにX線の平行性が高い場合にだけ観測され，放射光利用での新たな手法となっている。なお，検出器面1のような被写体直後の撮影では，X線の吸収率を画像化する従来法での画像となる。

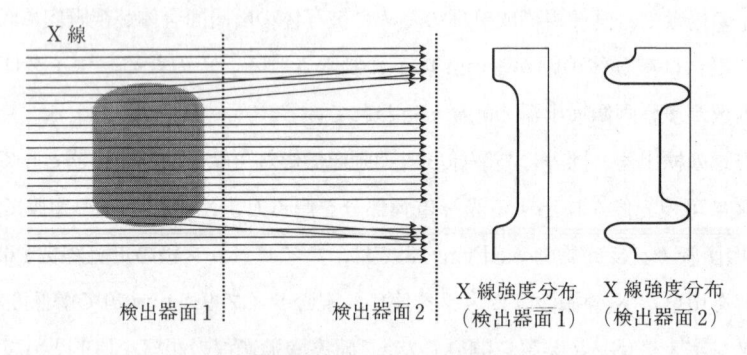

図4.2 屈折コントラスト法の原理

被写体内部の撮影では，着目部位とその周辺組織との密度差が大きいほど，屈折角度が大きく輪郭のコントラストが高い。肺組織と空気の密度差は，骨とそのまわりの筋肉との密度

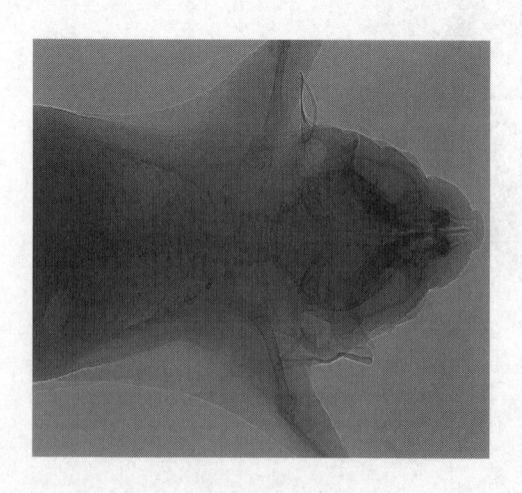

図4.3 マウスの屈折コントラストイメージング

差より大きく，この方式ならば肺が骨より高いコントラストで撮影できる。屈折コントラストイメージングなら，病巣が小さい初期肺癌の診断も可能になると考えられる。

SPring-8において被写体と検出器間の距離を5 mとし，蛍光板-CCD方式の検出器により撮影したマウスの屈折コントラスト像を図4.3に示す[5]。体の外周に現れる白い輪郭が屈折で外側に曲がったX線成分である。従来のX線像では画像化できない頸部にある気管や肺上部の気管支が現れ，両肺の中心部分のコントラストは肋骨よりも高くなっている。このような肺野部の鮮明な画像は，従来においては撮影不可能であった。

4.4 位相コントラストイメージング

X線干渉計と呼ばれる図4.4に示す装置により，被写体を透過したX線の位相差が画像化できる。X線干渉計は1本のシリコンインゴットから切り出した一体構造であり，1枚目の結晶板で入射する単色X線ビームをスプリットさせ，2枚目ではX線ビームが内側に向かう成分を持つようにさらにスプリットさせ，3枚目の結晶で重なり合ったX線ビームが干渉する。2枚目と3枚目の結晶の間でX線ビームの片方に被写体を入れると，被写体を透過したX線と透過しないX線が3枚目の結晶で干渉し，これらのX線ビームの位相差が干渉縞として観察される。

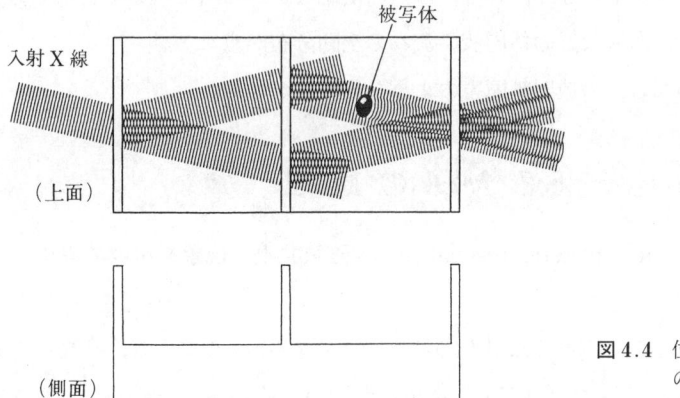

図4.4 位相コントラスト法の原理

縞走査法と呼ばれる複数の干渉縞画像から位相分布像を算出する演算方法があり，これにより干渉縞から被写体内部の微小な密度分布を画像化できる。比較的軽元素で構成される生体の場合は，位相コントラスト法ならば吸収率を画像化する従来法に比べ，密度変化に対して原理的には1000倍程度まで高感度である。位相コントラストイメージングならば，造影剤などを用いることなく癌組織を画像化でき，乳癌診断などで初期癌の発見に有効な手段となりうるであろう[6]。

5

MRIの医学応用

5.1 はじめに

X線CT (computed tomography) やMRI (magnetic resonance imager) などの画像診断装置の進歩には目を見張るものがある。これら画像診断装置の出現により，これまで診断が困難であった脳梗塞，脳出血や腫瘍などのより確実かつ早期の診断が可能となってきた。中でもMRIは，下のような種々の特長を有し，臨床の場でなくてはならない装置になっている。

- 疾病によりコントラストが大きく変わるため，診断能が高い。
- 任意多断層断面および3次元画像が得られ，病変の広がりを正確に把握できる。
- 骨によるアーチファクトがなく，脊椎，頭蓋内疾患などの診断に極めて有用である。
- 造影剤を用いずに，血液などの体内液の流れの空間分布が求まる。
- 電離放射線を用いないため放射線障害のような危険性がない。

5.2 MRIの原理

MRIはNMR (nuclear magnetic resonance, 核磁気共鳴) 現象を用いて生体の断層像を得る装置である。

NMR現象の発見は古く，1939年にさかのぼる。この年Rabiらにより，高真空下での分子の高周波磁場吸収現象（気体でのNMR現象）が初めて観測された。一方，液体や固体などの密な物質に対しては，1946年のハーバード大学のBlochとスタンフォード大学のPurcelらにより別々に発見された。

NMR現象の発見当初は，物理学者らにより核磁気共鳴現象およびこれを用いた核の性質解明などの理論面での研究が主に行われた。しかし，1950年Dickinson, Proctorらにより化学結合状態により核磁気共鳴周波数が異なるという現象が発見されると，NMR現象を使って物質の化学構造を調べようという研究が盛んになり，NMRは成分分析法として世の中

に広まっていった．一方，NMR 現象を利用して断層像を得ようという試みは，1973 年 Lauterbur により初めて行われた．その後，Damadian[1]，Hinshaw[2]，Mansfield ら[3] により人体各部の画像化の研究が進められるとともに，高磁場化などにより装置性能が大幅に向上し，1981 年には MRI の臨床試験が開始された[4]．

この節では MRI の基本となる NMR 現象についてまず説明し，その後撮像の原理について説明する．

5.2.1 NMR 現象とは[5]~[7]

〔1〕 **NMR 現象の量子力学的説明**

量子力学によれば奇数個の陽子あるいは中性子で構成された原子核は，核内のスピンが打ち消されないため，角運動量 p および磁気モーメント μ を持つ．

$$p = \hbar I \quad [\text{J} \cdot \text{s}]$$

$$\mu = \gamma p = -\gamma \hbar I \quad [\text{J/T}]$$

ここで I は原子核の種類により決定される核スピン量子数（あるいは単に核スピン），$\hbar$ はプランク定数 h を 2π で割ったもの，γ は原子核の種類により定まる比例定数（磁気回転比）である．

このような磁気モーメント μ を持った原子核は，静磁場 B_0 中に置くと，磁気モーメント μ と静磁場 B_0 との相互作用により原子核は下式のように $2I+1$ 個のエネルギー準位に分離する（Zeeman 効果）．

$$E_m = -m\gamma\hbar B_0 \quad [\text{J}]$$

ここで，m は量子数，$m = -I, -I+1, \cdots, I-1, I$ である．

外から電磁波などのエネルギーが供給されると，エネルギー準位間で遷移が起こる．遷移は隣接準位間でしか起こらず，電磁波の周波数 ν とエネルギー E とは $E = h\nu$ なる関係があるので，磁気回転比 γ なる原子核は

$$\nu = \frac{\gamma}{2\pi} B_0 \quad [\text{s}^{-1}]$$

なる周波数の電磁波を吸収してエネルギー準位間の遷移が起こり，その後，元の状態に遷移する際に同じ周波数の電磁波を放出することになる．このような静磁場中に置かれた原子核の電磁波の吸収および放出現象が NMR 現象である．

〔2〕 **NMR 現象の古典力学的説明**

古典力学的には磁気モーメント μ を有する原子核が静磁場 B_0 中に置かれると，棒磁石が磁場中に置かれたのと同様に，磁気モーメントを静磁場の方向に傾けようとするトルク L

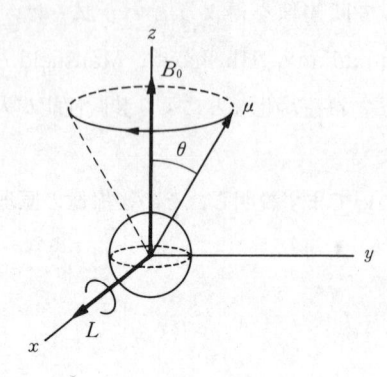

図 5.1 静磁場 B_0 中に置いた原子核に作用するトルク L および磁気モーメント μ の動き

を受ける（図 5.1）。

$$L = \mu \times B_0 \quad [\text{N·m}]$$

ここで，×はベクトル外積を示す。

また，角運動量ベクトル p とトルク L は下式のような関係になる。

$$\frac{dp}{dt} = L \quad [\text{N·m}]$$

ここで，磁気モーメントと角運動量ベクトルとの関係 $\mu = \gamma p$ を用いると，磁気モーメントに関する運動方程式に変形することができる。

$$\frac{d\mu}{dt} = \gamma(\mu \times B_0) \quad [\text{N·m}]$$

すなわち，核はスピンしているので，磁気モーメントは単に静磁場の方向に回転するのではなく，図 5.1 のように z 軸（静磁場 B_0 方向）のまわりを一定の周期で歳差運動することになる。このような運動は，重力存在下で回転運動しているこまの歳差運動とよく似ている。

歳差運動の角周波数 ω_0 は核磁気共鳴周波数（または Larmor 周波数）と呼ばれるが，上式より

$$\omega_0 = -\gamma B_0 \quad [\text{rad/s}]$$

となる。さて，上式には磁気モーメントと静磁場とのなす角 θ が表れていないので，歳差運動の周波数は θ によらず一定であり，核の種類（γ）および静磁場強度 B_0 によって決定されることがわかる。

一方，核に蓄えられるエネルギー E は下式のように表され，θ に依存する。

$$E = -\mu \cdot B_0 = -\mu B_0 \cos\theta \quad [\text{J}]$$

ここで，・は内積を示す。

古典力学的には，スピンを有する原子核を静磁場 B_0 中に置くと，挿入時の傾き θ を保っ

たまま歳差運動を開始し，その後徐々にエネルギーを失うため θ は減少し，最終的にはすべての磁気モーメントが静磁場の方向を向くことになる（量子力学的見地からはこの説明は正しくない。古典力学的考えと量子力学的考えの整合性については〔3〕で説明する）。

ここで，核磁気共鳴周波数と同じ周波数で z 軸のまわりを回転する回転磁場 B_1 を加えるとどうなるであろうか。核磁気共鳴周波数と同じ早さで回転している回転座標系 (x', y', z) では B_1 は一定方向を向いているので，磁気モーメント μ は B_1 を中心とした下記のような回転運動を行うことになる。

$$\frac{d\mu}{dt} = \gamma(\mu \times B_1) \quad [\text{N·m}]$$

図 5.2 のように回転磁場 B_1 の方向を x'，磁気モーメントの回転角を $\Delta\theta$，回転磁場を印加している時間を Δt とすると，回転磁場が印加されるまで静磁場の方向を向いていた磁気モーメント μ は y'-z 平面上を y' 方向に $\Delta\theta$ だけ回転することになる。

$$\Delta\theta = -\gamma B_1 \Delta t \quad [\text{rad}]$$

一方，エネルギーの面から考えると，この現象は核が回転磁場のエネルギーを吸収し，ポテンシャルエネルギー $(E = -\mu B_0 \cos\theta)$ が増加したと考えることができる。

さて，核磁気共鳴周波数と異なる周波数の回転磁場 B_1' を印加したときはどうなるであろうか。この場合にも，瞬間的には，磁気モーメントは回転磁場の方向を中心とした回転運動を起こそうとする。しかし，角周波数 ω_0 で回転している磁気モーメントに対し磁場 B_1' は異なる角周波数で回転しているため，相対角度が時々刻々と変わる。このため，回転磁場

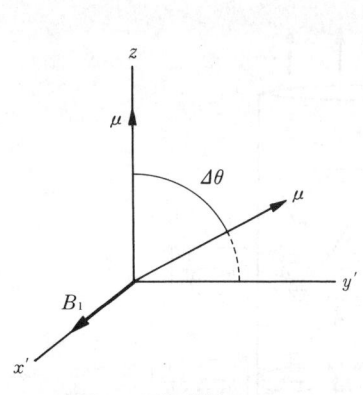

図 5.2 回転磁場 B_1 による磁気モーメント μ の動き

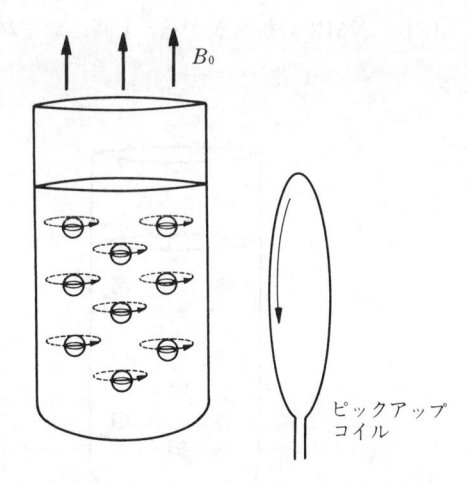

図 5.3 ピックアップコイルによる NMR 信号の計測（回転磁場により傾けられた磁気モーメントが歳差運動するためピックアップコイルに誘導電流が発生する）

B_1' の影響は時間平均的に打ち消し合い，結果的には磁気モーメントの向きは変わらない。すなわち，原子核は核磁気共鳴周波数と同一の周波数の回転磁場のエネルギーのみを吸収し，磁気モーメントの向きを変えることになる。このように回転磁場により磁気モーメントの状態を変えることを「スピンを励起する」あるいは単に「励起する」という。

核磁気共鳴周波数と同一の回転磁場 B_1 により θ だけ傾けられた磁気モーメントは，回転磁場が消失しても歳差運動をし続ける。この状態で図5.3のようにピックアップコイルを測定対象側方に配置すると，コイルに歳差運動と同一周波数（すなわち核磁気共鳴周波数）の誘導電流が流れることになる。これが，NMR信号である。

〔3〕 巨視的磁化

量子力学では静磁場中に置かれた核の磁気モーメントの向きは，その原子核の量子数で定義される離散的な方向しか許されず，自由な角度が許される古典力学的考えとは一見矛盾する。しかし，複数の原子核の磁気モーメントの和（巨視的磁化）を考えた場合，古典力学的な磁気モーメントの挙動と量子力学的なものとは矛盾しないことになる。

説明を簡単にするため，水素原子のように $I=1/2$ の原子核を例にとり説明する。核スピン I は1/2なので，量子数 m は $-1/2$ と $1/2$ の2種類しかない。磁気モーメントのエネルギーは磁気モーメント $\boldsymbol{\mu}$ と静磁場 B_0 との内積（$E=-\mu B_0 \cos\theta$）で表されるので，磁気モーメントは静磁場中では特定の方向しか向けないことになる。すなわち，磁気モーメント $\boldsymbol{\mu}$ は図5.4のように静磁場と角度 θ_0 をなす上向きの円錐状の軌道面上にあるか（$\theta=\theta_0$，$\phi=0\sim2\pi$），下向き円錐軌道面上にあるか（$\theta=\pi-\theta_0$，$\phi=0\sim2\pi$）のどちらかしか許されない。

MRIやNMR分析装置では，1個の原子核の信号を計測するのではなく，関心領域の複

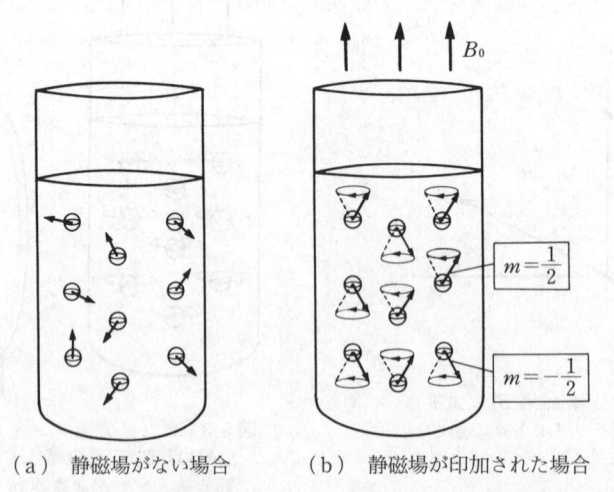

（a）静磁場がない場合　　（b）静磁場が印加された場合

図5.4　静磁場による核スピンの分離（スピン量子数 $I=1/2$ の場合）（磁気モーメントは上向きか，下向きの軌道のどちらかしか許されない）

数の原子核の信号を計測するため，複数の原子核の磁気モーメントの和（巨視的磁化）M を考えなければならない．3次元空間上のすべてのベクトルは独立な三つのベクトルの線形結合で表されるので，複数の原子核の磁気モーメントの和である巨視的磁化 M は θ, ϕ 方向に自由な向きをとれることになる．

さて，定常状態において巨視的磁化はどのようになるのであろうか．定常状態においては，関心領域内の原子核の磁気モーメントの向きは角度 ϕ に関してはランダムであるので，横方向（x'-y' 方向）成分が打ち消し合い，巨視的磁化の横方向成分（横磁化）は 0 になる．一方，上向きの軌道にあるスピンの方が下向きの軌道のスピンよりもわずかながら多いため，巨視的磁化 M は z 方向を向いていることになる．

回転磁場 B_1 が時間 Δt だけ掛かると，ϕ 方向に関しては，いままでいろいろな方向を向いていた磁気モーメントの向きが，回転磁場との相互作用により回転磁場と直交した方向に分布がわずかに偏ってくる．一方，θ 方向に関しては上下二つのエネルギー準位間で遷移が起こり，上向きと下向きのスピンの数が変化する．このような磁気モーメントの分布の変化により，回転磁場印加前に z 軸方向を向いていた巨視的磁化は図 5.2 のように y' 軸方向に $\Delta\theta = \gamma B_1 \Delta t$ だけ回転したものになる．

このように，複数の原子核の磁気モーメントの和である巨視的磁化を考えることにより量子力学的考えと古典力学的考えに統一性がとれることになる．NMR 現象の厳密な説明は量子力学によってはじめて可能になるが，MRI のように多数の電磁波を印加する複雑な系では量子力学的説明は繁雑であり，スピンの挙動も理解するのが難しくなる．そこで以下では主に古典力学的に説明する．

5.2.2 MRI の基本原理[8]~[10]

〔1〕 線形勾配磁場による位置識別

MRI の画像化法は，磁場焦点法，バックプロジェクション法など種々の方法が開発されたが，現在の MRI ではほとんどがフーリエ変換法で画像を得ている．本項ではこのフーリエ変換法での撮像方法を説明する．

MRI ではスピンを励起するための電磁波（回転磁場）および励起されたスピンより放出される電磁波の波長は通常 1 m 以上であり，X 線診断装置のように電磁波の直進性を利用して，断層像を得ることはできない．そこで，MRI では種々の工夫をして，測定対象の位置識別を行っている．すなわち，空間的に一様な静磁場 B_0 に図 5.5 のような位置に比例して磁場強度が変わる線形勾配磁場を重畳することにより，空間位置と角周波数との対応づけを行っている．位置識別の方向を x とすると，静磁場 B_0 に線形勾配磁場 $G_x x$ が重畳されてできる磁場 $B(x, y, z)$ は

$$B(x,y,z) = B_0 + G_x x \quad [\text{T}]$$

と表される。このような磁場に測定対象を入れると測定対象各部での核磁気共鳴周波数 $\omega(x,y,z)$ は次式のように表される。

$$\omega(x,y,z) = \gamma(B_0 + G_x x) \quad [\text{rad/s}]$$

このように x 方向の線形勾配磁場を掛けると，位置 x に比例して核磁気共鳴周波数が変化する。MRI では x, y, z 方向の3種類の線形勾配磁場を用いることにより3次元位置識別を行っているが，具体的な位置識別法は方向により異なる。以下，各々の位置識別法について説明する。

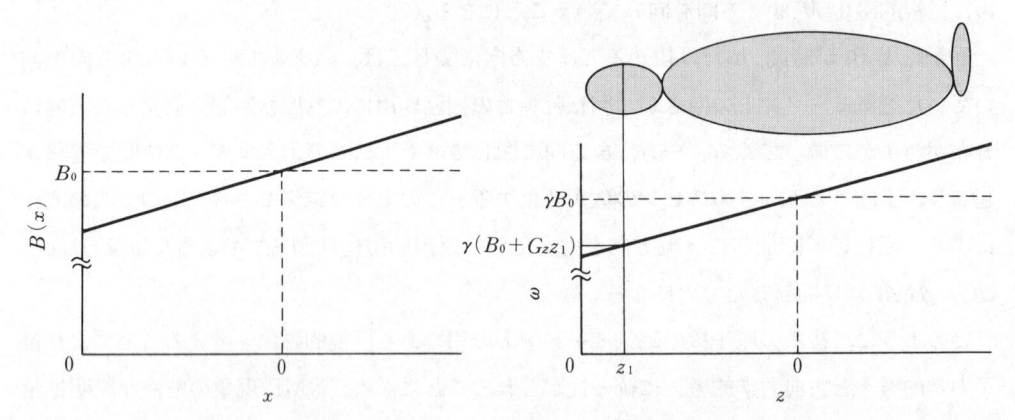

図5.5 線形勾配磁場による位置 x と核磁気共鳴周波数 ω との対応付け

図5.6 線形勾配磁場と選択励起パルスによる特定断面のスピンの励起

〔2〕 **選択励起によるスライス**

特定断面（スライス面）の断層像を得るために，線形勾配磁場と選択励起パルスによりスライス面に含まれるスピンのみを励起する手法が用いられている。MRI 研究の初期の段階においては種々のスライス法が提案されたが，現在は図5.6に示した Garroway らによる選択励起法が最も広く用いられている[11]。

スライス方向（z 軸方向）に磁場強度の異なる線形勾配磁場を印加すると，z 方向の位置とともに核磁気共鳴周波数が変わる。スピンは核磁気共鳴周波数と同一周波数の電磁波のみにより励起されるので，$\gamma(B_0 + G_z z_1)$ なる角周波数の電磁波を照射すると $z = z_1$ 平面のみが励起される。しかし，このような単一周波数の電磁波の照射では非常に薄い領域のみのスピンが励起されるため，誘起される NMR 信号は非常に小さく，信号はノイズに埋もれてしまう。これを避けるため，MRI では励起用電磁波の波形を調整し，有限幅領域（スライス）のスピンを励起するようにしている。すなわち，下式のように基本波 $e^{-i\gamma(B_0+G_z z_1)t}$ を sinc 関数で AM 変調した電磁波 $\phi(t)$ を用いている。$\phi(t)$ は図5.7に示したように $\gamma(B_0 + G_z z_1)$ を中心とした矩形的な周波数特性を有するので，有限幅領域内のスピンをほぼ均等に励起でき

5.2 MRIの原理

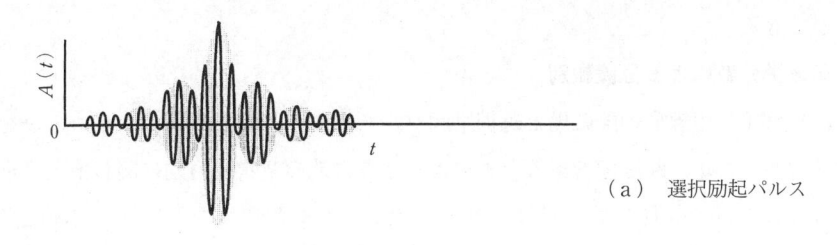

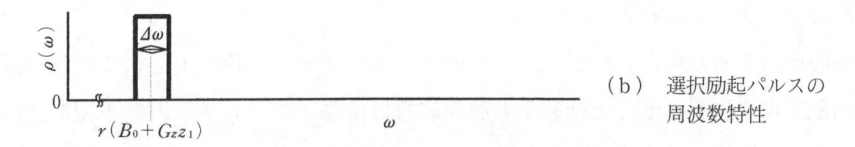

(a) 選択励起パルス

(b) 選択励起パルスの周波数特性

図 5.7 選択励起パルスの波形と周波数特性

ることになる。

$$\phi(t) = \frac{\sin(\Delta\omega t)}{t} e^{-i\gamma(B_0 + G_z z_1)t}$$

図 5.7 のような電磁波は特定領域のスピンを励起できるため選択励起パルスと呼ばれる。選択励起パルスの中心周波数，モジュレーション波形および線形勾配磁場の強度を変えることにより，任意の位置および厚さの領域内のスピンを励起することができる。図 5.8 に励起用電磁波（通常の MRI では radio frequency 帯域の電磁波になるので RF と呼ばれる）と勾配磁場 G_z の印加するタイミングを示す。電磁波照射終了後にスライス用勾配磁場の局性を反転しているが，これはスライス用勾配磁場によるスライス面内スピンの位相分散を補償するためのもので，SN 比がよく信号を観測する上で重要である。なお，図 5.8 のようなタイミングチャートはパルスシーケンスあるいは単にシーケンスと呼ばれる。

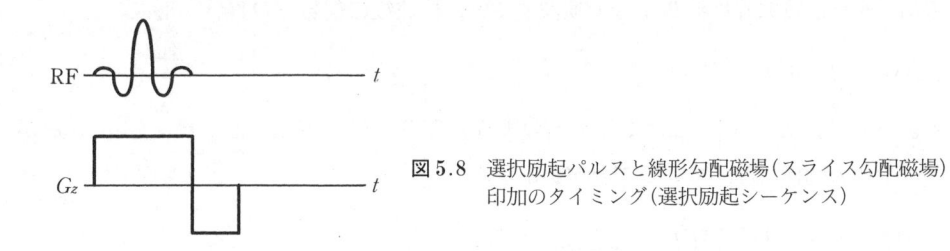

図 5.8 選択励起パルスと線形勾配磁場（スライス勾配磁場）印加のタイミング（選択励起シーケンス）

スライス勾配磁場としては，本説明で用いた z 方向以外に x, y 方向の線形勾配磁場を用いてもよいし，下式のように x, y, z の線形勾配磁場を組み合わせることもできる。

$$\boldsymbol{B}(x,y,z) = \boldsymbol{B}_0 + \boldsymbol{G}_x x + \boldsymbol{G}_y y + \boldsymbol{G}_z z \quad [\text{T}]$$

この場合には，$\bar{G} = \sqrt{G_x^2 + G_y^2 + G_z^2}$ とすると，$(G_x/\bar{G}, G_y/\bar{G}, G_z/\bar{G})$ 方向に線形勾配磁場を掛けたのと等価になり，G_x, G_y, G_z の値を変えることにより，任意の方向にスライス

することができる。

〔3〕 周波数分散による位置識別

前項で，スライス用線形勾配磁場と選択励起パルスにより，特定断面のスピンのみを励起する手法を説明したが，断層像を得るためには，さらに他の2次元方向に関し位置識別を行なわなければならない。本項では，NMR信号計測時に線形勾配磁場を印加し，勾配磁場方向の位置を識別する方法について説明する。なお，この勾配磁場は信号読み込み（リード）時に掛けるので，リード勾配磁場と呼ばれる。

説明を簡単にするため，1次元のスピン分布 $\rho(x)$ を考える。図5.9のように信号計測時に線形勾配磁場を重畳させると核磁気共鳴周波数は位置 x ごとに異なり，下記のような周波数分散された信号 $s(t)$ が得られる。

$$s(t) = \int \rho(x) e^{-i\gamma(B_0+G_x x)t} dx = e^{-i\gamma B_0 t} \int \rho(x) e^{-i\gamma G_x x t} dx$$

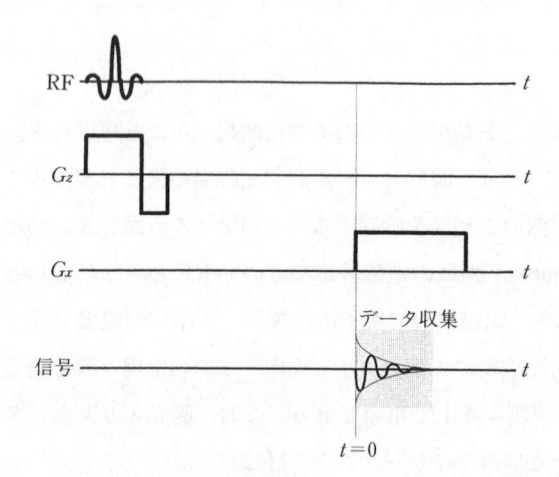

図5.9 線形勾配磁場（リード勾配磁場）の信号計測時印加による位置識別

この信号を核磁気共鳴周波数 γB_0 で検波すると，検波後の信号 $S(t)$ は

$$S(t) = \int \rho(x) e^{-i\gamma G_x x t} dx$$

となる。さらに，$k_x = \gamma G_x t$ とおくと下式のようになり，信号 $S(k_x)$ とスピン分布 $\rho(x)$ がフーリエ変換の関係になっていることがわかる。

$$S(k_x) = \int \rho(x) e^{-ik_x x} dx$$

すなわち，線形勾配磁場を掛けながら得られたNMR信号をフーリエ逆変換することにより，原分布が求まることになる。例えば，図5.10のように水の入った試験管が x 方向に並んでいる場合には，フーリエ逆変換されたデータは試験管中に含まれる水分量を x 軸に投影したものになっている。

このように線形勾配磁場を印加しながらデータ収集を行うことにより，リード勾配磁場方

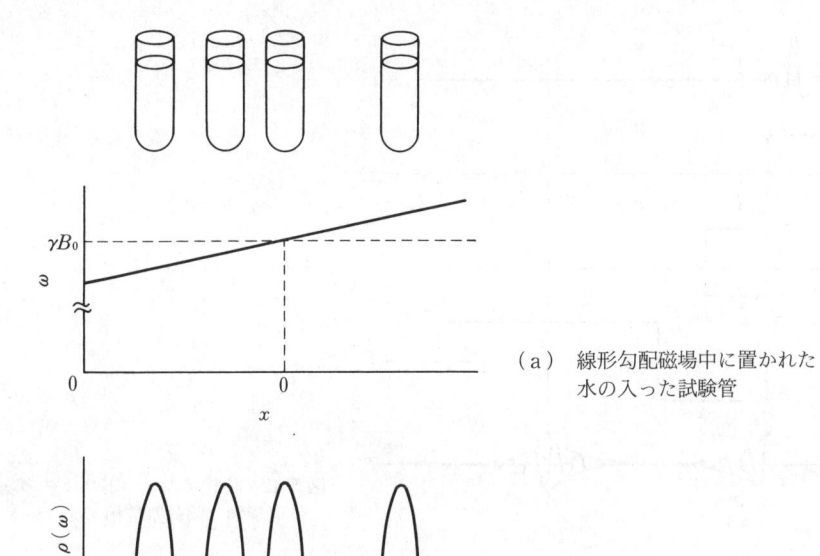

(a) 線形勾配磁場中に置かれた
　　水の入った試験管

(b) フーリエ逆変換して
　　得られたデータ

図 5.10 線形勾配磁場中に置かれたファントムおよびフーリエ逆変換して得られたデータ

向の位置識別ができることになる．なお，実際のシーケンスは，t が負の値もとる必要があるため，**図 5.11** のようにリード勾配磁場の極性を反対したものをデータ収集前に印加し，位相を分散させ，その後リード勾配磁場の極性を反転させデータ収集を行っている．

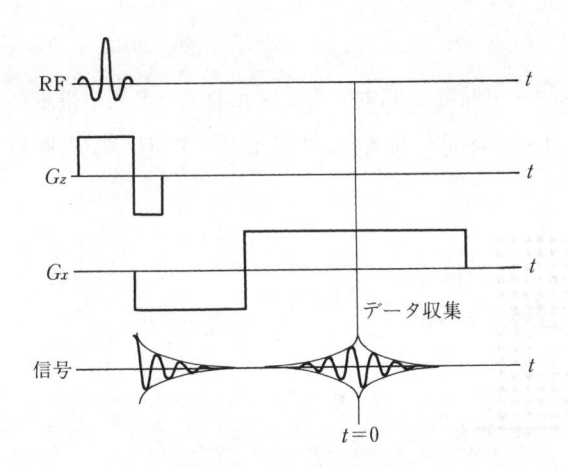

図 5.11 $t \leq 0$ のデータもとるために極性を反転させた勾配磁場部を付加したリード勾配磁場波形

〔4〕 位相エンコードによる多次元位置識別

前項までで，スライス勾配磁場と選択励起パルスにより特定断面のみのスピンを励起し，リード勾配磁場によりリード勾配磁場方向の位置を識別する方法を示した．本項では，残された他の1次元方向の位置識別方法について述べる．現在，**図 5.12** に示した Kumar らに

5. MRIの医学応用

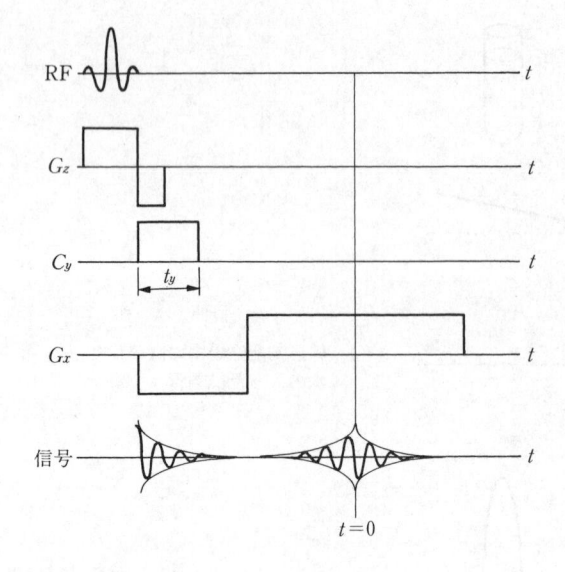

図5.12 位相エンコードによる多次元位置識別（時分割位相エンコード法）

よる時分割位相エンコード法が広く用いられているので，この方法について説明する[12]。なお，スライス勾配磁場の方向を z，リード勾配磁場の方向を x とし，位相エンコードを行う方向を y とする。

時分割位相エンコード法では，選択励起パルスにより特定断面のスピンを励起した後，一定の時間 t_y だけ勾配磁場 G_y を印加する。この勾配磁場の印加により，位置 y に比例した位相分散 $\gamma G_y y t_y$ が与えられる。この後，勾配磁場を G_y からリード勾配磁場 G_x に切り替え，リード勾配磁場を掛けた状態で信号を観測すると，信号 $S(t, t_y)$ は

$$S(t, t_y) = \iint \rho(x, y, z_0) e^{-i\gamma(G_x x t + G_y y t_y)} dx dy$$

となる。1回の励起により，特定のエンコード時間 t_y に対する1次元のデータ列が得られることになる。図5.13のように，エンコード時間 t_y を変え，2次元データ $S(t, t_y)$ を収集

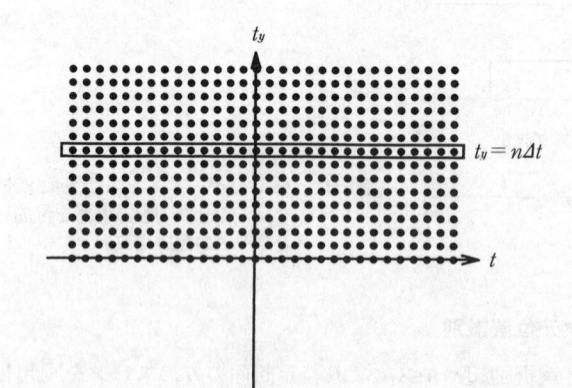

図5.13 位相エンコード時間が異なるシーケンスで得られた2次元データ $S(t, t_y)$

し，このデータを2次元フーリエ逆変換することにより，特定断面($z=z_0$)のスピン分布画像 $\rho(x, y, z_0)$ が得られることになる．ここでは，説明を簡単にするために位相エンコード時間を変える方法を説明したが，励起から信号観測までの時間を短くするために位相エンコード時間を一定にしてエンコード勾配磁場の大きさを変える方法が現在では多く用いられている．

5.3 イメージング法

イメージング法は，信号観測領域の選択法，数学的手法としての像再構成法，信号計測法の三つの観点から分類できる．実用化されている装置では，目的に応じてこれらが複雑に組み合わされている．以下に順を追って述べる．

5.3.1 信号観測領域の選択法

信号を同時取得する領域の選び方により，イメージング法を分類した結果を表5.1に示す．

表5.1 計測領域の選択法による分類

選択領域	撮 影 法
点	磁場焦点法
線	ラインスキャン法
面	フーリエ法，投影再構成法
体 積	フーリエ法，投影再構成法

検査においては最終的にどのような領域のデータを必要とするのかにより，上記方法が使い分けられる．単位時間当りのSN比の点から考えると，検査対象とする領域からのすべての信号を，常に同時計測する方法が最も効率が高い．これは信号計測の加算効果が働くためである．しかし，例えば数点だけのスペクトルを計測したい場合には，点あるいは線領域を計測する方法が適している．他の方法では不必要な信号までも取得することになり，計測時間やSN比の点で不利となる場合が多いからである．一方，ある面領域を計測したい場合には，点や線領域を走査する計測法では，計測時間が長くなりすぎる．また，信号加算効果が働かないため，信号計測効率の点でも不利である．現在，臨床で最も広く用いられる方法は，面あるいは体積を同時計測する方式である．これらの領域からの信号は常に同時取得されるため，信号計測後にこれらを分離し，画像として構成し直す必要がある．これに用いられるのが画像再構成技術である．

5.3.2 画像再構成法

MRIで計測される信号は，ある特定方向に沿って核スピンを積分した投影像である。この投影像から元の核スピンの分布を求める方法は，画像再構成法と呼ばれる。再構成法はさらにバックプロジェクション法とフーリエ法とに分けられる。バックプロジェクション法はX線CTの分野で最初に実用化された方法であり，技術的になじみが深いため，MRIの開発初期にも用いられた。この方法は，勾配磁場の印加方向を種々変化させ，異なる角度の投影像を多数取得する方法である。バックプロジェクション法においては投影像の位相情報は全く必要なく，強度のみが必要な情報である。この性質はX線CTに適した方法である。しかし，MRIでは位相情報が簡単に得られるという特長があり，位相情報を最大限に利用する方法が開発された。これがフーリエ法[15]である。両者の比較を表5.2に示す。中でも，静磁場の不均一が画像のぼけになるのか，あるいは画像歪みになるのかの相違は実用上大きい。超電導磁石を用いれば，胸腹部をカバーする広い範囲にわたって，10〜20 ppmオーダの均一度を有する磁場を発生させることは可能である。このとき，画像に歪みが生じたとしても，人体自身がもともと不定形であるので，IVR（interventional radiology）など特定の用途を除くと，診断上は大きな問題は生じない。しかし，ぼけが生じるとなれば，誤診断を招く恐れがあり，静磁場均一度に対する要求は極めて厳しくなる。この理由により現在ではフーリエ法が主流になっている。

表5.2 再構成法の特徴比較

項　目	特　徴	
再構成法	投影再構成法	フーリエ法
静磁場不均一の影響	ぼけ	画像歪み
必要な情報	信号振幅	信号振幅・位相
T_2緩和の影響	受けにくい	受けやすい
静磁場不均一の許容度	小	大

5.3.3 信号計測法

X線CTの場合には対象物体を通過するX線の減衰率を画像化する。一方，MRIではX線の減衰率に対応する核スピン密度のほかに，縦緩和と横緩和の二つの緩和に関する情報が新たなパラメータとして加わる。また，エコー信号という1回の励起で何度も繰返し計測の可能な方法もある。信号計測法としてはこれらの関与の仕方が異なる，様々な方法が用いられている。以下にその代表例について，緩和の効果をどのように組み入れるのかという観点から述べる。

〔1〕通常法

この方法は核スピンの励起と信号検出を，撮影対象物体の平均的縦緩和時間のオーダで繰

り返す計測法である．1枚の画像を最終的に計測し終えるまでの時間は長いが，投影像の計測ごとにほぼ元の磁化分布に回復するのを待つので，最もSN比のよい画像が得られる．また，励起から信号計測までの時間 T_E を調整することにより，横緩和の影響も加減できる．T_E が短ければスピン密度のみを強く反映し，コントラストに乏しい画像となる．逆に，T_E が長ければSN比は低下するが，コントラストに富んだ画像となる．核スピンの励起間隔を T，プロジェクション数を N とすると，撮影時間は NT となる．生体の縦緩和時間は，静磁場強度が強くなるほど長くなる傾向にある．現在用いている磁場強度においては，おおよそ数百ms～2sの範囲にある．したがって，計測の繰返し時間は1～数sに選ばれる．励起と信号検出に要する時間は高々数十msであるので，計測の大部分は磁化の回復を待つのに費やされることになる．例えば，$T=1$s，$N=256$ とすれば，撮影時間は約4分となる．ただし，一般にはマルチスライス撮影法を適用するので，あるスライス内の磁化の回復を待つ間に，他のスライスの撮影も並行して行う．結局，画像再構成に必要なデータをすべて取得するのに要する時間は長いが，1枚当りの撮影時間は 1/(スライス数) になる．

〔2〕 高 速 法

核スピンの励起と信号検出を，生体の縦緩和時間に比べ著しく短い時間で繰り返す方法である．最初に信号を計測した後，磁化の回復を十分に待つことなく次の励起を行うので，信号強度は減少する．しかし，緩和時間の影響を強く受けるので，コントラストに富んだ画像が得られる．フラッシュ（fast low angle snap shot, FLASH）法に代表される高速法は，現在ルーチンで最も多く用いられており，アンギオ撮影や心臓の撮影には不可欠な方法となっている．高速法においては核磁化の回復速度が重要であるが，これを見かけ上加速するため，励起に用いる高周波パルスとしては，フリップ角が $\pi/2$ よりも小さなパルスが用いられる．フリップ角を小さくすることにより，励起後でも縦磁化成分が残留するため，次の励起に再利用できる．信号のSN比を最大とするフリップ角 θ は縦緩和時間 T_1，繰返し間隔 T_R の関数であり，$\theta=\cos^{-1}(\exp(-T_R/T_1))$ で与えられる．θ はエルンスト角と呼ばれる．

〔3〕 超 高 速 法

1枚の画像を再構成するのに必要な信号を，生体の横緩和時間と同程度の数十～200msの短い時間内にすべて取得する方法である．その代表的な方法はエコープラナーイメージング[16]（echo planar imaging, EPI）と呼ばれており，1回の励起に対し，数十以上の信号を発生させる．そのため，核スピンの励起から最後の信号を検出する期間内において，信号数の約2倍の回数だけリードアウト勾配磁場を，高速でスイッチングする必要がある．また，信号検出も1ms以内の短時間で終える必要があり，勾配磁場のスリューレートと強度に対し，高い性能が要求される．EPIは心臓の撮影を心電図同期を使わずに実現する目的で，マン

5. MRIの医学応用

スフィールドらにより創案された。しかし，手軽で高性能な超音波診断装置が開発されていたため，超高速法の適用は心臓撮影の限られた分野にとどまっていた。ところが，最近になり脳機能計測が注目され，超高速法がこれに適していることが明らかになると，急速に実用化が始まった。マンスフィールドらが提案した方法は，勾配磁場の極性を交互に反転させ，反転ごとに gradient echo を発生させる方法である。励起は最初の1回だけであり，その後，勾配磁場の極性を反転しても，静磁場不均一の影響は相殺されずに累積する。また，信号読出しは交互に異なる極性の勾配磁場下で行われるため画質劣化が生じやすく，静磁場の均一性としてはこれまで述べた方法の中で最も高いものが要求される。

超高速法のもう一つの方法としてバースト（burst）法がある。この方法は勾配磁場を高速でスイッチングする代わりに，高周波磁場をバースト状に印加する。EPIに比べ勾配磁場に対する要求は小さくなり，勾配磁場コイルの振動音も低減する。しかし，励起される領域がボクセル内の狭い領域に限られ，信号のSN比が低下する問題がある。バースト高周波磁場の位相あるいは振幅を変調し，励起幅を広げることでSN比を向上させる方法が提案されている。超高速法は脳機能計測では不可欠な計測法になっているが，これに限らず拡散係数強調撮影や高速スペクトロスコピックイメージングなどへの適用が始まっている。

5.4 装置の構成

5.4.1 全体構成

超電導 MRI の装置構成を**図5.14**に示す。超電導磁石や被検者が横たわるベッドは，電磁波を遮蔽するシールドルーム内に置かれる。超電導磁石の筒の内部には，勾配磁場を発生

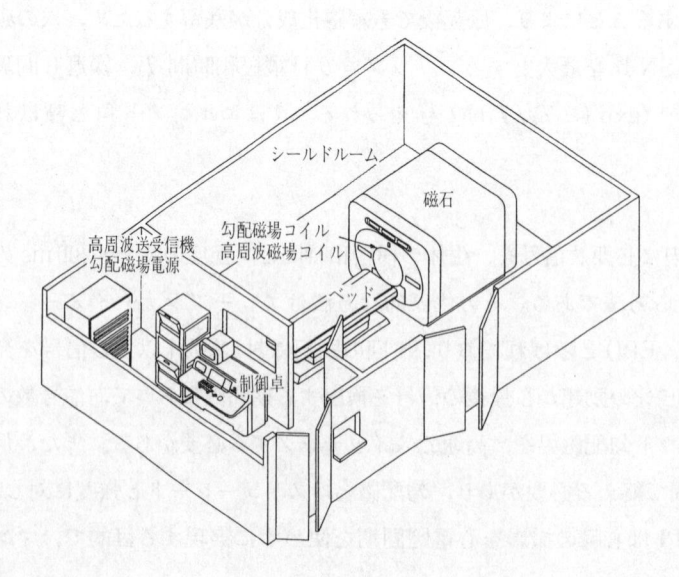

図5.14 MRIの装置構成

するコイルや高周波磁場を送受信するコイルが設置される。シールドルームの外部には，制御卓，高周波送受信機，勾配磁場電源などが置かれる。勾配磁場コイルは雑音除去のためのフィルタを通して，シールドルームの外にある勾配磁場電源と接続される。MRIで受信する信号は数十μV程度と微小であり，その一方で送信に用いる高周波増幅器の出力は数～20kWと大電力である。また，周波数は3桁以上異なるものの，勾配磁場の駆動には数百Aもの大電流を用いる。これらの相互干渉を低減することが，画質を向上させる上で重要である。

5.4.2 静 磁 場

最初に静磁場に要求される強度について考える。MRI信号の強度は核磁化の大きさと静磁場強度に比例し，さらに核磁化の大きさは（磁気回転比の2乗×静磁場強度）に比例する。一方，雑音成分は共鳴周波数（静磁場強度）にほぼ比例して増加する。磁気回転比は核に固有の値であるから，結局，高いSN比を得るためには，原理的に静磁場強度を高めることが必須であることがわかる。実用化されている装置では，経済性や人体への安全性の観点から，0.06～4Tの磁場強度が用いられる。静磁場強度が低いほど磁石を安価に製作でき，かつ静磁場が周囲の機器へ与える影響も小さくなるため，狭い場所への設置も容易になる。しかし，信号のSN比もそれとともに低下し，多くの場合診断能も低下する。一方，静磁場強度が高いと信号のSN比はよくなるが，経済性や設置場所などの問題が生じる。最近では磁石の製作技術が進歩したため，漏洩磁場が小さく，経済性にも優れた磁石の製作が可能になってきている。それでは，静磁場強度は高いほどよいのであろうか。人体に対する影響や経済性を考慮しないとしても，撮影に適した磁場強度には上限が存在する。第一に，静磁場強度に比例して共鳴周波数が高くなるので，例えば生体内の水素原子核を対象にする場合，4Tを超えると画質向上は期待できない。その理由は，4Tでの共鳴周波数は170MHzとなるが，この周波数帯では生体内における高周波信号の損失が，信号増加率を上回るためである。さらに，生体内では高周波磁場の分布が乱れ，無視できない画像の濃淡や位相シフトが生じる。また，高周波磁場による局所的発熱の問題にも注意しなければならない。

次に，検査領域内における空間的均一性と，検査時間内における時間的安定性について考える。前者は共鳴周波数の分布とスペクトル線幅を決めるため，画像歪みやスペクトルの分解能にかかわってくる。イメージングにおいては，一般に0.1～10ppm程度が必要である。一方，後者は画質を決める因子となり，撮影時間内においては静磁場の均一性よりも十分によい安定性が必要である。

これらの要求を満たす磁石としては，常電導磁石，超電導磁石，永久磁石が用いられる。

前二者では静磁場方向が水平方向を，後者では垂直方向を向いている場合が多い。最近では静磁場方向が垂直方向を向いた超電導磁石方式も出現している。

常電導磁石は開発の初期には広く用いられたが，現在ではほとんど用いられていない。最大でも0.2T程度の低磁場しか発生できない上に，消費電力が数十kWと膨大であり，強力な水冷設備が必要なためである。時間的安定性も20ppm/hとかなり悪い。

超電導磁石は現在主流となっている方式であり，中磁場から高磁場までの領域をカバーしている。空間的均一性や時間的安定性に優れているが，超電導状態を保持するために，液体ヘリウムや液体窒素などの冷媒が必要なのが欠点である。しかし，最近では液体窒素が全く不要な磁石も開発されているほか，液体ヘリウムすら用いない直接冷却方式も実用化されている。線材としては，ニオブ-チタン合金などからなる超電導細線を銅線中に埋め込んだマルチフィラメント型が多く用いられる。

永久磁石は0.3T以下の低磁場の発生に用いられる。磁場強度の変動を低減するために磁石全体を保温するが，それに要するわずかの電力を除くと，磁場発生のための電力や冷媒の補給は全く不要である。また，透磁率の高い磁気回路を有するため，漏洩磁場が極めて小さいという特長も併せ持っている。しかし，重量が10トン程度あること，磁場の空間的均一性や時間的安定性は，超電導磁石に比べ劣るなどの欠点もある。磁石に用いられる材料には，金属系とフェライト系の2種類がある。単位重量当りの発生磁束密度が高いのは金属系であり，その中でもNd-Fe-B系の材料が最も多く用いられている。

なお，最近では被検者を取り囲む空間が解放された，オープンタイプの磁石が開発されている。静磁場が水平方向を向いた超電導磁石を用いる場合には，磁石は真ん中で2分割され，筒の側面が解放状態となる。一方，永久磁石の場合には，もともと側面は解放状態に近いが，これをさらに進めた例を図5.15に示す。検査中でも周囲から被検者を容易に監視でき，かつ被検者も安心して横たわることができる。また，被検者へのアクセスが容易であるため，術中検査を行うことも可能である。

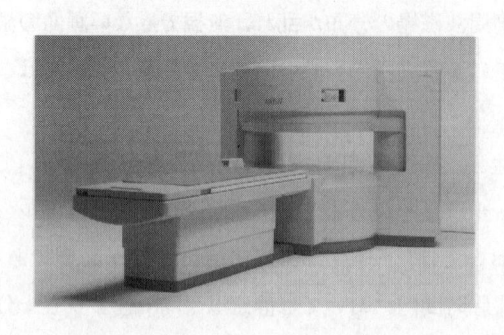

図5.15　オープンタイプの永久磁石の例〔(株)日立メディコ〕

5.4.3 勾配磁場

勾配磁場系は5.2.2項に述べているように，空間的に異なる強度の磁場を発生させ，核スピンに位置情報を付与する役目を有する．通常は空間的に直線状に変化する磁場を用いる．静磁場磁石では極めて均一な磁場を発生させながら，一方では磁場を乱す勾配磁場を重畳するのは矛盾した制御に見える．しかし，この点こそがNMR分析計とMRIとの基本的な相違をなすもので，MRIの有する優れた特長がこの制御から派生すると言っても過言ではない．

検査においては疾病が予想される臓器の形状や部位に応じ，任意方向のスライスを撮影する必要がある．そのため勾配磁場も任意方向に発生させなければならない．このような勾配磁場は，直交する3方向にそれぞれ独立に駆動された，任意の大きさの勾配磁場を合成することで発生させる．勾配磁場は通常 G_x，G_y，G_z で表記されるが，これは理想的には各添字方向での偏微分を意味する．実際の磁場は添字方向以外にも勾配の成分を有し，画質を劣化させる原因となる．一般に，コイルの中心から離れるほど，これらの成分は増大する．勾配磁場を発生するコイルの形状は，静磁場発生用磁石の形状により異なる．静磁場が水平方向を向いており，被検者の体軸と一致する場合には，通常，図5.16に示すコイルが用いられる．被検者を取り囲むようにコイルを設置でき，磁場発生効率も高い．図には G_x コイルを示していないが，これには G_y コイルを軸方向に90°回転させたものを用いればよい．なお，このタイプでは巻線が膨らみコイルが厚くなるため，巻線をコイルのボビン上に分散させたタイプや，銅板に溝を切った形状のコイルが用いられる．一方，静磁場が垂直方向を向いている場合には，勾配磁場コイルは磁石のポールピースと呼ばれる平面上に配置する．そのため，コイルも平板状でなければならず，分析用NMRのシムコイルに用いられてきたゴーレイコイルやアンダーソンコイルと呼ばれる形状のコイルを用いることが多い．

勾配磁場で実用上問題となるのは，渦電流と騒音の発生である．勾配磁場コイルには，幅0.5〜数十msのパルス状電流が流れるため，その周囲の導体中に渦電流が発生する．実際

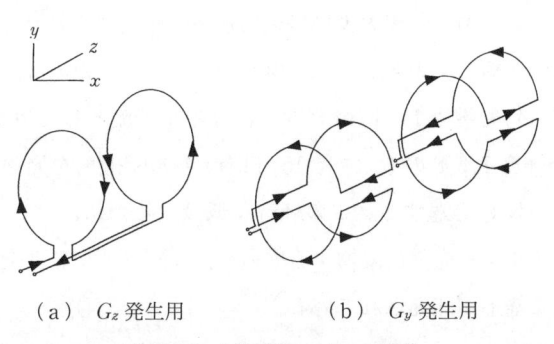

　　　(a)　G_z 発生用　　　(b)　G_y 発生用

図5.16　勾配磁場コイルの形状

に発生する磁場は，勾配磁場コイルによる磁場と，渦電流による磁場との合成磁場であり，勾配磁場の波形が歪むことになる。勾配磁場コイルによる磁場は，急激に変化する成分ほど渦電流により打ち消されやすいため，立上り部分の角が鈍った波形となる。そのため勾配磁場コイルに流す電流波形のエッジを，あらかじめ劣化を見込んで強調する方法が広く用いられていた。しかし，渦電流の大きさや向きは場所に依存するため，エッジ強調だけでは渦電流の影響を完全には補正しきれず，画質劣化の大きな要因となっていた。これを解決するため，アクティブシールドと呼ばれる方法が実用化されている。この方法は，導体部において実質的に磁場が発生しなければ，渦電流も発生しないことを利用する。すなわち，**図 5.17**に示すように，主コイルとは別に補助コイルを設け，導体部において発生した主コイルの磁場を，補助コイルの磁場で相殺する方法である。この方法の欠点は，主コイルと補助コイルとは互いに相殺する方向に磁場を発生するので，磁場発生効率が若干低下することである。

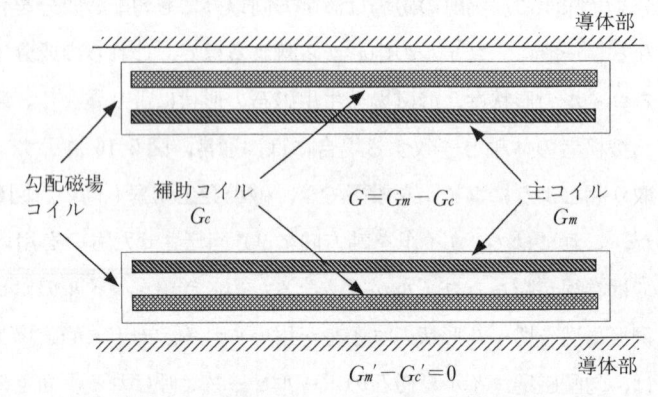

図 5.17 アクティブシールド付き勾配磁場コイル

一方，もう一つの問題点である騒音は，スピーカの原理そのものにより発生する音である。勾配磁場コイルは強力な静磁場中に置かれ，最大数百 A もの電流が流れる。しかも，この電流波形はスピンを制御するためにパルス状をしており，静磁場からのローレンツ力を受けてコイルのボビンに衝撃を与える。撮影が開始されると聞こえる断続的な騒音は，この衝撃音である。ローレンツ力は電流および静磁場強度に比例するので，高い静磁場を用い，高速撮影などパルス幅が短く，大きな勾配磁場を印加する撮影の場合，特に顕著になる。例えば，通常の装置では勾配磁場 1 mT/m に対し，コイル電流として 20〜30 A 程度を流す。したがって，静磁場強度 1.5 T のもとで，15 mT/m の勾配磁場を発生させる場合，1 m の線材が受ける力は 450 N にも達する。この騒音を低減するため，ボビン内に可動金属微粒子を封入し，音響エネルギーを熱に変換する構造や，勾配コイルを真空層内に入れ，音の伝搬を真空層で遮断する構造が開発されている。

5.4.4 高周波磁場

　高周波磁場は核スピンを励起するのに用いるとともに，核スピンの有する情報を引き出す媒体ともなる．その周波数は静磁場強度に比例し，水素原子核の場合，静磁場強度 1 T に対する共鳴周波数は 42.3 MHz となる．通常用いられる静磁場強度は 0.06～4 T の範囲にあるので，共鳴周波数も 2.5～170 MHz という，70 倍もの広い範囲にわたっている．

　高周波磁場を送受信する装置構成を**図 5.18** に示す．MRI では ppm オーダのわずかな周波数変動も画質劣化をもたらすため，基準周波数は恒温槽に入れた水晶発振器で発生させる．その安定性は 10^{-9}/h 程度である．撮影スライスの位置は，この周波数を変化させることで任意に設定できる．通常，1 mm 単位でその位置を設定する必要があり，周波数刻みとしては 10 Hz 程度が要求される．スライスの位置が勾配磁場の中心にない場合，送信時の高周波磁場の中心周波数と受信時のそれとが異なることになる．この場合でも，対応するスライスごとに両者の位相関係を保存することが必要である．

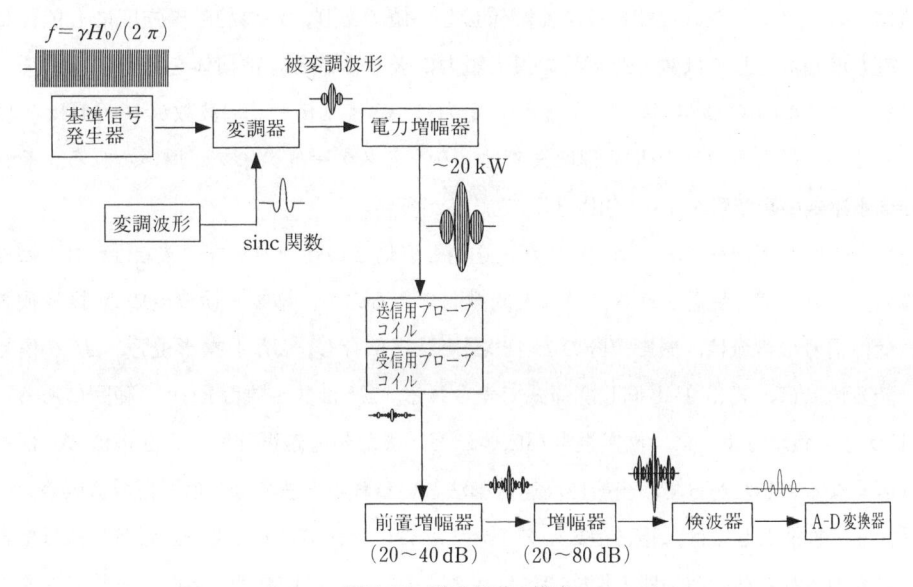

図 5.18 送受信系の構成

　スライスの厚さ ΔL は，高周波磁場に含まれる周波数成分 Δf と，そのとき印加する勾配磁場 G の大きさで決まり，次式で与えられる．

$$\Delta L = \frac{2\pi \Delta f}{\gamma G} \tag{5.1}$$

　G は 3 方向の勾配磁場のベクトル和である．各方向の勾配磁場は，コイルに電流を流すことにより発生させるのであるから，スライスの方向はコイルに流す電流の大小により，任

意方向に制御できることになる。それに対し MRI と同じような断層像を撮影する X 線 CT では，X 線源と検出器とが納められた，ガントリーと呼ばれるリング状回転体の軸に垂直な断層像しか得ることができない。したがって，撮影断面はおおよそ体軸に垂直な平面に限られる。

高周波磁場は，最終的にはプローブコイルと呼ばれる電流-磁場変換器で送受信される。基準信号発生器からの出力は，変調器により所定の周波数成分を含むように整形された後，電力増幅器でプローブの駆動に必要な大きさにまで増幅される。プローブコイルで発生させる高周波磁場の時間積分値は，次式で示すように核スピンの回転角（フリップ角）θ を規定する。

$$\theta = 2\pi \int H_1 dt \tag{5.2}$$

ここで，H_1 は高周波磁場の強度である。例えば，H_1 として幅 4 ms の矩形波を考えると，$\theta = \pi/2$，すなわち $\pi/2$ パルスを発生させるためには，$H_1 = 50\,\mu\mathrm{T}$ でなければならない。この値はプローブコイルの性能には全く関係しない値であり，かつ静磁場強度にも依存しない。電力増幅器としては数～20 kW の最大電力が要求される。被検体を撮影する状態でのプローブコイルの Q 値が高いほど，必要な電力は小さくて済む。周波数が 100 MHz 程度まで，あるいは最大電力が 10 kW 程度まではソリッドステートタイプが用いられる。それ以上では水冷式の真空管タイプが用いられることが多い。

信号の受信もプローブコイルで行うが，送信と受信とが同一のプローブで行われるとは限らない。プローブで受信される信号は大変微弱であるので，増幅・検波後に A-D 変換される。受信信号の帯域は，撮影視野の広さや撮影法に依存し，ΔL を撮影視野，Δf を信号帯域と読み直せば，式(5.1)と同じ関係式で表される。Δf は数～数百 kHz の範囲にある。式(5.1)からもわかるように，撮影視野が広いほど，また勾配磁場強度が大きいほど，信号帯域は広くなる。したがって，一般に高速撮影法といわれる方法では，信号帯域は広い。

受信器の性能としては，雑音指数とダイナミックレンジが重要である。雑音指数は信号が最初に入力される前置増幅器の性能でほぼ決まるので，この増幅器が発生する雑音を極力低減することが重要である。増幅器が発生する雑音の指標としては，入力信号の SN 比劣化の程度をデシベルで表示した NF (noise figure) が用いられる。通常，0.5 dB 程度の NF を有する増幅器が用いられる。この増幅器はプローブコイルと増幅器をつなぐケーブルの損失や，外来雑音の影響をできるだけ受けないようにするため，プローブコイルの近傍に設置するのが望ましい。そのため，回路構成においては，強磁場下で特性が劣化するフェライトなどは使用できない。次段の増幅器は，周波数変換部と増幅部とからなる。一般に，高周波を同一周波数のまま数十 dB 以上安定して増幅することは容易ではない。そこで，入力信号

を異なる周波数に変換し，増幅後の信号が入力信号と干渉しないようにして増幅している。増幅率は 20〜80 dB で可変となっており，検査部位や撮影シーケンスにより変化する入力信号の強度差を吸収する。このようにして適切な大きさにまで増幅した後，直交位相検波を行う。この方式は，位相が互いに 90° ずれた直交関係にある二つの参照波で検波するもので，ナイキストの定理で決まるサンプリング間隔と帯域との関係を，見かけ上半分に緩和する。最後に，この出力を A-D 変換する。A-D 変換器は二つの参照波に対応して 2 個必要であり，通常 15〜16 ビットの精度と最短 1 μs 程度のサンプリングレートが要求される。サンプリング点数は，最終的に 256×256 画素の画像を得る場合，256×512 点必要である。これは，折返し現象を防ぐために，リードアウト方向に画素数の 2 倍のサンプリングを行うためである。

　プローブコイルに要求される性能は，感度とその空間的均一性である。感度は電気-磁場変換効率で決まり，送信時には電力増幅器の電力に，受信時には画像の SN 比に関係する。空間的均一性はプローブコイルの構造，検査対象の形状や電気的性質に関係し，画像の濃淡分布を決める。プローブコイルの構成法には，リニア法と直交法の二通りがある。リニア法では核スピンの発生する磁場の一つの成分のみを送受信するのに対し，直交法では直交する二つの成分（円偏波）を同時に送受信する。受信時を例にとり図 5.19 で説明する。直交する二つのコイルで受信する信号は互いに位相が 90° ずれているので，フェーズシフタで位相を合わせて加算すれば，信号強度は 2 倍になる。一方，雑音は相関がないため，加算しても $\sqrt{2}$ 倍にしかならない。結局，直交法ではリニア法に比べ，SN 比が $\sqrt{2}$ 倍高くなる。なお，空間的均一性においても，円偏波を用いることで均一性が向上する。この関係は送信時にも成立し，円偏波を発生させる方式ではプローブコイルに印加する電力を，無駄なく核スピンの励起に用いることができる。リニア波を左回りと右回りの二つの円偏波の合成波と見なせば，半分は全く無駄な波を発生させていることになる。したがって，理想的には，円偏波を用いれば，リニア波の場合に比べ半分の電力で済むことになる。これは人体への高周波磁場の被曝を低減する上でも有効である。プローブコイルの具体例を以下に示す。先に述べ

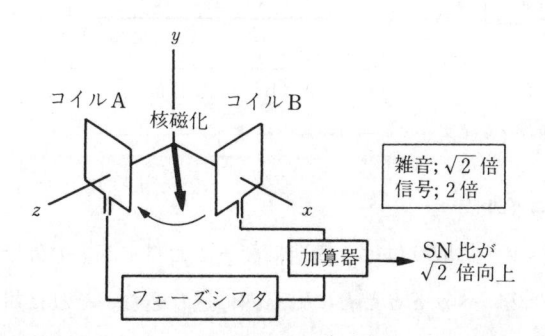

図 5.19　直交検出法の原理

たように，共鳴周波数は数～百数十 MHz の範囲にあり，撮影部位も頭部，胸腹部，下肢など種々の部位が対象となる。そのため，プローブコイルにはそれらに最適化された形状・構造が用いられる。

〔1〕 局所プローブコイル

プローブコイルの感度はコイルが大きいほど低下するので，局所部位の撮影ではその部位に見合った大きさのコイルを用いるのが望ましい。この目的で開発されたのが，サーフェスコイルや膝専用コイルなどの局所コイルである。脊椎，頚椎，膝関節などの撮影では，局所コイルを用いるのが一般的である。局所コイルには高感度であること以外にも利点がある。感度を有する領域がコイル近傍に限定されているため，脊椎などの撮影では腹部の動きの影響を低減でき，アーチファクト抑制に極めて有効なことである。しかし，その反面コイルが小さいために感度むらが大きく，定量測定には注意が必要である。

〔2〕 フェイズドアレーコイル

広視野と高感度とを両立させるために開発されたのが，図5.20(a)に示すフェイズドアレーコイルである。このコイルは，局所コイルを複数個並置した構造になっている。しかし，ただ単に並置しただけでは，コイル間の電磁気的結合により単なる大型コイルと等価になり感度が劣化する。これらが電磁気的に結合しないように配置することが重要であり，その場合には局所コイルの高感度性を生かしつつ，広視野を得ることができる。図5.23(b)にその感度特性を模式的に示す。コイル間の結合を除くには，相互インダクタンスをゼロにすればよい。例えば，直径 d の2個の円形コイルの場合には，中心間距離を約 $0.75d$ にするとこの条件になる。2個以上のコイルを用いる場合，互いに隣接するコイル以外の干渉はこの方法では除去できないが，距離が離れるので干渉の程度は小さくなる。

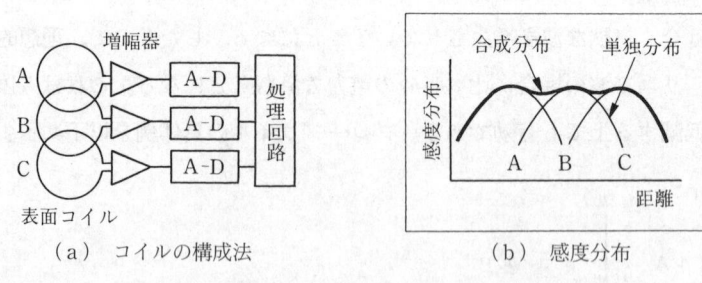

(a) コイルの構成法　　(b) 感度分布

図5.20 フェイズドアレーコイルの構成

〔3〕 頭部用・全身用プローブコイル

通常，頭部用プローブコイルはベッドに取り付ける構造になっており，ボアの外で被検者頭部をプローブコイル内に挿入した後，ベッドとともに磁石内に送り込む。それに対し，全身用プローブコイルは磁石のボア内に固定されており，外部からは見ることができない。こ

れらのプローブコイルが感度を有する軸は，互いに直交するように置かれており，送信時あるいは受信時の相互干渉を極力抑えている。しかし，このような配置にしても干渉は残るので，その成分については電気的な方法で除去する。すなわち，pin ダイオードなどを用いて，送信時には頭部コイルを電気的にオープンにし，受信時には全身コイルをオープンにする。これをアクティブデカップリングという。このスイッチングはシーケンスの進行とともにダイナミックに行われる。

コイル形状としては，低磁場垂直磁場装置ではソレノイドコイルが，高磁場超電導装置ではスロッテドチューブレゾネータやバードケージコイルが用いられる。一般に，静磁場強度が高いほど，すなわち共鳴周波数が高いほど，コイル自体から発生する雑音に比べ，生体構成物質に起因する雑音の割合が高くなる。例えば，磁場強度が 1.5 T（共鳴周波数 63.8 MHz）では，コイルから発生する雑音の 90 % 以上は生体構成物質に起因する。したがって，信号の SN 比を高めるには，コイルの損失を低減するよりは，信号を効率よく検出する方法に留意しなければならない。

5.5 応 用 例

5.5.1 スペクトロスコピックイメージング

NMR 信号の周波数は核の種類と静磁場強度によって決定されるが，同じ核種であっても化学的結合状態が異なると，共鳴周波数にわずかなずれが生じる。この共鳴周波数のずれは化学シフトと呼ばれ，核のまわりに存在する電子によって引き起こされる。すなわち，静磁場 B_0 の中に測定対象を入れると，磁場の変化を打ち消すように核のまわりに存在する電子が動き，電流が誘起される。このため，核が実際に感じる磁場の大きさは下式のように B_0 より小さいものになる。

$$B = B_0(1-\sigma) \quad [\mathrm{T}]$$

σ は，電子による磁気遮蔽の程度を表す値で，遮蔽定数と呼ばれている。対象とする核の化学的結合の違いによって，核を取り囲む電子の分布が異なり，磁気遮蔽の程度が異なることになる。一方，核磁気共鳴周波数 ω も下式のようにシフトすることになる。

$$\omega = \gamma B_0(1-\sigma) \quad [\mathrm{rad/s}]$$

化学構造の種類により化学シフトの値が決まっているので，逆に，この周波数のずれを計測することにより測定対象物質の化学的構造を明らかにすることができる。また，化学シフトで分裂した個々の共鳴線について，その信号強度の空間分布を画像化できれば，それは個々の物質の空間分布を映像化したことになる。このような画像は化学シフト画像あるいはMRSI（magnetic resonance spectroscopic imaging）と呼ばれる。

MRSI の対象となる核種は多種にわたるが，測定感度などの点で，現在医学の分野で主に研究されているのは ^{1}H, ^{13}C, ^{31}P などである。

図 5.21 に磁場強度 4.7 T の小型 MRI システムで得られたネコ頭部の ^{1}H スペクトルおよび上矢静脈洞を閉塞した場合の ^{1}H 代謝化合物（NAA：N-Acetylaspartate）および ^{31}P 代謝化合物（無機リン）の変化を示す。酸素がない状態（嫌気性解糖）で現れる乳酸が，血管閉塞直後より急激に増加していることがわかる。このような画像を調べることにより，心筋梗塞や脳梗塞などの病気を早期に診断できる可能性がある。

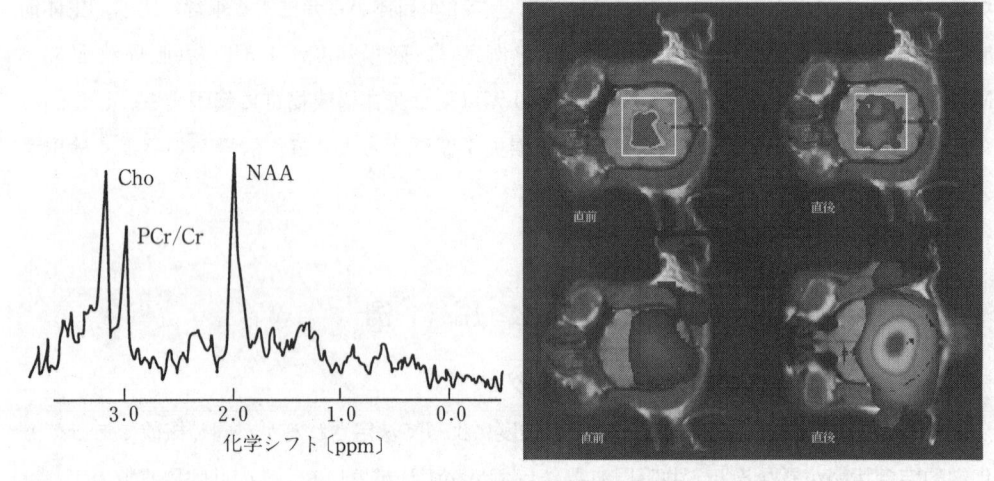

図 5.21　ネコ頭部 ^{1}H スペクトルおよび上矢静脈洞閉塞時の代謝画像の変化

5.5.2　アンギオイメージング[13]

NMR 現象を用いた流れの研究は，NMR 現象が発見されて間もなく，Suryan らによりなされた（1951）。その後，Carr と Purcell らが線形勾配磁場を用いることにより流れや拡散が計測できることを明らかにした。さらに，Hahn らにより勾配磁場方向の速度成分と位相シフト量の関係が明確になり，70 年代初期には流速分布関数が求められるようになった。また，Moran よりフローエンコードパルスが提案され，3 次元空間上の任意の地点での流速ベクトルの定量的計測および画像化の道が開かれた。これらのフローイメージング技術は，現在，造影剤を用いることなく血流部分のみを抽出画像化する MR 血管画像（MR アンジオグラフィー）として利用されている。

流れの画像化は NMR 信号の振幅によるもの（振幅法）と位相によるもの（位相法）の 2 種類に大別できる。

振幅法による流速分布画像化は，1974 年に Garroway らにより提案されたが，装置によ

る制約もほとんどないので現在最も広く用いられている。

一方，位相法は 1982 年 Morran により提案され，装置上の制約はあるが流速の絶対値が求められるため，定量的計測に使用されている。本項では振幅法の一種である飽和法について説明する。

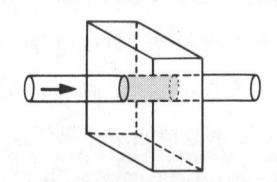

図 5.12 のような撮像シーケンスにおいて，励起用電磁波の照射間隔（繰返し時間）を縮めてゆくと，励起された磁化が元の平衡状態に戻る前に次の励起用電磁波が印加されるため，測定対象から得られる NMR 信号は飽和し，非常に小さくなる。しかし，図 5.22 のように流れている血液に対しては，励起用電磁波が印加されてから次の電磁波が印加されるまでの間に，フレッシュな核（平衡状態にあるスピン）が流入するため飽和は起きず，大きな信号が観測される。すなわち，繰返し時間 T_R を短くすると，静止している領域は信号強度が下がり，血管のような流速の大きな部分が明るく描写されることになる。このような方法を用いることにより X 線被曝や造影剤の使用なしに安全に血管画像が撮られることから，人間ドックなどでも用いられるようになってきている。しかし，MR アンジオグラフィーでは画像 SN 比の問題で空間分解能が 1 mm 程度と，X 線の分解能 0.3 mm の 3 倍も粗いため，病気の確定診断の際には依然として X 線アンジオグラフィーが施行されている。このような問題点を解決する試みがいくつかなされている。図 5.23 は励起パルスを印加してか

（a）選択励起パルスによるスピンの励起　　（b）流れによる励起スピンの移動

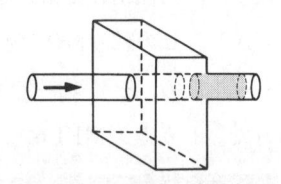

図 5.22 フローイメージングの原理

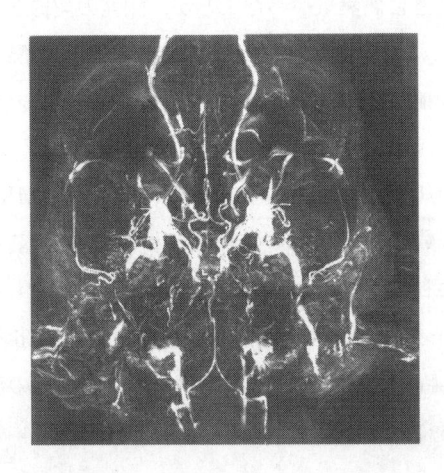

図 5.23 ネコ頭部高分解能血管画像（空間分解能 100 μm）

らデータ収集までの時間を短くし，横緩和現象などで信号が減衰しない前にデータ収集できるハーフフーリエ法により得られたネコ頭部の高分解能血管画像（空間分解能 100μm）である[14]。脳底動脈のような直径 100μm 程度の細い血管まで明確に描出できている。このような技術が完成されれば，確定診断などにおいてもより安全性の高い MR アンジオグラフィーが使われるようになるであろう。

5.5.3 ファンクショナルイメージング

　脳の機能を調べることは，人類にとっては永遠の課題であろう。MRI の新しい応用分野として，これを無侵襲で行うことが可能な技術が開発されつつある。この技術を特に fMRI (functional MRI) と呼んでおり，脳神経科学や医療分野に大きなインパクトを与えつつある。世界で最初に MRI を用いた脳機能計測に成功したのは，ハーバード大学のグループである[17]。1991 年，緩和時間短縮作用を有する常磁性体を造影剤として用い，ヒト視覚野の描出を行った。その原理は以下のとおりである。まず，脳が視覚刺激を受けると特定の領野が活性化し，そこでの血流量が数十％増加する。血中に常磁性体が含まれていれば，血液の集まった部位の横緩和時間は，他の部位に比べ短くなる。このとき横緩和時間に敏感なパルスシーケンスで撮影すると，活性化した領野は他の領野に比べ信号強度が低下した部分として描出できる。実験では，活性化した領野の信号強度は他の部位に比べ 30％以上も低下し，視覚領野が特定できた。この試み自体は必ずしも無害ではない造影剤を静脈に注入するという侵襲的方法であったため，その後開発された血中ヘモグロビンの磁化率の変化を用いる方法に置き換えられた。しかし，MRI によりヒト脳機能が計測可能であることを実証したという点では大きな意義を持っている。

　現在主流となっている血中ヘモグロビンを用いる方法は，AT&T ベル研の小川らにより 1992 年に開発された[18]。MRI でマウス頭部を撮影しているとき，脳血管のコントラストが吸入酸素濃度に依存して大きく変化することに偶然気づいたことが，開発の契機となっている。濃度 100％の酸素を吸入させたときには血管像は現れないが，濃度 20％の酸素を吸入させたときには，血管像が周辺組織から明瞭に分離できたのである。コントラストの変化は，酸素濃度に対し完全に可逆的であった。小川らはこの原因が血中ヘモグロビンの磁性変化によることを，試験管内での実験からも明らかにした。この時点において fMRI の基本原理が見いだされたと言っても過言ではないであろう。すなわち，体内に存在するヘモグロビンという自然の造影剤を，脳機能計測に利用することに気づいたのである。もちろん，酸化型ヘモグロビンは反磁性を，還元型ヘモグロビンは常磁性を示すことは，1936 年のポーリングの論文以来知られていた[19]。また，臨床の場でも，脳内出血を起こすとその部位のコントラストが，出血部位の状態変化とともに大きく変化することはよく知られていた。しか

し，それが脳の活性化状態を描出できるほど大きな影響を及ぼすことは，全く予想できなかった．一般に，生体組織は反磁性体であるため，局所的には還元型ヘモグロビンのような常磁性物質が増加すると，磁化率の不均一により磁場分布が乱される．この影響は血管外にも及び，水の拡散長（μmオーダ）を超えて広がっている．MRIでは1ボクセルからの信号は，その中に含まれる原子核からの信号のベクトル和となる．そのため，ボクセル内での磁場不均一が大きくなると，核磁化の位相が不揃いになり，信号は減少する．一方，酸化型ヘモグロビンのような反磁性物質では，その逆に位相ずれがほとんど生じないため，相対的に信号は増大する．これを脳機能計測に当てはめると以下のようになる．脳神経細胞が外部刺激あるいは精神活動により活性化すると，酸素やグルコースの消費量が増加し，それを補うために血流が数十％増加する．しかし，PET（positron emission tomography）などを用いたヒト脳で得られた知見によれば，酸素消費量はわずか5％程度しか増加しない．言い換えれば，活性化部位においては細胞組織が必要とする以上に過剰に動脈血が流入し，毛細血管網の静脈側における酸化型ヘモグロビン濃度が増加する．この現象は静脈の動脈化と呼ばれている．活性化した部位の静脈が動脈化した結果として，活性化以前に比べ血液は反磁性に近づき，血管の周囲組織での磁場分布が均一になる．そのため活性化部位からの信号強度は増大する．このようにfMRIでは，脳神経細胞の活性化状態を，ヘモグロビンの磁性変化に起因する磁場均一性の変化として，捕捉することになる．ここで重要な点は，実際に検出する信号は血液からの信号だけではなく，その周囲組織からの信号をも含むことである．この増幅作用により，毛細血管内で生じる微小な変化が，測定しうる程度の信号変化として現れることになる．この効果はボールド（blood oxygenation level dependent, BOLD）と呼ばれる．BOLD効果を強調するのに適した計測法は，磁場均一性を敏感に反映する方法，すなわち傾斜磁場の反転だけでエコー信号を発生させるgradient-echo法である．信号変化は血流量が変化するのに要する時間である秒オーダで生じる．活性化部位の抽出精度を高めるためには，撮影時間としてもこの程度の時間分解能であることが望ましい．なお，特定の領野が活性化したとき，MRI信号の強度が変化するメカニズムには，BOLD効果以外にインフロー（inflow）効果も寄与することが知られている．これは，血流速が速くなると測定領域での血液の入れ替わりが早まり，見かけ上の縦緩和時間が短縮する現象である．この現象により，核磁化の飽和が弱まり，信号強度が増加する．インフロー効果は毛細血管に限らず，活性化した組織に血液を運ぶ比較的太い血管でも生じる．そのため，信号強度が変化する部位はBOLD効果によるものよりも広がっており，活性化部位を特定する上では不利である．実際の計測では両者は混在しており，その比率は高周波磁場のフリップ角などの撮影条件に依存する．

次に，撮影法の具体例を述べる．脳機能計測に用いられる撮影法には，画像1枚当りの撮

影時間が0.1s以下の超高速撮影法と，5～10s程度の高速撮影法とがある．現在主流の超高速撮影法は，エコープラナーイメージング（EPI）である．先に述べたように強力な勾配磁場系が必要であることや，EPI独自の臨床応用が見いだせないなどの理由により，最近まで実用化が進んでいなかった．しかし，脳機能計測での有用性が認められるに至り，実用化が急速に進んだ．EPIの特長は，たった1回の励起により，画像を作成するのに必要な全情報を取得できる点にある．そのため，励起から信号計測の終了までを数十msで実行できる．他の撮影法では，1回の励起により1個の信号を発生させ，核磁化の緩和回復を十分待つ（通常法）か，あるいは短時間待ち（高速法），次の励起と信号計測を繰り返すため，撮影に長い時間を要していた．図5.24にEPIの典型的な撮影シーケンスを模式的に示す．

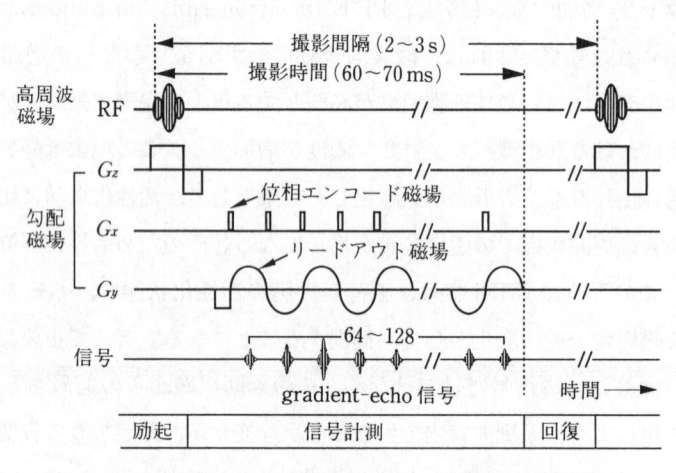

図5.24 EPIのパルスシーケンス

最初に，高周波磁場RFと勾配磁場G_zを同時に印加し，特定断面内の核スピンのみを励起する．次に，x方向に位相情報を付与するための勾配磁場G_x（位相エンコード磁場）を断続的に印加する．この間，信号読出し用勾配磁場G_y（周波数エンコードあるいはリードアウト磁場）を反転させながら，多数のgradient-echo信号を連続発生させる．1回に発生させる信号の数は64～128個程度である．以上の操作により，xおよびy方向に位置情報を付与した信号が得られる．これらの信号を並べ替え，位相補正した後で2次元フーリエ変換すれば，核スピンの密度分布，緩和時間，流れなどを反映した画像が得られる．しかし，EPIにはこのようなメリットばかりではなく，撮影時間を短縮したことから生じるデメリットも相当ある．まず，信号計測時間の制約から取得信号数に限界があり，空間分解能を高めることは容易ではない．通常法や高速法では，1mmの空間分解能を得るのは比較的容易であるが，EPIでは2～3mmが限界である．また，勾配磁場には通常撮影法の場合と比べ，スイッチング速度で約4倍，強度で約2～3倍以上必要である．そのため，勾配磁場発生用

コイルを駆動する電流増幅器に数十 kW もの大電力が要求される。EPI 以外の超高速撮影法としては，勾配磁場への負担が小さいバーストイメージング（burst imaging）が知られている。この方法では，勾配磁場のスイッチング条件が著しく緩和される代わりに，励起用高周波磁場に工夫が必要となる。具体的には，高周波磁場をバースト状に形成・印加し，多数のエコー信号を連続発生させる。しかし，バーストの数だけエコー信号 1 個当りの高周波磁場のフリップ角が小さくなり，信号強度が数分の 1 に低下する。SN 比の向上が課題となっている。一方，フラッシュ法に代表される高速撮影法は，高周波磁場のフリップ角を $\pi/2$ よりも小さくし，核磁化の回復を十分待つことなく，励起と信号計測を繰り返し行う方法である。フリップ角を小さくすることにより，励起直後でも縦磁化成分が残留しており，これを次の励起に用いることができる。この撮影法はハードの改造を全く必要とせず，臨床装置に標準搭載されている機能で実現できるのが特長である。しかし，前述したようにインフロー効果が大きいため，活性化部位の限定においては不利である。

次に，視覚野の実験例を紹介する。用いた装置は，磁場強度 1.5 T の超電導磁石システムを基本とし，それに EPI の可能な勾配磁場系を追加したものである。視覚野はサイエンス誌での報告以来，最も多くの研究がなされてきている分野である。通常は 8 Hz 程度の断続光や種々のパターンを，ゴーグルや液晶プロジェクタで視野内に投射し，それにより活性化された部位をとらえる実験が主である。ここでは，残像をつかさどる機能領野の位置を調べるために実験した例を説明する[20]。被検者に提示する画像パターンを計算機で発生させ，それを足元に吊るした半透明のスクリーン上に，後方から液晶ディスプレイで投射する。被検者はそのパターンをプリズム眼鏡を通して見ることができる。1 回の計測は，（1）スクリーンの中心部の白い十字を 30 s 間見る，（2）発生した画像パターンを 30 s 間見る，（3）白紙状のスクリーンを 40〜60 s 間見る，というステップからなる。撮影断面は横断面であり，画像 1 枚当りの撮影時間は 60〜70 ms，原画像を構成する 1 点の大きさは 2 mm×4 mm である。図 5.25（a）は実験に用いたパターンを示す。

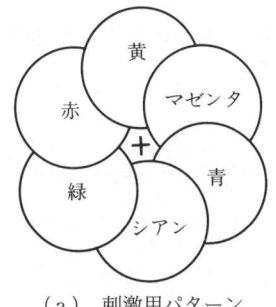

　　　　（a）刺激用パターン　　　　　　（b）活性化部位

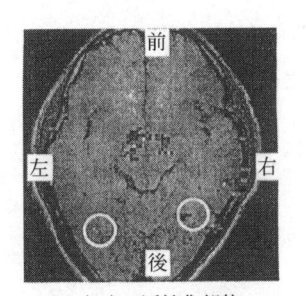

図 5.25　視覚刺激用パターンと活性化部位

この6色の円からなるパターンを静止状態，および1s間隔で回転させた状態で実験した。両者の差は補色残像の有無にある。静止パターンでは残像が発生するが，回転パターンでは生じない。図5.25(b)は静止パターンおよび回転パターンの実験から得られた活性化部位を示す。左右に認められる活性化部位（○印で囲んだ領域）は，それぞれ10および5画素の固まりとなっており，いずれも解剖学的には紡錘状回に存在していた。図5.26はこの部位における信号変化を示す。静止パターンのときの値と回転パターンのときの値との差分を示す。刺激終了後に，信号が増大していることがわかる。両者の差は補色残像の有無だけであり，この結果は残像の効果を示していることになる。

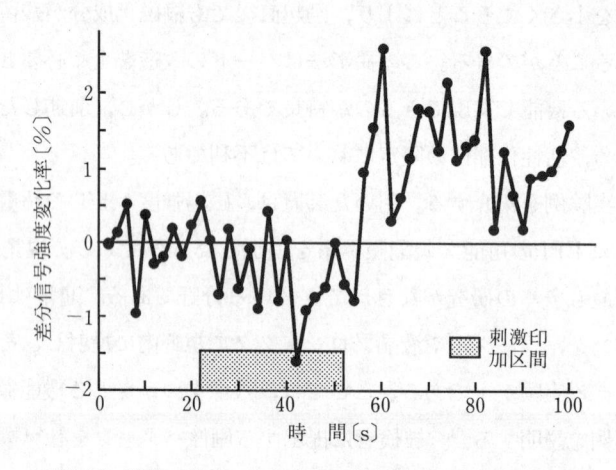

図5.26 残像の有無により生じた信号強度の変化分（図5.25に示したカラーパターンを回転させないときと，1秒間に1回の割合で回転させたときの信号変化の差を表示。回転させないときには残像が生じるが，回転させると全く生じない）

上に述べた例以外にも，聴覚野，言語野などを対象に，多くの研究機関で様々な試みがなされている。特に，言語活動はヒト特有の機能であり，前頭葉のほか，側頭葉，大脳基底核など多くの部位が高次に結合されて成り立っているため，情報処理過程の多くは未解明である。fMRIは脳表から深部までを余すことなく計測可能であり，相互の関連性が重要な言語機能の解明には最適の方法と期待されている。

6 波動を用いた癌治療

6.1 概　　説

　ハイパーサーミア（hyperthermia, 正しくは hyperthermic oncology）とは，細胞が42.5℃以上の温度で，その生存率が急激に低下するという温熱療法のことである[1]~[3]。電磁波や超音波，赤外線などの物理的な照射手段を用いて，患部にエネルギーを与え，加熱して治療するという考え方は，従来理学療法の一種として認識されており，ジアテルミー（diathermy, 透熱療法）と呼ばれてきた。これは古くから，リウマチや関節，筋の慢性疾患などの治療へ応用されている。特に，このうち，腫瘍部を加熱して治療するものをハイパーサーミアと呼び区別している。

　ハイパーサーミアは，1975年米国ワシントンで癌センターを中心に第1回のシンポジウムが開催されて以来，各国で活発な研究が続けられてきた。最近では，放射線との併用によって特に効果が上がることが認められている。

　我が国では，1990年に放射線との併用療法が，また1996年にはハイパーサーミア単独で保険対象医療として厚生省（現厚生労働省）から認可されるに至っている。

　現状のハイパーサーミアの加熱法の主なものには，電磁波による誘電，誘電加温[4]，レーザ光によるもの，超音波を用いるものなどがある。ハイパーサーミアでは，加熱のことを一般に加温と表現している。このうち誘電加温は，その発熱機構から，さらにRF誘電加温とマイクロ波誘電加温に分類される。前者のRF帯の誘電加温および誘導加温，レーザサーミアについては，先の調査報告[5]に詳しくまとめてあるので，ここでは主として超音波ハイパーサーミア，マイクロ波ハイパーサーミアを中心に述べる。

6.2 温度，SAR測定について

　ハイパーサーミアでは，常に人体の治療部位を42.5℃程度に保つ必要上，温度計測が重要となる。この温度計測に関しては，熱電対や光ファイバ温度センサを直接測温部位に刺入

する侵襲型が現状では多く使われている。また，MMIC を用いたワイヤレスの温度計が開発されている[6]，一方，無侵襲型に関しては，生体から放射される微弱な電磁波を測定して温度分布情報を得る方法[7] や MRI 技術を用いるもの[8]，などの研究が続けられている。

また，ハイパーサーミアの臨床では，リアルタイムでの温度情報が必要であるが，生体がエネルギーをどのくらい吸収しているかという立場からは，SAR（specific absorption rate）という評価指数（比吸収率）がよく用いられている[5]。これは，単位質量に吸収される単位時間当りのエネルギーで，W/kg の単位で表される。例えば，誘電体の被加熱体に電磁波を照射し，その内部の電界強度が E のとき，被加熱体の導電率を σ，密度が ρ であれば

$$\mathrm{SAR} = \frac{\sigma E}{\rho} \quad [\mathrm{W/kg}] \tag{6.1}$$

と表される。この SAR には，全身平均 SAR と局所 SAR が考えられている。前者は生体自身が吸収したエネルギーを生体の全質量で割ったもので，後者は，生体内部の特定の箇所で，これを算出したものである。これら温度測定および SAR 測定法については，先の調査結果「電磁界の生体効果と計測」にまとめてあり[5]，詳細はこの書を参照されたい。

6.3 超音波ハイパーサーミア

6.3.1 超音波ハイパーサーミアの研究経緯

前節 1.4 で述べたように，人が聴くことができる音域は，約 20～20 000 Hz といわれている。従来，これより高い音を超音波と呼んできた。しかし，最近のように超音波が様々な分野に応用されるようになるにつれ，超音波は「聴くことを目的としない音」と定義されている。

超音波が初めて癌治療に用いられたという臨床報告は，1944 年のドイツ人 Horvath の論文に見られ[15]†。Horvath は，0.8 MHz，強度 1.5 W/cm² の超音波を 15 分間，ヒトの腫瘍（皮膚癌，内腫など）に照射した。この結果，腫瘍の成長の減少と吸収が見られたもの，数か月で病変が元に戻ったと報告している。

超音波の癌に対する作用機序は，熱のほか，キャビテーション†† が考えられている。超音波が癌治療に注目されてきた主な理由は，次の点にある[10]。

---

† 文献番号は表 6.1 の順を考慮して付してある。
†† 超音波は疎密波であるため，液体中を伝搬するとき過圧と負圧が生じ，ある強度以上になると，負圧によって液体が引き裂かれた状態が起き，空孔（洞）が生じる。この現象をキャビテーションという。

（1） 電磁波照射によるハイパーサーミアに比べ，超音波は比較的容易に体内でビームを収束でき，局所療法が可能となる。

（2） 化学療法，特にドラッグデリバリーシステム（DDS）と呼ばれる局所療法と併用して，その効果を増大させうる。

（3） ハイパーサーミア研究の進展に伴い，プロトコル（治療手順）と治療効果の相関関係が整理され，ハイパーサーミアの有効性が認められてきた。

（4） 癌治療を目的とした超音波装置が開発され始め，体内における音場分布の制御性が改善されてきた。

Kremkau[9]は，超音波ハイパーサーミア技術の変遷を，①導入期（1933～1947年），②活発期（1948～1957年），③悲観期（1958～1972年），④復活期（1973～1979年）に分類している[10]。

この過程における超音波照射効果の判定法としては，超音波単独照射，放射線との併用，化学療法との併用の各場合に大きく分類される。Kremkauの論文[9]を中心に超音波ハイパーサーミアの変遷過程をまとめたものを表6.1に示し，このうち特徴的な事例を以下に解説する。

〔1〕 **超音波単独照射例**

超音波と悪性腫瘍についての最初の論文がNatureに発表されたのは，1933年2月のことであった。これは，Ehrlich腫に対するもので，この腫瘍への照射で特異的な効果は見られなかったと否定的な内容であった。この報告に遅れること14か月後に，我が国でも中原[13]らによって，マウスの腺癌に超音波を照射した結果，腫瘍の増大が見られたとの論文が発表されている。以来，我が国でも腫瘍への超音波照射の論文が発表され始め，短時間照射では腫瘍の増大を，長時間（数分）の照射では，成長の抑制や吸収による除去があったと報告されている。

中原の報告[13]に刺激され，メリーランド大学のBeckとKrantz[14]は，Walker肉腫319に対し複数回の治療を実施した。この研究で，解糖作用の増加と腫瘍の増大が抑制されることが指摘され，熱的作用の関与を示唆している。

臨床応用は，前述したように1944年にドイツで始まったといわれている[15]。

以上のような揺籃期を経て，1948年頃から腫瘍への超音波照射の研究がドイツを中心に活発化し始め，皮膚癌や肉腫などのヒト腫瘍に対して超音波が有効であることが示唆された[17),61)～63)]。しかし，この時期，一方ではその報告に関し懐疑的な報告もなされている[19),64)]。

（a） **高強度照射** 非熱的抗腫瘍効果を期待して，短時間高強度照射法を提案したのは，ソビエト（現ロシア）のBurovであった。ここでは，1.5 MHz，150 W/cm^{2}の超音波

表6.1 超音波ハイパーサーミアの変遷過程

発表者)は関連文献	腫瘍の種類	解説	周波数〔MHz〕	強度〔W/cm^2〕	時間〔min〕
Freundlch,他 (1932)[11]		超音波による加温治療を示唆			
Szent-Györgyi (1933)[12]		超音波と悪性腫瘍の論文			
Nakahara 他 (1934)[13]	マウスの線癌	超音波で腫瘍が増大	0.5	2	1
Krantz (1939)[14] Beck (1940)	Walker 肉腫 319	解糖作用の増加と腫瘍増大の抑制を報告，熱的作用を提唱	0.3		
Horvath (1944)[15]	ヒトの腫瘍（皮膚癌，肉腫など）	○超音波を癌治療に応用した最初の臨床報告 ○腫瘍の成生の抑制と吸収を確認する。数箇月で病変が戻る	0.8	1.5	15
Demmel (1948)[16] Demmel (1949)[17]	ヒト腫瘍	超音波による感受性は悪性腫瘍より良性腫瘍の方が高い			
Nodl (1949)[18]	ヒト腫瘍	超音波が腫瘍に対して感受性がなく正常組織と同程度であると報告			
Buchtala (1948)[19]	ヒト腫瘍	超音波はヒト腫瘍に対して効果がないと報告			
Woeber (1949)[20] (1951)[21] (1952)[22]	・Ehrlich 腹水腫瘍 ・Walker 腫瘍 ・Jensen rat 腫瘍	Ehrlich, Walker 腫瘍に関しては効果なし。Jensen rat 腫瘍には効果があると判定			
Grutz (1949)[23]	Jensen 腫瘍	組織学的研究の立場から，超音波治療の効果が 35 日間持続と報告			
Dittmar (1949)[24]	・Jensen 腫瘍 ・Walker rat 腫瘍	○Jensen 腫に対しては Woeber と同一結果。Walker 腫には耐性があることを報告 ○感受性の高い腫瘍は熱的メカニズムに関連していることも指摘			
Hausser (1949)[25],他	Jensen rat 腫	1kJ/cm^2 の超音波治療線量で，Jensen rat 腫では 60 % の治癒			
Brzustowicz (1951)[26],他	マウスの上衣細胞	小さい腫瘍には再吸収を，大きい腫瘍は成長し続ける			
Woeber (1954)[27]		X 線の増強効果は超音波による加熱が原因，また機械的メカニズムも原因と報告			

表 6.1 （つづき）

著者	腫瘍	内容			
Southan (1953)[28], 他	・癌腫 1025, ・肉腫 MA 387 ・Ridgeway 骨原性肉腫 ・AK-4 白血病など	腫瘍の成長および組織学的変化は見られなかった。また白血球数や生存率も変化なし。これまでの腫瘍破壊の報告は局在腫瘍であったため可能であったと示唆	0.5〜3.8	1〜10	1〜25
Schroder (1952)[29], 他	Walker 256 rat 腫	特異的な効果はない	1.8	15〜20	2〜10
Herrick (1956)[30],[71]	ウサギの骨原性肉腫	骨の超音波吸収能力に期待し、局所加温効果を調べる。種々のレベルの壊死を確認			
Burov (1956)[31]	Brown-Pearce rabbit 種	短時間高強度照射を提案, 腫瘍の再吸収や治癒した宿主が再接種に対して高い耐性を示すこと, 細胞質の RNA 含量が急激に減少することなどを報告	1.5	150	1/60 〜 1/20
Dmitrieva (1960)[32] (1964)[33]	Brown-Pearce 腫	染色体や核内微細構造の変化を電子顕微鏡で調べる。ほとんどが非可逆的と判定			
Woeber (1959)[34] (1963)[35] (1965)[36]	Walker 256 rat 腫	放射線との併用で有用であることを示唆。化学療法の併用について示唆	1	1	5
Clarke (1970)[37], 他	L 5178 Y リンパ腫	X 線に対する非熱的増強はないが熱的増強に関しては今後検討の余地がある。			
Cerino (1966)[38] (1967)[39]	VX-2 腫瘍	腫瘍の持つ遺伝的性質が破壊される。ウサギの頸骨に移植して実験, 髄内温度 50〜60℃…熱的メカニズムの作用を示唆	0.8	150	10
Oka (1960)[40]	胸部腫瘍, 脳腫瘍	我が国における高強度超音波照射の実験, 腫瘍が選択的に破壊できることの臨床成功例			
Weiss (1969)[41], 他	Lewis 肉腫	超音波の転位に関する効果の研究。治療群とコントロール群の差異なし	9	2.5	1
Hill (1970)[42], 他	Walker 256 rat 腫	化学療法との併用に関する最近の報告。mechlorethamine を用いたが, この薬の増感は認められないと報告	1	5〜	—
Clarke (1969)[43], 他	L 5178 Ymouse リンパ腫	細胞破壊を生じたが, これはキャビテーションによるものと推定			
Joshi (1973)[44], 他	・Ehrlich 腹水細胞 ・L 5178 Ymouse リンパ腫	Ehrlich 腹水細胞の電気泳動移動度が減少する原因はキャビテーションによるものと報告	2	10	

表 6.1　(つづき)

著者	対象	内容			
Longo (1970)[45] (1977)[46], 他	Furth-Columbia rat Wilms 腫瘍	腫瘍の平均重量と体積の減少。平均生存期間の増加を認める。熱作用によるもの	1	1.5	5
Marmor (1977)[47]	・マウスの EMT-6 肉腫 ・KHJJ, KHT 肉腫	腫瘍の縮小と治癒。抗腫瘍効果に対しては熱と免疫上の検討が必要と報告	2.7	1〜2	10〜40
Pounds (1979)[48], 他	ヒト腫瘍 (表在性腫瘍21例)	頭頸部の鱗状細胞腫瘍に抗腫瘍効果, 超音波の安全性と表在性腫瘍への有効性を確認			
Martin (1977)[49], 他	Ehrlich 腹水腫瘍	酸素消費が減少, 組織に変化			
Armour (1977)[50], 他	黒色腫細胞	○メラニンを含む細胞が損傷 ○ chlorpromazine と kanamycin と超音波を併用。細胞の損傷が増大	1	2	35/60
Kishi (1975)[51], 他	Murine 神経膠腫	高強度超音波照射, 成長抑制, 生存率の増加	0.9	100〜1 000	1/60〜1/6
Fry (1977)[52] (1978)[53]	・Simian 髄芽細胞腫 ・ヒト神経膠芽細胞腫 ・HB 8 細胞懸濁液	○高強度超音波照射, 腫瘍の消失を認め, 33% の治癒があった。超音波収束方式を採用 ○超音波と BCNU を併用, BCNU 単独ではコントロール群の 65% であるが, 併用すると 25% に細胞数が減少	1 1	720 1	7/60 10
Gavrilov (1973)[54] (1975)[55], 他	White mouse の肉腫 37	X 線との併用でその感受性が高まる	0.9	0.5	3
Witcofski (1978)[56]	C 3 HBA mouse 乳房腫瘍	X 線との併用で変化がなかったが, 腫瘍辺縁が十分加熱されなかったためと考えられる	1.9	1.5	
Fleischer (1975)[57]		超音波が腫瘍の放射線感受性を高める機構について考察			
Krenkau (1976)[58] (1978)[59], 他	L 1210 mouse 白血病細胞 (懸濁液中)	5 種類の抗癌剤を用いて超音波との併用効果を調べる。生存率が増加し有効性を確認	1	2	35/60
Heimburger (1975)[60], 他	ヒト悪性脳腫瘍(4人の患者)	methlycyclohexyl-chloroetyl nitrosourea の投与と超音波の併用。化学療法を改善した徴候を確認		3	10

〔F. W. Kremkau : Cancer therapy with ultrasound : A histrical review, J. Clin. Ultrasound, **7**, pp.287-300 (1979)を参考にまとめた〕

を 0.017〜0.05 秒間照射している[31],[65]。Burov や Dmitrieva らは，この超音波治療で，brown-pearce rabbit 腫の再吸収がもたらせること，超音波治療された腫瘍のほか，照射されていない部位の転移腫瘍も再吸収したこと，いったん治療された宿主が，腫瘍の再接種に対して高い耐性を示すことなどを明らかにしている。この後，1960 年に我が国では，岡[40]によって Burov[31] の追試が行われ，胸部腫や脳腫瘍が選択的に破壊しえたという臨床報告を行っている。また，青木ら[66],[67] は，ラット肉腫を破壊し転移を抑制できたと報告している。また，岸ら[51],[68] は，腹壁に移植した murine 神経膠腫に 0.9 MHz，0.1〜1 kW/cm² の高強度超音波を 1〜10 秒間照射し，低強度では腫瘍増大の傾向が，高強度では，成長抑制，生存率の増加という結果を得ている。

また，インディアナ大学の Fry らは，集束超音波方式を採用して，ハムスターの脇腹に生じた simian 髄芽細胞腫に 1 MHz，720 W/cm² の照射を約 1 秒間照射した結果，腫瘍が消失し，33 % の治癒があったと報告している。この場合，超音波集束領域が，腫瘍サイズより小さくなるものが使われている[52],[53]。

（b） **骨に対する効果**　超音波の骨に対する高い吸収力に着目した研究として，Minnesota Rochester Mayo Fundation の Herrick らの研究がある[69],[70]。これは，ウサギの骨原性肉腫について検討したもので，種々の肉腫に関し壊死が腫瘍内で認められている。また，前癌状態の病変に対し，超音波を照射したものとしないものとの比較では，照射したものは肉腫の発達は停止したが，照射しないものは骨原性肉腫に発達したと報告されている。

その後，1965 年には，Cerino ら[38],[71] がウサギの頸骨に移植された VX-2 腫瘍を用いた研究を行い，骨髄内温度が 50〜60 ℃ となった結果，腫瘍の持つ遺伝子的な性質が破壊されたと報告し，機序として熱作用の根拠を与えている。

（c） **転移に関して**　転移に関する超音波効果については，Weiss と Holyoke[41] が Lewis 肉腫に 9 MHz，2.5 W/cm² の超音波を 1 分間照射した研究がある。治療群とコントロール群では，転移の発生状況に変化は見いだせなかったと報告している。

（d） **キャビテーション**　超音波固有のキャビテーション現象に言及した研究として初期の Clarke らの報告がある[42]。これは L 5178 Y mouse リンパ腫細胞の破壊をキャビテーションによるものとしている。また，Sutton の癌研における Joshi らによって Ehrlich 腹水細胞と，L 5178 Y mouse リンパ腫細胞が検討され，Ehrlich 腹水細胞の電気泳動移動度が減少するメカニズムは，キャビテーションに基づいていると報告されている[44]。

（e） **特殊な事例**　Williams は，Ehrlich 腹水細胞に超音波治療を行うと水の透過性が増加する現象を，また音響 microstreaming によって，この細胞のプラズマ膜が除かれることを報告している[72],[73]。また，Loch らは，超音波が HeLa 細胞の増殖に干渉することを指摘している。

低強度超音波を用いて全身治療を試みた場合の報告もある[74]。これは, 腹水肝腫瘍細胞に 1 MHz, 1～2 W/cm² の超音波を 1 時間照射した結果, 生存率が治療とともに増したと報告している。この場合, 金のコロイド注入が併用されている。

〔2〕 放射線との併用

放射線との併用に関する初期の論文が発表されたのは, 1949 年前後からである。X 線の増強効果は超音波による加熱によってもたらされることのほか, 細胞学的研究に基づく機械的なメカニズムも一つの要因として研究されている。Woeber は, 超音波だけでは臨床的に有意性がないが, 放射線との併用で効果的であると結論している[34]～[36]。例えば, X 線量を 50% 減少しても, X 線単独と同等の効果があることを指摘している。また, Spring は, 2 MHz の超音波を用いた際の発芽腫の放射線感受性の増加について研究している[75]。さらに, Sutton の癌研の Clark と Hill は, L 5178 とリンパ腫などの研究で, X 線併用時の非熱的増強はないとしながらも, X 線治療時の増強に関しては今後研究の余地があると述べている[37]。

旧ソビエト科学アカデミーの Gavrilov らも, 超音波照射によって電離放射線の腫瘍に対する感受性を高めることを報告している[54],[55]。このほかキエフの Institute of Oncology Problem の Shuba がラットの皮下肉腫の増強効果を[76], また Witcosfski と Kremkau らが超音波と TCD_{50} との関連を報告している[56]。

〔3〕 化学療法との併用

化学療法との併用は, イリノイ大学で催されたシンポジウムで Woeber が示唆している[36]。

Hill は, Walker 256 rat 腫を用い, 1.5 MHz の超音波を照射し, 薬剤として mechloretnamin を用いたが, 薬の増感は見られなかったと報告している。また, Kremkau, Kaufmann らは, 懸濁液中の L 1210 mouse 白血病細胞に 1.9 MHz, 10 W/cm² の超音波を 10 分間照射し, この細胞をマウスに植え付け生存率を調べた。この結果何ら変化は見られなかったが, 抗癌剤と懸濁液の超音波処理との併用では, 薬剤単独の場合より生存率が増加したことを明らかにしている[58],[59]。この効果の一部は薬剤濃度に依存する熱的メカニズムによっていると考えられている。また超音波による細胞損傷は, 通常であれば修復されるが, 細胞毒性のある薬剤の存在下では修復が阻止されることが考えられ, この点からも化学療法の併用が有効であると考えられている。

また, Armour らは, 黒色細胞に選択的に損傷を与えるといわれている薬剤 kanamycin と chlorpromazine を超音波と併用した結果, 細胞の損傷が増大したと報告している[50]。

臨床応用としてインディアナ大学の Heimburger らが, 悪性脳腫瘍の 4 患者に methly cyclo hexyl-chloroethyl nitrosourea の投与と 1 日 2 回の超音波照射を行い, 超音波の薬剤

に対する有効性を示唆している[60]。さらに，同大学のFry[52),77]らは，ヒト神経膠芽細胞腫HB8細胞懸濁液に超音波とBCNUを併用した場合の研究を行っている。超音波単独ではコントロール群の68％に細胞数が減少，BCNU 2μg/mlを用い1時間の培養を行うとコントロール群の65％に，また超音波を併用すると25％まで細胞数が減少したと報告している。

以上は，Kremkauの論文[9]を中心にした1970年代半ばまでの超音波ハイパーサーミア研究を概観したものであるが，必ずしも十分な性能の超音波照射装置がなかったこの時期に，現在の超音波ハイパーサーミアの礎石が敷きつめられたと言っても過言ではない。

6.3.2 最近の超音波ハイパーサーミア

近年，超音波ハイパーサーミア専用の装置が開発され始め，研究もより緻密に，また臨床応用へと発展している。最近の超音波ハイパーサーミアに関する臨床例としては，米国スタンフォード大学グループの論文[78)~81]，同じくアンダーソン病院のもの[82)~84]，アリゾナ癌センター[85]やMIT[86)~88]などがあり，ヨーロッパでは，フランスのCentre A. Vautrin[89]などが挙げられる。我が国でも超音波ハイパーサーミア専用のアプリケータシステムが開発され[90]，臨床データが発表されている[91)~93]。

また，超音波の生物作用から始まり，超音波の非熱的作用と温熱，電離放射線（主としてX線）と超音波の熱的作用および非熱的作用に関し，これらの相互作用を詳細に論じた論文が近藤，加納らによってまとめられている[94]。ここには熱的，非熱的作用を中心とした最近の多くの文献が整理されている。

6.4 超音波ハイパーサーミア装置

近年，加温を目的としたハイパーサーミア専用の装置が開発されている。これらは，浅部や深部を局所加温するために改良された超音波振動子に主な特徴がある。

6.4.1 各種の振動子

超音波アプリケータの最も基礎的な構成を図6.1に示す。これは，超音波を発生させるために振動子，生体の音響インピーダンスと整合をとるための整合層のほか，アプリケータ後方への音を吸収し，余分な振動を抑え，パルス幅を短くするため，振動子の背面に設けたパッキング材からなっている。

ハイパーサーミアに限らず超音波を利用した各種診断装置においても，超音波を生体浅部や深部へ，またビームを局所化するための制御手段として，次のような種々の振動子が考え

142   6. 波動を用いた癌治療

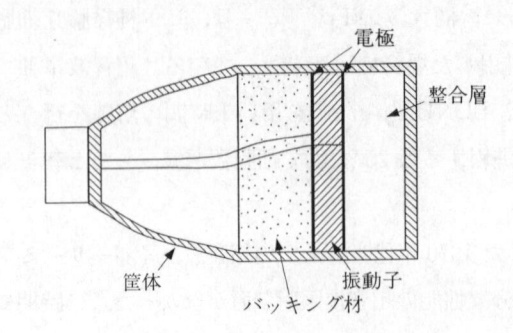

図 6.1 円形平板振動子による超音波アプリケータの基本構造

（図中ラベル：電極、整合層、筐体、振動子、バッキング材）

	正面図	側面図
（a） シングルアレー		
（b） フェイズドアレー		
（c） アニュラーアレー		
（d） マトリックスアレー		

図 6.2 超音波振動子の種類（振動子の配列法には，断面を見た形状が直線状（リニア）のものと，曲線状のものがある）

られている。

シングルアレー　シングルアレーと呼ばれる振動子は，図 6.2(a)に示すように，単板の振動子が用いられている。通常凹面形状に構成したフォーカス方式が使用されている。構造が簡単である上によい性能であるために広く利用されている。

フェイズドアレー　図 6.2(b)に示すように，複数の振動子からなる。位相を電子的に制御するフォーカス方式で，超音波の走査線の走査方向の制御もできる。これには，小さい振動子を直線状に配列したリニアアレーと凸または凹面上に配列されたカーブドアレー〔図 6.2(b)の場合〕（前者をコンベックス，後者をコンケイブアレーともいう）がある。

アニュラーアレー　これは図 6.2(c)に示すように，リング状の振動子を同心円状に配列したもので，電子フォーカス方式である。フォーカスの領域を広くとれる特徴がある。走査は機械的に行っている。

マトリックスアレー　これは図 6.2(d)に示すように，碁盤目状に振動子を2次元配列した構成である。これは縦，横両方向へのビーム制御が同時にできる特徴を有している。

6.4.2 ハイパーサーミア装置の構成例

超音波ハイパーサーミア装置は，前述のような振動子の構成に特徴づけられる各種のものが開発されている。以下，これらの装置の基本構成について概説する。

ハイパーサーミアでは，超音波が生体表面で反射することなく入射できるように整合をとる必要がある。このように生体の音響インピーダンスと整合をとるための音響媒質として，通常，水が使われている。しかし，超音波が透過してゆく水中でキャビテーションが生じるという問題がある。このことを改善するために超音波振動子の近傍にキャビテーション防止用の真空ポンプとエアトラップを用いた装置（脱気装置）が開発されてきた[95]。またアプリケータと体表面のすき間に空気層が生じ超音波が減衰することを除去するために，アプリケータ表面と皮膚間にカップリング用音響ゲルを塗布することが考えられている[96]。

〔1〕 表層部加温用アプリケータ

表在性腫瘍加温用に Hunt によって提案されたアプリケータを図 6.3 に示す。圧電素子は最大 $200\,W/cm^2$ の出力で RF 帯で駆動されている。アプリケータ内は水を循環させシリコーンゴムの膜で封じられている。このシリコーンゴムの薄膜と皮膚の間に超音波ゲルを塗布し密着させることによって音響的な整合をとっている。

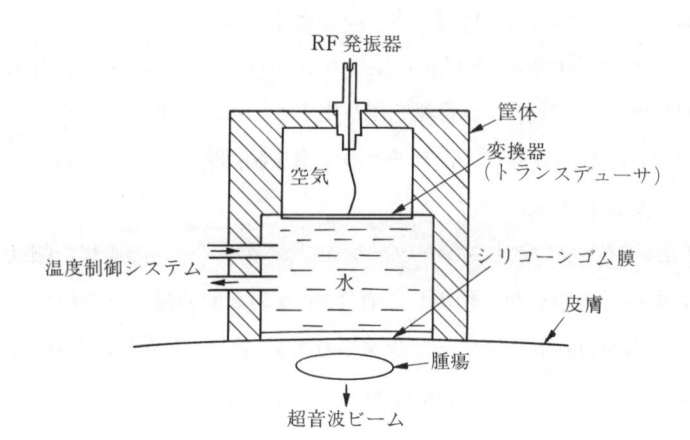

図 6.3 表在性腫瘍加温用アプリケータ

また，表在性腫瘍加温装置として，治療部位における血流分布の違いによる冷却を補償するために，フェイズドアレーを用いたアプリケータが Underwood らによって提案されている[97]。これは 2 cm 角の素子を 4×4 に配列したものである。

〔2〕 深部加温用アプリケータ

深部加温用アプリケータは，①単一または複数の超音波ビームを腫瘍に照射したり，集束させる方法，および②腫瘍に対して集束されたビームを高速で走査して，温度分布を改善する方法に大きく分類される。①の集束ビームを使う固定焦点型音源の特殊な例として，図 6.4 に示すように眼球後壁面の腫瘍治療を行うものが，Coleman らによって提案されてい

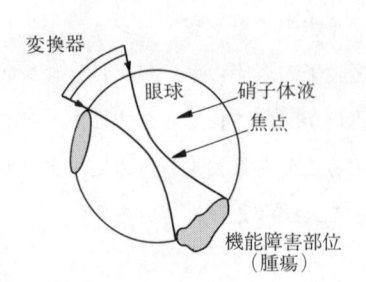

図 6.4 眼球後壁面の腫瘍治療原理 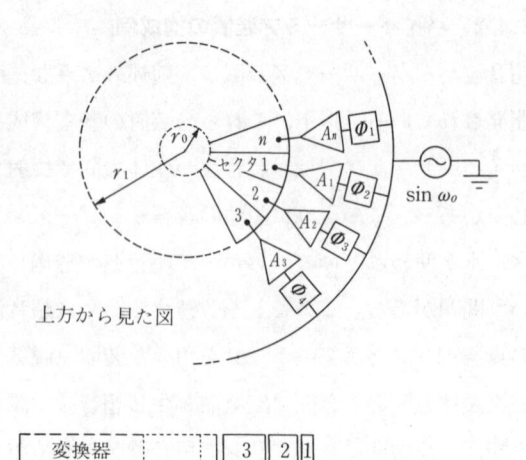   **図 6.5** Cain と Umemura らの開発による vortex phased array（同心円状の音場が出来るように球面上のレンズを用い，パイ形の素子を独立した位相で駆動する）

る[98]。これは，眼球後壁部の腫瘍を治療するもので，硝子体の集束作用を利用しいったんビームを集束させ，その後の拡散したビーム径を利用するものである。

超音波の集束技術として，Cain と Umemura が開発した方法がある[99]。これは同心円状に超音波を集束させかつ不要な集束点を生じない音場を作り出すもので，**図 6.5** に示すような同心円状にパイ形素子を配列したものである。各素子への位相を制御することで，同心円状の集束部位の直径を電気的に変更できる。

また，平面振動子を用いると，フラウンホーファーゾーンとフレネルゾーンの遷移距離近傍で超音波ビームが少し集束する。このことを利用して直径 6 cm の 6 個の振動子を用いたものが，スタンフォード大学の Fessenden らによって提案されている[100]。しかし，これは，アプリケータが大きすぎ生体への密着性の点から適用範囲が制約されるものである。

〔3〕 走 査 型

上述のように，ビームを集束させることは腫瘍の局所加温が可能となる反面，大きい腫瘍を均一に加温することは困難である。この問題を解決するために，集束超音波ビームを走査する方法が考えられている。Lele らは，0.9 GHz の集束超音波を半径 1 cm および 3 cm の同心円上に走査する方法を提案している[101),102]。つまり，これは腫瘍の辺縁近傍を加温すれば，血流および熱伝導によって腫瘍全体がほぼ均一に加温できるという考えに基づいたものである。**図 6.6** に示すようにホットスポットを生ずることなく一様な分布が得られている。

一方，Hynynen[103] らは，**図 6.7** に示すように直径 7 cm の四つの振動子を診断用振動子の両側に二つずつ置いたアプリケータを提案している。

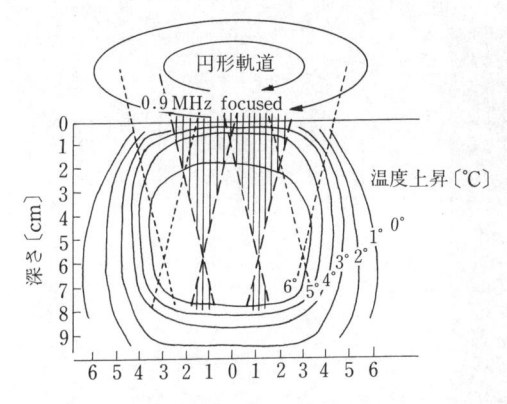

6.4 超音波ハイパーサーミア装置　　145

（a） *in vitro* によるウシ筋肉中の温度分布
　　　（0.9 MHz, 2 ビーム走査）

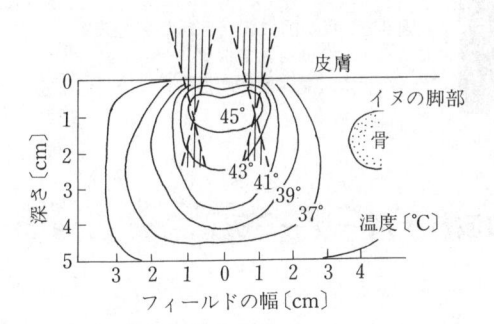

（b） *in vivo* によるイヌの脚中の温度分布
　　　（1.8 MHz, 1 ビーム走査）

図 6.6 集束ビーム走査型アプリケータによる加温の様子

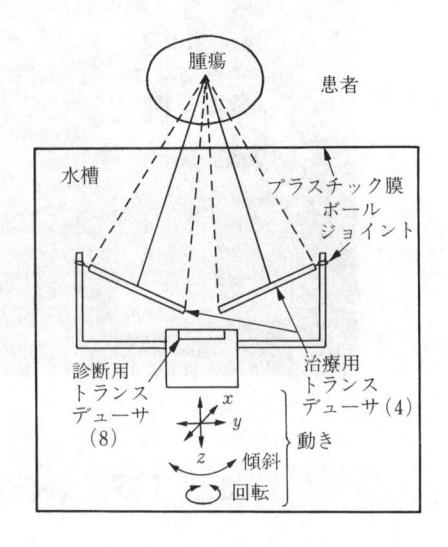

図 6.7 多素子走査型アプリケータ（超音波診断装置（Ausonic Inc. Australia）に四つのトランスデューサ（直径 13 cm，曲率半径 34 cm，周波数 1 MHz）を追加したもの，ガントリーは五つの自由度を持っている）

　他方，アニュラーアレーを応用したものとしては，円錐状に振動子を配列したものが Hunt らによって提案されている．超音波集束ビームが中心軸上に強く集束し，超音波源から離れるに従って平均強度が増加する特性を示す．また，このアニュラーアレーに属する胸部癌用の特殊なものとして，超音波振動素子を 8 個のリング状スタックに配列し，各リングの振動素子を高周波と低周波で交互に駆動するものがハーバード大学の研究グループによって発表されている．

　我が国では，目的とする治療部位の状況に応じてアプリケータサイズと振動周波数を変えることができる平板単一振動子を用いたものが開発されている[90]．図 6.8 にこのシステムを示す．有効加温領域は，最大直径 160 mm，最大深さ 130 mm で，周波数は 500 kHz～5 MHz の範囲である．アプリケータのアーム部の駆動も扱いやすく，電気的に制御されており本格的な超音波アプリケータシステムである．

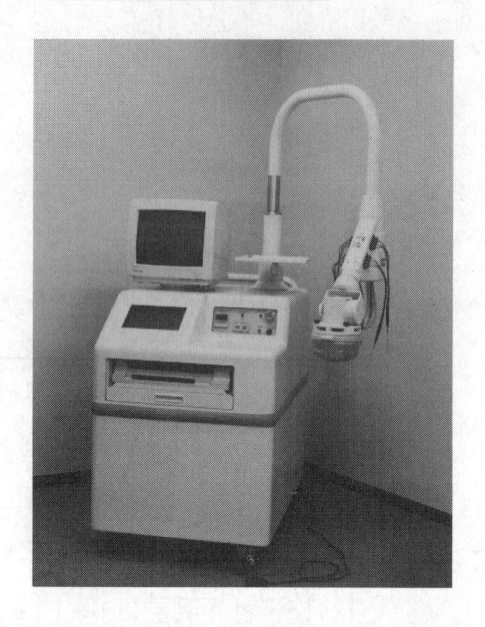

図 6.8 我が国で開発された超音波ハイパーサーミアアプリケータシステム〔島津製作所提供〕

6.5 RF・マイクロ波ハイパーサーミア

6.5.1 加温範囲

ハイパーサーミアは，全身を加温†することにより治療する全身ハイパーサーミア，局所・領域を加温することにより治療する局所ハイパーサーミアに大別することができる。

全身ハイパーサーミアは，人工的な全身加温により治療を施す方法である。加温法として，体外循環により血液を直接加温し還流する方法，温水や温めたワックスに浴する方法，ホットスーツなどで全身を包み込み加温する方法がある。全身ハイパーサーミアは，癌が進行した患者に対して行われるが，心拍数，血圧の上昇を招き患者の体力を極度に消耗し，全身状況の管理が難しい治療法とされている[104),105)]。また，体内の熱に対する受容性（主として脳）が問題となり，全身を 42°C 以上加温することができず，癌細胞の温熱感受性が高いという特性を十分生かしているとは必ずしもいえない。

これに対して局所ハイパーサーミアは，局在性の癌に対して選択的な加温を施す方法であり，加温範囲が選択でき人体適応温度範囲の上限である 44〜45°C まで加温することができる。局所・領域加温は全身加温と比較すると，加温範囲を限定しているため患者に対する負担は少なく，癌細胞の温熱感受性が高いという特性を最大限生かすことができる有効な治療法であると考えられる。局在性の癌が深部に位置しているなどの理由で選択的な加温が施せ

---

† ハイパーサーミアの温度は一般に上限がせいぜい 45.0°C 程度であり，「高温」と称してもタンパク質が熱的な変成を受けるには至らない比較的低い「高温」で治療を行うという観点から，この分野では一般的に「加熱」のことを「加温」と称している。

ない場合，あるいは癌が浸潤している場合，および治療対象領域が広く，すべての癌に対して患部全体を治療温度まで加温することが困難である場合などは，比較的広範囲な正常組織部分も含んだ領域加温が施される。

　局所・領域加温を実現する方法として，電波，超音波のような物理的エネルギーが最も多く利用されている。さらに電波を用いた臨床用加温装置の中では，周波数範囲が300 MHzまでのラジオ波（radio frequency, RF）を用いたもの，およびそれ以上の周波数であるマイクロ波（microwave, MW）を用いたものに大別することができ†，波長による電波の振舞いの違いから，異なる加温法が適用されている[106),107)]。ハイパーサーミアの臨床に用いられる加温方法についてまとめると表6.2に示すようになる。6.5節では，局所・領域加温を行うために我が国で最も普及している，RF・マイクロ波ハイパーサーミアについての加温法に関して主として述べる††。

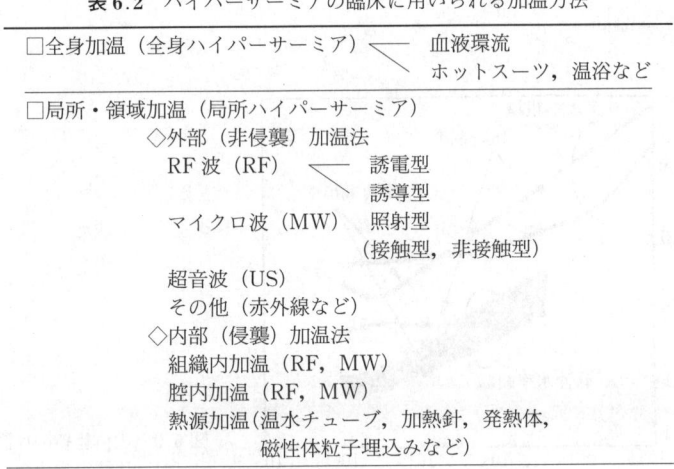

表6.2　ハイパーサーミアの臨床に用いられる加温方法

```
□全身加温（全身ハイパーサーミア）──── 血液環流
                                    ホットスーツ，温浴など
□局所・領域加温（局所ハイパーサーミア）
    ◇外部（非侵襲）加温法
        RF波（RF）──── 誘電型
                       誘導型
        マイクロ波（MW）　照射型
                       （接触型，非接触型）
        超音波（US）
        その他（赤外線など）
    ◇内部（侵襲）加温法
        組織内加温（RF, MW）
        腔内加温（RF, MW）
        熱源加温（温水チューブ，加熱針，発熱体，
                磁性体粒子埋込みなど）
```

6.5.2　RF・マイクロ波加温の理論

　RF加温では，ジュール損，または電磁誘導による渦電流損による発熱となり，マイクロ波加温では，ジュール損に誘電損による発熱が加わる。加温の対象となる生体の透磁率 μ は真空中の透磁率 $\mu_0 (= 4\pi \times 10^{-7} \mathrm{[H/m]})$ とほぼ等しいと考えられるため，一般に $\mu = \mu_0$ と

---

† 電波の周波数領域の中で，一般に300 MHzあるいは1 GHz以上の周波数に対してマイクロ波（MW），それ以下の周波数をラジオ波（RF）と呼んでいる。ハイパーサーミアでは人体に電波を照射する際，電波は人体の誘電率によって波長短縮を受けるため，一般にはマイクロ波領域で用いられている技術をより低い周波数に適用することができる。このため，100 MHz程度の周波数を用いた場合でもマイクロ波加温と称する場合がある。これに対して数十MHz以下の周波数を用いた加温をRF加温と称している。

†† ラジオ波をRFと省略するのと同様に，一般にマイクロ波はMWと省略されるが，この分野ではMWハイパーサーミアという用語はあまり定着していない。したがって本文では，マイクロ波については，RFに対してMWと省略せずに「マイクロ波」とする。

することができる。また導電率 σ [S/s] は誘電率を複素量 $\varepsilon^*(=\varepsilon'-j\varepsilon'')$ として扱うと，σ/ω を虚部である ε'' とおくことにより（ω [rad/s]：角周波数），生体の電気的定数を複素誘電率という一つの定数にまとめて扱うことができる†。ここで，$\varepsilon_0(=10^7/4\pi c^2 ≒ 8.854×10^{-12}$ F/m，c は光速）は真空の誘電率，ε' は誘電率，ε'' は誘電損率という。生体に高周波電流を流したり，電波を照射したときの生体内部の高周波電流，電磁界分布の様子を知るためには，まず生体の複素誘電率を知る必要がある。真空の誘電率 ε_0 に対する複素誘電率という形で，複素比誘電率は $\varepsilon_r^* = \varepsilon_r' - j\varepsilon_r''$ によって表示することもある。ただし $\varepsilon^* = \varepsilon_0 \varepsilon_r^*$ である。ここで，ε_r' は比誘電率，ε_r'' は比誘電損率と呼ばれている。

　生体組織の複素誘電率は組織の種類によって大きく二つに分けることができる。一つは筋肉や皮膚のように水分含有量の多い組織（高含水率組織），ほかは脂肪や骨などの水分含有量の少ない組織（低含水率組織）である。それぞれの周波数特性は，*in vivo*，*in vitro* によっても異なり，個体差もあるため文献値にも大きなばらつきがあるが，これらをまとめた結果を図 6.9 に示す[108),109)]。

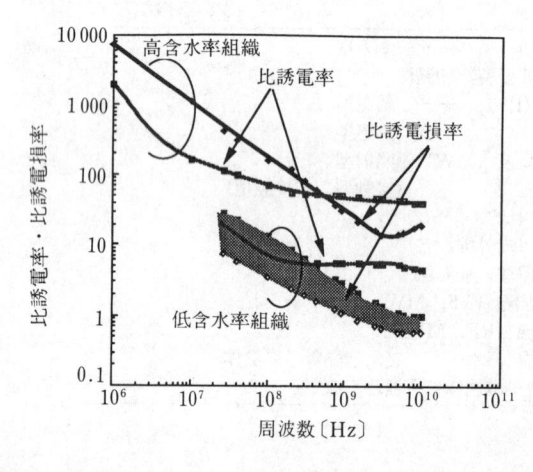

図 6.9　生体組織の比誘電率と比誘電損率

　電波などの物理エネルギーを用いた加温では，組織内部から発熱する。このため発熱を，単位質量に吸収される単位時間当りのエネルギーとして，SAR（specific absorption rate）で示す††。SAR は W/kg で表され，加温される組織の中に流れる電流 J あるいは組織に加わる電界 E を用いて求めることができる。

　RF による加温では，生体内部に流れる高周波電流により発熱が起きる。発熱はジュール

---

† 複素誘電率の虚部は本来，導電流に由来する導電率に関する項（σ/ω）と，誘電損失に由来する誘電損率の項 ε'' からなるが，σ/ω と ε'' の寄与を分離することは一般に困難である。したがって，これらをまとめて σ として扱う場合，あるいは ε'' として扱う場合があるが，6.5 節では ε'' として一括して扱うこととする。
†† SAR を翻訳すると「比吸収率」となるが，SAR として一般に用いられているため，本文でもこれに従う。

熱によるものであり，加温組織中に流れる電流により組織中の単位体積当りに消費される電力 P_d は以下のとおりとなる。

$$P_d = \frac{1}{2}JE = \frac{1}{2}rJ^2 \quad [\mathrm{W/m^3}] \tag{6.2}$$

ただし，J [A/m²] は電流密度，E [V/m] は電界，r [Ω·m] は媒質の抵抗率である（$r=1/\sigma$）。したがって SAR は ρ [kg/m³] を組織の密度とすると

$$\mathrm{SAR} = \frac{1}{2\rho}rJ^2 \quad [\mathrm{W/kg}] \tag{6.3}$$

となる。これより SAR は組織を流れる電流の2乗と抵抗率の積に比例していることがわかる。

一方，マイクロ波による加温は，組織中の単位体積当りに消費される電力 P_i について，電界を用い求めると以下のとおりとなる。

$$P_i = \frac{1}{2}JE = \frac{1}{2}\sigma E^2 \quad [\mathrm{W/m^3}] \tag{6.4}$$

上式から SAR は以下のように示される。

$$\mathrm{SAR} = \frac{1}{2\rho}\sigma E^2 \quad [\mathrm{W/kg}] \tag{6.5}$$

これより SAR は組織に加わる電界の2乗と導電率の積に比例していることがわかる。

組織の複素誘電率をもとに電波（平面波）の伝搬定数 k^* が求まる。ここで，平面波の電界強度は深さ z に対して

$$\boldsymbol{E} = \boldsymbol{E}_0 e^{-jk^*z} \tag{6.6}$$

となる。ただし $\boldsymbol{E}_0$ は進行方向に対して垂直面内で振動する電界の初期値である。伝搬定数から減衰定数 α [Np/m] および位相定数 β [rad/m] などの2次定数が得られ，これらは，特にマイクロ波を用いた電界による加温において，加温範囲を推定する際に有効である。伝搬定数と位相定数，減衰定数の関係は

$$k^* = \beta - j\alpha \tag{6.7}$$

となる。ただし $j = \sqrt{-1}$ である。式中の位相定数によって，媒質中の波長 λ [m] は以下のように示される。

$$\lambda = \frac{2\pi}{\beta} \tag{6.8}$$

また，電波が上式で示される伝搬定数の媒質中を伝搬するときに，電力密度が $1/e$（約37％）になる深さを浸透深度（浸透深さ）というが（e は自然対数の底），このときに浸透深度 d [m] は以下のように示される。

$$d = \frac{1}{2\alpha} \tag{6.9}$$

したがって，これより電力密度が入射電力に対して約37％に減少する深さを求めることができる．ただし，減衰定数と位相定数は複素比誘電率から以下の式を用いて得られる．

$$\alpha = \sqrt{\frac{1}{2}\omega^2\varepsilon_0\mu_0(\sqrt{\varepsilon_r'^2+\varepsilon_r''^2}-\varepsilon_r')} \tag{6.10}$$

$$\beta = \sqrt{\frac{1}{2}\omega^2\varepsilon_0\mu_0(\sqrt{\varepsilon_r'^2+\varepsilon_r''^2}+\varepsilon_r')} \tag{6.11}$$

図6.10に，上式から求められる，周波数に対する高含水率組織および低含水率組織内部の波長，および浸透深度を示す．図6.9および図6.10からわかるように，高含水率組織の誘電率および誘電損率は，低含水率組織の誘電率の10倍近くにも及ぶ．これによって，高含水率組織中における波長および浸透深度は低含水率組織に対し，約10分の1となっている．

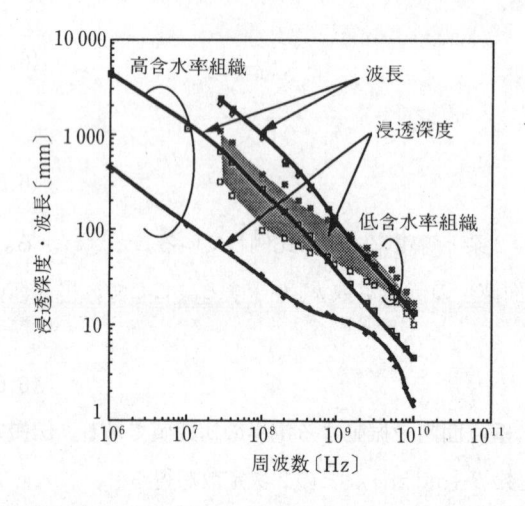

図6.10 組織中における平面波の波長と浸透深度

電磁界解析により得られたSAR分布から，熱輸送方程式を用いることにより温度分布を求めることができる．熱輸送方程式は

$$\rho c \frac{\partial T}{\partial t} = \text{SAR} + \kappa \nabla^2 T - V_s(T-T_0) \tag{6.12}$$

によって表される．ただし，T〔℃〕は温度，T_0〔℃〕は組織に流れる血液温度，c〔cal/(g・℃)〕は組織の比熱，κ〔cal/(cm・℃・s)〕は熱伝導率，V_sは血流量と熱容量の積である．

6.5.3 加温方法

電波を利用したハイパーサーミアにおける臨床用加温装置の中で，RFやマイクロ波を用いた加温装置は外部からエネルギーを照射する外部加温法，内部に置かれたエネルギー源により加温する内部加温法に分類することができる（表6.2）．加温するためのエネルギーを加温対象となる人体患部に放射（結合）する素子（アンテナ，電極など）をアプリケータ

(applicator) と呼んでいるが，このアプリケータを直接生体内に刺入，挿入することによりエネルギーを結合する方式を侵襲形，生体に傷をつけずに加温エネルギーを結合させる方式を非侵襲形と称している．非侵襲形では，生体外部に置かれたアプリケータにより電波エネルギーを照射し，このエネルギーにより腫瘍部を加温する外部加温が一般に用いられる．

電波を利用した非侵襲加温技術は，RF からマイクロ波に至る周波数範囲で広く用いられているが，周波数により生体内部における電波の波長が異なるために，生体に対する電波の結合方法，アプリケータの形状が異なるだけでなく，生体内部での電波の振舞いが異なってくる．非侵襲形アプリケータは，生体表面に直接接触し使用する接触型，生体表面から離れて使用する非接触型に分けられる．いずれの場合も空冷，水冷などの表面冷却を併用し使用される．

RF では図 6.11 に示すような誘電型，図 6.12 に示すような誘導型加温法が適用される[110]〜[112]．RF はマイクロ波と比較し，高周波電流を生体深部まで通過させることは容易であり，深部までの加温が可能であるが[113]，誘電型加温では抵抗率の低い筋肉などの高含水率組織に比べ，抵抗率の高い脂肪などの低含水率組織の方が発熱しやすく，波長が長いため加温範囲を限定することが困難である．誘電型加温法は我が国では広く用いられており，本法は胸部，頸部，腹部，臀部，骨盤腔，四肢などの広い範囲に適応可能であるが，導電率の低い脂肪層の過熱に注意する必要がある．アプリケータと患部の密着が重要で，オーバレイボーラスの利用やゼリーを患部に塗布するなどして，電極と生体との間に空気の層ができないように加温することが重要である．最近は電極の一方を腔内加温用電極あるいは組織内加温用電極とし，膀胱，前立腺，直腸，子宮などの腔内加温および組織内加温を行うことも可能となっている[114]．

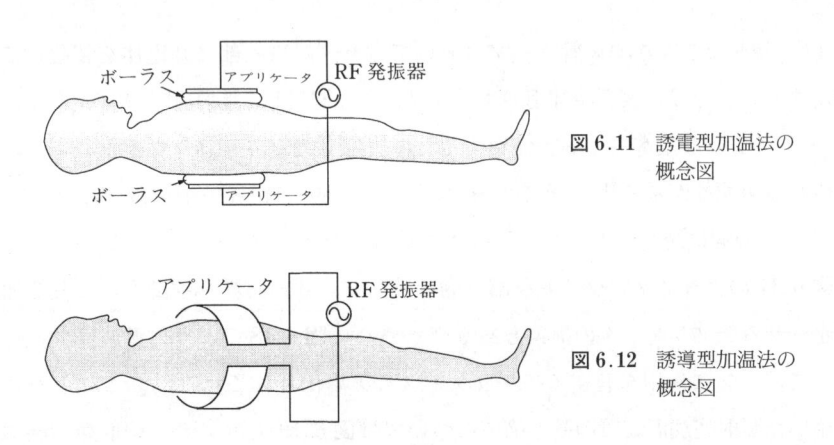

図 6.11 誘電型加温法の概念図

図 6.12 誘導型加温法の概念図

マイクロ波を用いた外部加温では照射型加温法が用いられる．マイクロ波を用いた外部加温で多く使用される導波管型アプリケータの概略を図 6.13 に，薄型に設計可能なマイクロ

図6.13 導波管型アプリケータ概略図

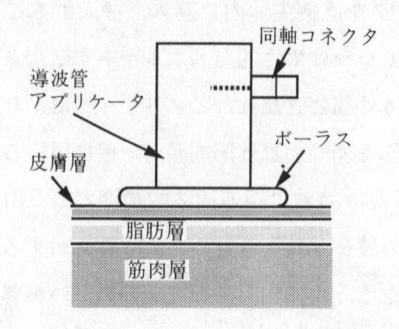

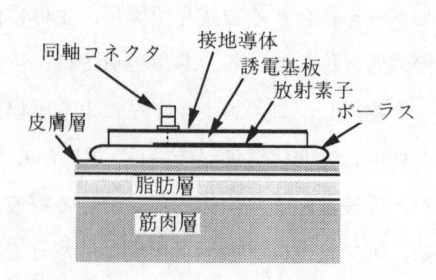

図6.14 マイクロストリップパッチ型アプリケータ概略図

ストリップパッチ型アプリケータの概略を図 **6.14** に示す[115),116)]。またマイクロストリップパッチ型アプリケータでは，誘電体基板に冷却水を利用することで，より薄く柔軟性の高い構造にすることが可能である。図 **6.15** にその構造の一例を示す[117)]。

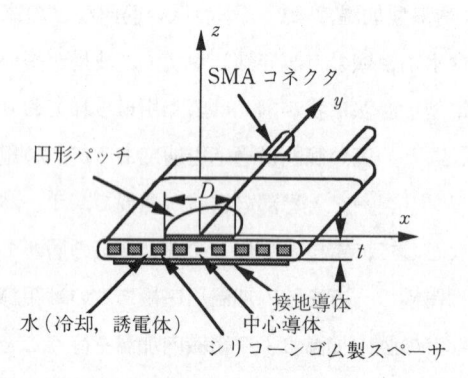

図6.15 柔軟性の高いマイクロストリップパッチ型アプリケータ

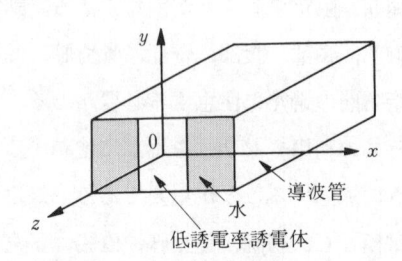

図6.16 誘電体を装荷したアプリケータ

　図6.13 に示したような導波管タイプにおいては，一般に内部に誘電体を装荷して小型化して使用する。この場合表面冷却用の水バックは整合層としても作用する。ただし導波管を TE_{10} モードのような基本モードで使用すると中央部分の電界が強くなるため，この部分で熱傷が生じる可能性がある[118)]。そこで導波管の中央部分の電界集中を避けるために，図 **6.16** のように部分的に誘電率の異なる誘電体を装荷したアプリケータも考案されている[119)]。また，図 **6.17** のようにフェライトを部分的に装荷し，外部磁界を制御することで加温パターン変化させるアプリケータの提案もある[120)]。さらに図 **6.18** のように導波管アレーを一体構造にして，レンズ作用を有するアプリケータも実用化されている[121)]。これらのアプリケータを用いた照射型加温装置の基本構成については図 **6.19** に示す[122)]。照射型加温は，加温部位の選択性に優れており，患者に対する負担は少なく，導電率の低い脂肪などの低含水率組織に比べ，一般に腫瘍が含まれる導電率の高い，高含水率組織の方が発熱しやすいという

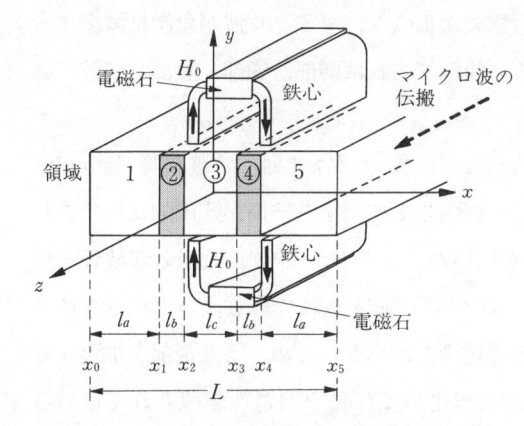

6.5 RF・マイクロ波ハイパーサーミア

領域 1, 5：水　　　　　$\varepsilon = 78\varepsilon_0$　　$\mu = \mu_0$
領域 2, 4：フェライト　$\varepsilon = 12\varepsilon_0$　　$\mu = \mu_r' \mu_0$
領域 3：誘電体
　　　　（発泡体）　　$\varepsilon = \varepsilon_0$　　　$\mu = \mu_0$

図 6.17 フェライト，誘電体と水を装荷導波管アプリケータ

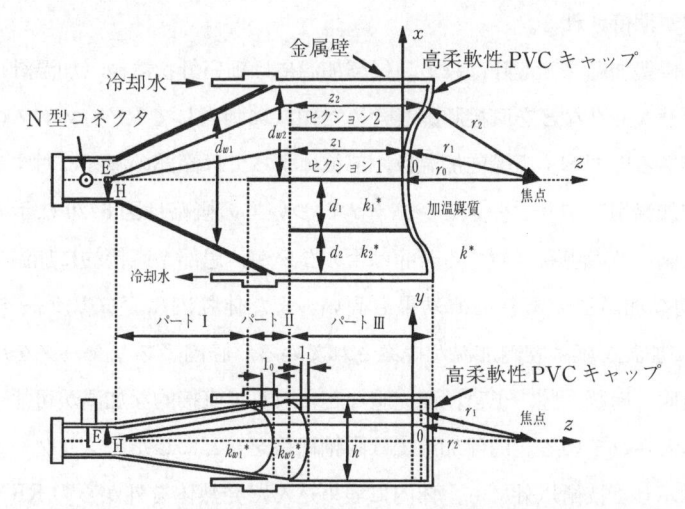

図 6.18 レンズアプリケータ断面図

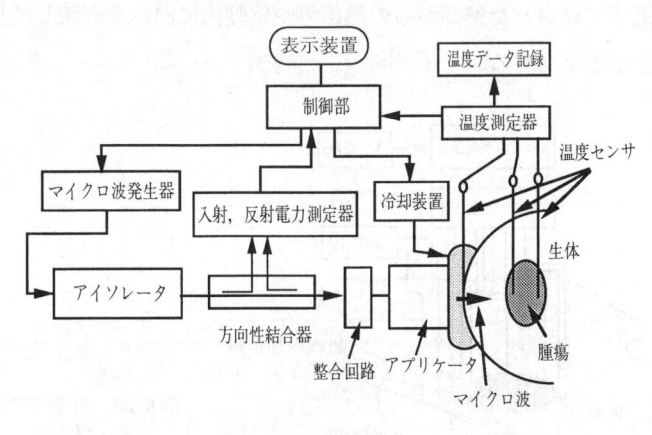

図 6.19 マイクロ波加温装置のシステム概要図

利点がある。一方，高含水率組織の有する高い損失によって，マイクロ波が急激に減衰するため，深部加温は困難であるという欠点がある。浅部であれば胸部，頸部，腹部，四肢，脳などに適応可能である。

マイクロ波技術を用い深部まで加温するために，16本（8本×2列）の導波管（annular phased array）を身体全周に配置し，ボーラスを経由して加温する技術が臨床的に用いられている[123]。またリエントラント型空洞共振器を用いたアプリケータ[124]，大型の導波管を用いたもの[125]，大型の同軸TEM線路を用いたもの[126]等が研究されている。いずれもマイクロ波技術を用いているが，特に高含水率組織の浸透深度が小さいため，より深部を加温するためには周波数を下げなければならず，装置が大型化してしまう問題点が残されてはいるが，今後の発展が期待される。

内部加温法は侵襲加温法とも呼ばれる。侵襲加温には細い針状電極（加温針）を用いたもの，針状のアプリケータなどを直接腫瘍を含めた領域に刺入してRF・マイクロ波加温を施す組織内加温がある[127]~[130]。組織内加温は，部位によっては深部の腫瘍に対する加温が可能である。組織内加温用アプリケータとシステムについての概略は図6.20に示す。侵襲形ではアプリケータ刺入時の患者に対する苦痛は否めないが，患部を直接的に加温することができるため，有効な加温法であり治療効果も高い。また体腔内にアプリケータを挿入してRF・マイクロ波加温を施す腔内加温が提案されている。腔内アプリケータを用いることにより，食道，直腸，膀胱，膣，子宮，前立腺などに対して直接的な加温が可能であるため，有効な加温方法とされている。内部加温では同軸線路をもとにしたアプリケータが使用される。これまでに示した技術以外にも，体内に埋め込んだ発熱体を外からのRF・マイクロ波エネルギーにより発熱させて加温を行う方法も提案されている。また，電波を用いた加温法以外に，患部の近傍に置かれた熱源からの熱伝導や体腔内に温水を還流して加温する方法もあるが，適応部位が限定される。

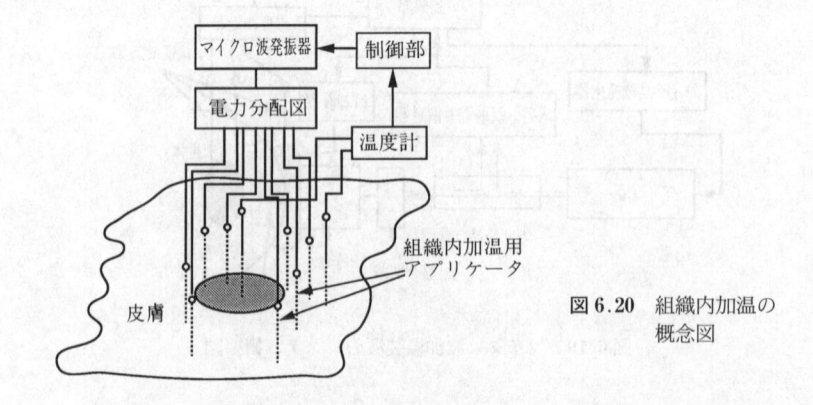

図6.20 組織内加温の概念図

6.6 ハイパーサーミア支援技術

6.6.1 SARと治療計画

ハイパーサーミアに要求される加温技術は，患部をハイパーサーミアに必要な温度（42.5〜45.0℃）に上昇させることであるが，一方，患者への負担，副作用の軽減などの点から，正常組織の温度上昇を抑える必要がある．生体内部は高含水率組織，低含水率組織の両者が複雑に分布している不均質媒質であり，電波が生体に照射されたとき，生体内部における高周波電流，電磁界は複雑に分布する．このような条件のもとで，特に点在している腫瘍，生体深部に存在する腫瘍などに対して患部のみの加温を実現することは困難である．しかしながら近年，計算機の発達により生体のような不均一媒質中における電磁界解析技術が急速に進歩し，臨床に先立って患部を含めた部位に加わるSAR分布のシミュレーションを行い，アプリケータの種類，照射位置などの最適化を含めた治療計画を立てることが可能となってきた．特に有限差分時間域法（finite difference time domain method，FD-TD法）を用いると，不均質な生体モデル内のSAR解析が比較的容易に実現する[131)〜133)]．皮膚，筋肉，脂肪3層の生体を模擬したモデル（ファントムモデル）にマイクロ波を照射したときのSAR分布を，FD-TD法を用いて得られた結果を図6.21に示し，さらにこの結果を6.5.2項で述べた熱輸送方程式に代入し，得られた温度分布を図6.22に示す．このとき，生体の

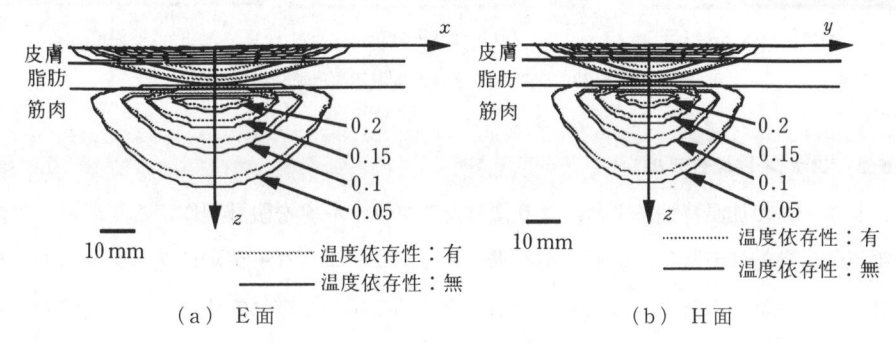

図6.21 生体モデル中のSAR分布シミュレーション

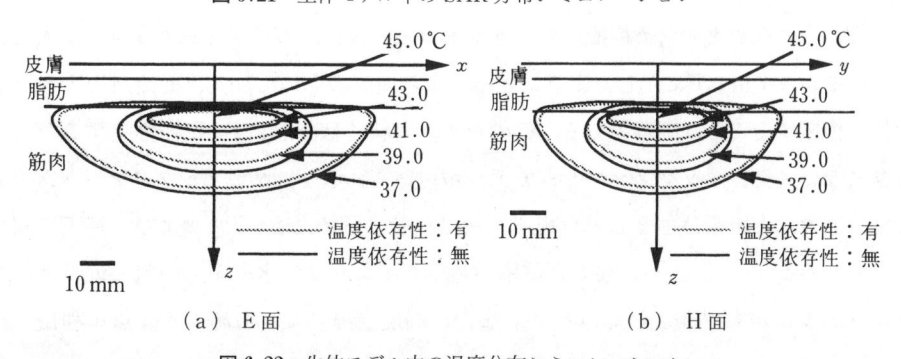

図6.22 生体モデル中の温度分布シミュレーション

複素誘電率にも温度依存性があるため，温度依存性を考慮したときとしないときとでは，SAR 分布に誤差が生じることにも注意する必要がある[134]。さらに，実際の生体に電波が照射されたときの温度分布は，SAR 分布をもとに，6.5.2 項で述べたように血流による冷却，熱伝導などにより決定する。

図 6.23 には患部を含む CT 像をもとにモデルを構築し，SAR 分布および温度分布を計算により推定した結果を示す。実際には加温時の血流量には大きな温度依存性があり，組織によっても温度による血流量変化も異なるため[135]，計算領域すべてにおいて血流量の把握を行うことは極めて困難である。したがって，温度分布シミュレーションの結果は誤差が多く含まれる場合が多い。そこで治療計画は，一般的に SAR 分布の予測にとどめ，治療のターゲット（腫瘍）に対して SAR が極大になるようにアプリケータの選択，配置などが決定される。

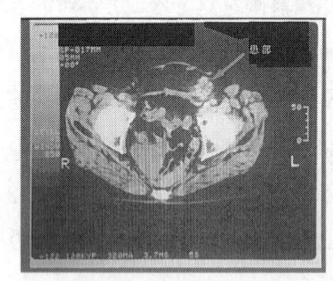

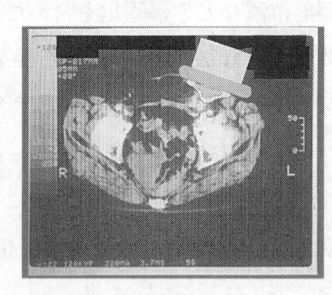

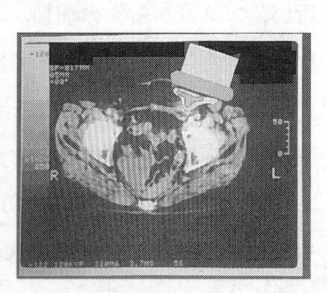

（a）治療部位の X 線 CT　　（b）SAR 分布　　（c）温度分布

図 6.23　腹部マイクロ波加温治療計画例

6.6.2　ファントムモデル

アプリケータの加温特性を調べ，より優れたアプリケータを設計製作するために，生体組織を電気的，熱的に模擬したモデルが要求される。このようなモデルはファントムモデルと呼ばれる。ファントムモデルは基本的には 6.5.2 項で示した電気的特性を示し，熱的にも生体組織と等価な値[136]を示す必要がある。生体組織には温度を決定する重要な要素になる血流が存在する。血流まで含め模擬したファントムモデルは，ダイナミックファントムモデルと呼ばれるが，6.6.1 項に示したように組織による血流の違いに加え，血流量の大きな温度依存性を模擬することは困難である。そのため，現状では一般に SAR を推定するための血流は含まないスタティックファントムモデルが用いられる。スタティックファントムモデルとして，高含水率組織は主として食塩水をゼリー状に固めたもの[137]および，寒天で固めたものなどがある[138),139)]。さらに複素誘電率の精度を，より高含水率組織の値に近づけた寒天ファントムモデルも提案されている[140]。また，温度上昇により白濁する曇点を利用し，ポ

リビニルアルコール（PVA）を水に溶解し高粘性の水溶液を作り，この中で曇点機構を働かせ，SAR分布を3次元で可視化する研究も行われている[141]。SARを直接測定するためには，プラスチック容器の中に生体組織と複素誘電率の等しい液体を入れ，液体内部に電界，磁界の微小プローブを入れて，それをスキャンすることでSAR分布のマッピングをすることもある。

　近年，無線通信などの需要の拡大に伴い，生体がマイクロ波を含めた電磁界にさらされる機会はますます増加しつつあるが，ファントムモデルは，アプリケータ開発のみならず，生体に電波が照射されたときの生体内部の電波吸収分布を求めるためにも有効に用いることができる。

　ファントムモデルには上記のように水を主体として塩化ナトリウムなどを添加し，若干の保存料を加え寒天などでゲル化した筋肉などの高含水率媒質を用いることが一般的である。しかしながら，水を主体とするファントムモデルは，保存時に水分保持のための配慮が必要であり，かびなどの発生により変質する可能性がある。またゲル状の媒質であるため，機械的にもろいなどの問題点が挙げられる。これに対して水を全く用いることのないドライファントムモデルの提案も行われている。ドライファントムモデルは特性の経時的変化がないため，安定した実験的検討を行うことができる。ドライファントムモデルの材質として，セラミックスの粉末と炭素粉末をプラスチックに分散させプレスして，成形する硬質のタイプ[142]，シリコーンゴムにグラファイトや炭素繊維などを分散させて作成する柔軟性の高いものなどがある[143]。SARの評価はあらかじめ測定面を切断したファントムモデルに電波を照射した後にその面の温度上昇を赤外線サーモグラフィによって測定し判断する。柔軟性の高いファントムモデルを用いる場合は，加温終了後にSARの評価面を切断し，温度上昇を赤外線サーモグラフィによって測定し判断することも可能である。熱伝導率の高いファントムモデルは，時間の経過とともに，SAR分布は温度分布と一致しなくなるため，測定は素早く行う必要がある。

6.6.3　マイクロ波の非熱効果

　RF・マイクロ波を用いた加温は被加熱体そのものが発熱体であるため，外部からの熱伝導により内部の温度を上げる方法とは熱の発生機序が異なっている。RFを用いた誘電型加温では，発熱はジュール熱によるものである。一方，マイクロ波を用いた照射型加温の場合は，周波数が高くなるほど誘電加熱の影響が大きくなる。誘電加温とは，分極した分子が照射されるマイクロ波の振動電界に応じて，振動，回転が起き，分子相互間に摩擦が生じ，その結果として熱を発生するものである。RFやマイクロ波が直接，細胞に作用して細胞を死滅させるか否かは多くの議論があるが，一般的には温度上昇による熱的な影響で細胞が死滅

すると考えられている。しかしながら，ピーク電力が非常に高いパルス変調されたマイクロ波を用いることにより，同様の平均電力を持つ連続波のマイクロ波に比べ，温度上昇は等しいものの，化学反応の速度が増加するという報告がなされている[144]。また，パルス振幅変調マイクロ波を用いることにより，熱作用では説明できない殺菌効果があるという報告もされている[145]。また，図6.24に示すように，培養細胞について，特に41℃以上の高温において，同温度にもかかわらず，熱伝導による加温に対して連続波のマイクロ波を用いた加温が，さらにパルス振幅変調マイクロ波を用いた加温が，より細胞生存率を低下させるという報告もなされている[146]。これらから，細胞へのマイクロ波の影響は熱的なものが前提ではあるが，熱的効果に隠れた非熱的効果の存在があることを示唆するものと考えられる。このような非熱的効果の応用に関しては今後の発展が期待される。

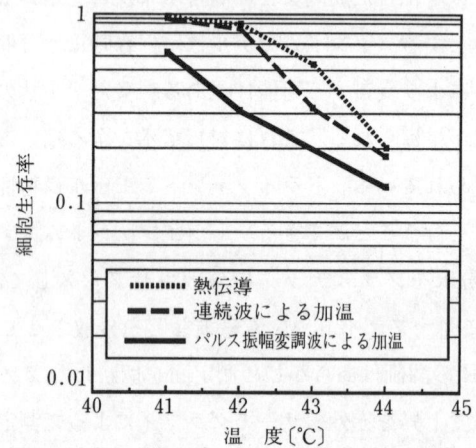

図6.24 加温手段の違いによる細胞生存率と温度の関係（白血病細胞使用，搬送波周波数 450 MHz）

7

新しいCT技術と生体計測の展望

7.1 近赤外光による計測とイメージング

7.1.1 はじめに

レーザの発明以来，光を用いる医療診断技術は，その無侵襲性，簡便性から期待され徐々に発展してきており，次のような光による計測や診断に用いられる可能性を持っている。

- 動脈血の酸素飽和度
- 静脈血の酸素飽和度
- 血液量や血流量
- 血流速度
- 組織の酸素状態
- チトクロームなどの呼吸酵素の酸素状態
- 体液のグルコース濃度

しかし，動脈血の酸素飽和度をモニタするパルスオキシメータ以外には診断で広く用いられてはいない。これは光が生体組織により強く散乱されるため，光の経路を確定することが難しいことが主な原因である。これらの診断手法は血液中のヘモグロビンの酸素飽和度や，グルコースの濃度により光の吸収が変化すること，また，血球の動きにより光の周波数がドップラーシフトすることを利用しており，組織による光の散乱は邪魔者でしかない。光によるグルコースの無侵襲測定が可能になると，血糖値測定に苦しんでいる糖尿病患者に福音をもたらすと考えられているが，グルコースの光吸収スペクトルが生体内の他の物質の吸収スペクトルと重なってしまうために誤差や変動が大きくまだ実用には至っていない。以下では動脈血の酸素飽和度を測定する「パルスオキシメータ」，および静脈血や組織の酸素状態を測定する「酸素モニタ」を紹介し，現在，精力的に研究開発が行われている「光CT」について解説する。

7.1.2 血液の酸素飽和度の測定原理

血液の酸素飽和度は光により簡便に測定することができる。その原理は血液中の酸素担体であるヘモグロビンの光吸収スペクトルがその酸素飽和度により変化することに基づいている。よく知られているように，動脈血は鮮紅色で静脈血は暗赤色である。これを示しているのが図 7.1(a) の酸素化ヘモグロビンおよび脱酸素化ヘモグロビンの吸収スペクトル[1] である。したがって，血液の色，つまり，吸収スペクトルあるいはある波長での吸収特性を測定することができれば血液の酸素飽和度を知ることができる。血液ガス分析装置は広く使われているものであるが，一般に採血した血液をセルに入れ溶血させて，可視領域の光の吸収を測定することでヘモグロビン濃度を測定している。

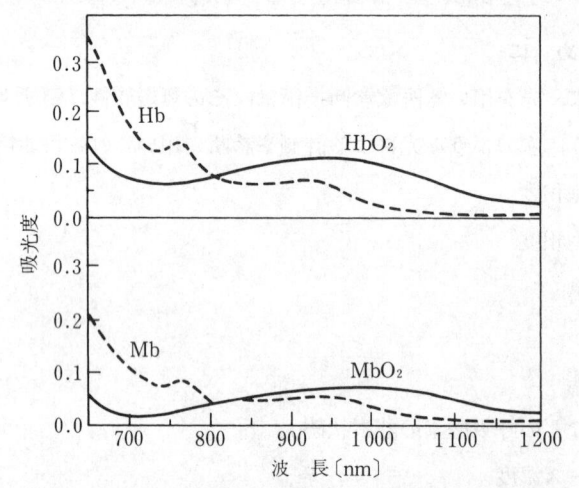

図 7.1 酸素化ヘモグロビン(HbO_2)，脱酸素化ヘモグロビン(Hb)，および，筋肉中の酸素化ミオグロビン(MbO_2)と脱酸素化ミオグロビン(Mb)の赤外吸収スペクトル〔田村　守：光を使った生体計測—光 CT への道—，OplusE, No.90 (1987.5)-No.101 (1988.4) より〕

採血せずに生体そのまま (*in vivo*) でも，同様に光吸収を測定できれば無侵襲で血液の酸素飽和度を知ることができるはずである。しかし，図 7.1(a) は血液中から抽出されたヘモグロビン溶液の光吸収スペクトルであり，これは散乱体を含まない透明な溶液のスペクトルである。血液のままの状態では赤血球などの粒子の存在により光は散乱されるため，光の吸収のみを測定することは難しく，血液による光の減衰のスペクトルは図 7.2[1] のようになり，散乱のために吸収スペクトルは大きく歪められる。この様子を模式的に示したのが図 7.3 である。

さらに，生体組織中では血液以外の細胞によっても光が散乱され，また，筋肉中の酸素担体であるミオグロビンは図 7.1(b) に示すようにヘモグロビンと類似した吸収スペクトルを持っている。このため，生体組織を透過した光の減衰のうち血液の吸収による成分のみを取り出すことは容易ではない。

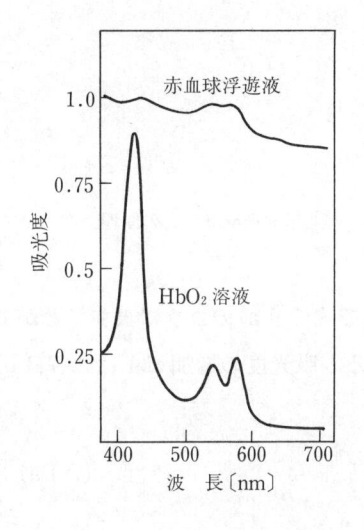

図7.2 精製ヘモグロビン水溶液および赤血球浮遊液の吸収スペクトル。通常の分光光度計を用いた〔田村 守，光を使った生体計測—光CTへの道—，OplusE, No.90 (1987.5)–No.101 (1988.4)より〕

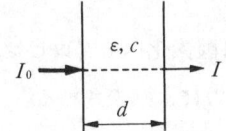

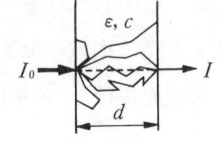

(a) $I/I_0 = \exp(-\varepsilon cd) = \exp(-\mu_a d)$ (b) $I/I_0 = \exp(-\varepsilon cmd)$

図7.3 透明媒体(a)と散乱媒体(b)における光伝播の様子

この困難を克服し，動脈血の酸素飽和度を測定するのがパルスオキシメータであり，組織（静脈血）の酸素状態を測定するのが酸素モニタである。この技術はさらに発展して，組織の酸素状態の断層像を描き出そうというのが光CTである。なお，これらの装置においては光の中でも波長が800 nm程度の近赤外光を用いる。これはヘモグロビンとミオグロビンがこの波長より短い領域では吸収が強く，また，この波長より長い領域では組織に含まれる水分が強い吸収を持ち，そのためこの領域以外では組織を散乱・吸収されながら透過した光を検出することが困難となるからである。

7.1.3 パルスオキシメータ

パルスオキシメータは，血流が脈拍（パルス）に伴って周期的に変動することを利用して光の減衰に含まれた動脈血による光の吸収を計測する方法である。**図7.4**に示すように光の減衰は血液以外の組織や皮膚，静脈血，動脈血によるものから構成されている。動脈血以外の成分は脈拍に無関係に一定であるが，動脈血による成分は脈拍に同期して変動する。これを利用すれば動脈血による成分を取り出すことができる。図7.4のように変動しない成分によるある波長の吸光度（光の減衰）を$A = -\log(I/I_0)$（I_0は入射光量，Iは透過光量）とすれば，これはその波長におけるヘモグロビンの吸光係数ε，ヘモグロビン濃度c，動脈血

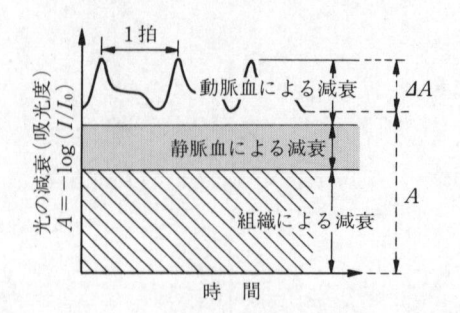

図7.4 パルスオキシメータの原理

の光路長 d，および散乱による光路長の増加率 m を用いて式(7.1a)のように表すことができ，また，拍動による動脈血の光路長の増加を Δd とすると吸光度の増加 ΔA は式(7.1b)で表される。

$$A = -\log \frac{I}{I_0} = \varepsilon cmd \tag{7.1a}$$

$$\Delta A = \varepsilon cm \Delta d \tag{7.1b}$$

一方，吸光係数 ε を持つ血液の酸素飽和度 S は酸素化ヘモグロビンの吸光係数 ε_o と脱酸素化ヘモグロビンの吸光係数 ε_r とを用いて式(7.2)により表される。

$$S = \frac{\varepsilon - \varepsilon_r}{\varepsilon_o - \varepsilon_r} \tag{7.2}$$

測定値 ΔA から吸光係数 ε を求めることができれば式(7.2)より酸素飽和度 S を得ることができるが，式(7.1)中の $cm\Delta d$ が不明なため二つの波長，例えば $\lambda_1 = 660\,\mathrm{nm}$ と $\lambda_2 = 940\,\mathrm{nm}$ を利用し，これらの波長で $cm\Delta d$ が等しいと仮定すると各波長における吸光度の変動 ΔA_1，ΔA_2 を用いて S は式(7.3)から求められる。

$$S = \frac{\varepsilon_{r1}(\Delta A_2/\Delta A_1) - \varepsilon_{r2}}{(\varepsilon_{r1} - \varepsilon_{o1})(\Delta A_2/\Delta A_1) - (\varepsilon_{r2} - \varepsilon_{o2})} \quad [\%] \tag{7.3}$$

これがパルスオキシメータの原理である。酸素飽和度の広い範囲に対しては誤差を生じるため多少の補正が必要であるが，それまでの動脈血採取による測定に比べプローブを指先や耳朶に取り付けて簡便に測定できるため，手術中の患者のモニタリングに極めて頻繁に使われている。ただし，透過光が検知できる場合にのみ有効であるとされている。この技術は日本の青柳[2]により1974年に初めて発表され，改良が重ねられて世界中で使われている。特に，麻酔導入時には不可欠なものとなっている。

7.1.4 酸素モニタの原理

パルスオキシメータは動脈血の酸素飽和度を測定することができるが，組織あるいは静脈血の酸素化度をモニタすることのできる酸素モニタが使われ始めている。これは図7.4の拍動により変動しない成分を測定して酸素化度の情報を得るものであり，透過光のみでなく散

乱されて皮膚の同じ側に戻ってきた反射光を用いてもよく，組織への酸素供給をモニタすることができるという利点を持っている。

光としては近赤外光でヘモグロビンの等吸収点である805 nmを中心に780 nmと830 nmの3波長を用いる。光の吸収物質として酸素化および脱酸素化ヘモグロビンのみを考え，それぞれの濃度を[HbO$_2$]，[Hb]で表すと吸光度Aは式(7.4)のように表される。

$$A = -\log\left(\frac{I}{I_0}\right) = k_r[\text{Hb}] + k_o[\text{HbO}_2] + S \tag{7.4}$$

ここで係数k_r，k_oは与えられた波長におけるそれぞれの吸光係数$\varepsilon_r, \varepsilon_o$と組織中の平均光路長$d$の積であり，$S$は散乱による減衰を表し，これは散乱体である組織の状態や赤血球の濃度および波長に依存する。しかし，組織中の光路長dは光が散乱されてどのような経路をたどったかが不明であるため簡単には決めることができない。Tamuraら[3]はこの値を赤血球浮遊液を試料とし，その赤血球濃度を変えて実験的に求め式(7.5)を得た。

$$\left.\begin{array}{l}\varDelta[\text{HbO}_2] = -3.0\varDelta OD_{805} + 3.0\varDelta OD_{830} \\ \varDelta[\text{Hb}] = 1.6\varDelta OD_{780} - 2.8\varDelta OD_{805} + 1.2\varDelta OD_{830} \\ \varDelta[\text{THb}] = 1.6\varDelta OD_{780} - 5.8\varDelta OD_{805} + 4.2\varDelta OD_{830}\end{array}\right\} \tag{7.5}$$

ここで$\varDelta$は時間的な変動分の相対値を意味し，[THb]はヘモグロビンの全濃度であり，組織中の血液量の指標となる。ただし，散乱は3波長ですべて等しいと仮定し，また，各波長のすべての係数の絶対値を求めるには独立な測定値が足りないため各濃度の時間的な変動分の相対値のみが得られる。この原理を用いて生体各部の局所平均した酸素化度の変動を測定することができ，図7.5のような酸素モニタが開発された。この酸素モニタを用いて，筋肉や脳内の酸素および血液量の変動を連続記録した例を次に示す。

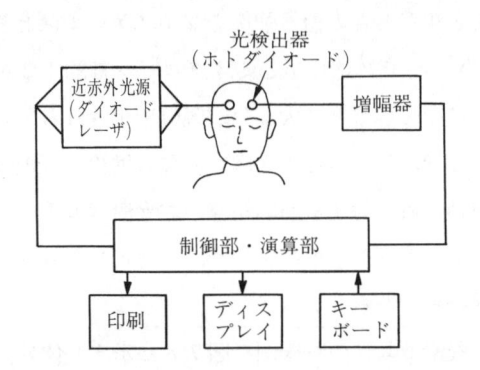

図7.5 酸素モニタのブロック図
〔江田英雄，他：看護技術，**42**(2), pp.66-69 (1996) より〕

7.1.5 酸素モニタの臨床例

ヒト上腕での測定例を図7.6に示す[4]。健康な成人の上腕二頭筋に光プローブを装着し，1 kgのおもりを持って肘関節で屈曲進展運動を30回繰り返したときの変化で，このときの

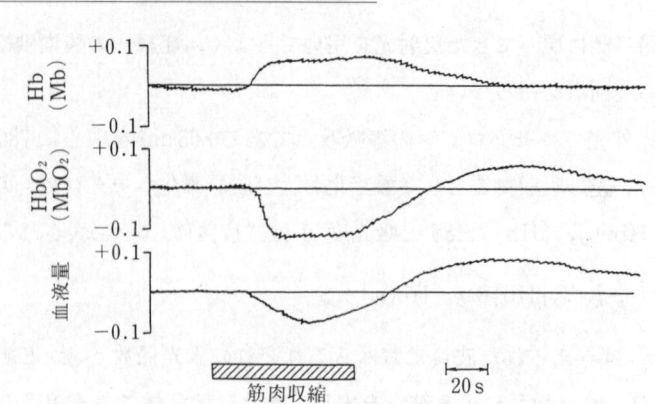

図7.6 成人の上腕二頭筋における近赤外光による酸素化度測定
〔田村　守：光を使った生体計測―光CTへの道―，OplusE,
No.126 (1990.5)-No.142 (1991.9)より〕

　信号の大部分は血液のヘモグロビンの変化に基づくが，一部ミオグロビンの変化も含まれていると考えられる。これは図7.1に示したように筋肉内の酸素担体であるミオグロビンもヘモグロビンと類似した吸収スペクトルを持っているためである。運動開始後，筋収縮による血管圧迫によって血液量の減少，それに伴うヘモグロビンの脱酸素化が観察される。運動終了後，速やかに回復が見られ，血液量は一過性の増加を示した。ここで，運動開始後からヘモグロビンの脱酸素が開始する時間は病態（例えば筋ジストロフィーや心臓病）時と健康時で異なる。

　実際，図7.7はエルゴメータ付きの自転車に健常者〔同図(a)〕と心臓病患者〔図(b)〕に同一の運動負荷を与えたときの太腿の筋肉のヘモグロビンとミオグロビンの脱酸素化を760nmと800nmの2波長の吸収差で追ったものである。ただし，用いた装置は図7.5のものとは異なる。太腿にカフを巻いて血流を止めたときの信号強度をフルスケールにとると，健常者で60Wの自転車こぎの仕事量のとき，ヘモグロビンとミオグロビンは約1/3が脱酸素化されるのに対し，心臓病患者の場合には同じ仕事量で大部分が脱酸素化される。おそらく患者の心拍出量が健常者に比べて十分には増加しないため筋肉への酸素供給が不十分となることが原因と考えられる。このような運動負荷に対する筋肉組織の酸素濃度低下を求めることができれば，スポーツ医学での筋肉トレーニング効果の判定や，リハビリテーションの有効性などに関して定量的な議論が可能となるであろう。

　次に人工心肺使用下での心臓手術時の脳酸素モニタの臨床例を図7.8に示す。体外循環開始の早期に脱酸素化ヘモグロビンの低下が認められたが，これは全血液量の低下に由来しており，脳内酸素化状態（酸素化ヘモグロビン）は開始前とほとんど変わらず，十分な酸素が人工心肺により脳へ送られていることがわかる。手術中ずっと安定して酸素が供給され，体外循環終了後も脳組織の酸素レベルは良好に保たれ，術後障害も何ら認められなかった。こ

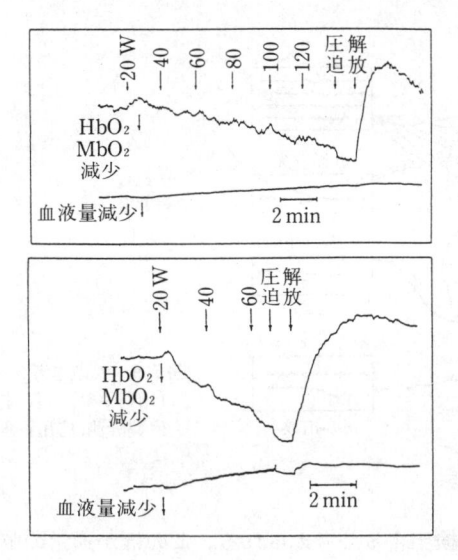

図 7.7 正常および心臓病患者における運動負荷時の筋肉内酸素化度の変動（膝より約 10 cm 上の筋肉に近赤外光プローブを装着してエルゴメータを動かした）
〔J. R. Wilson et al.: Noninvasive detection of skeltal muscle underperfusion with near infrared spectroscopy in patients with heart failure, Circulation, **80**, pp.1668-1674 (1989) より〕

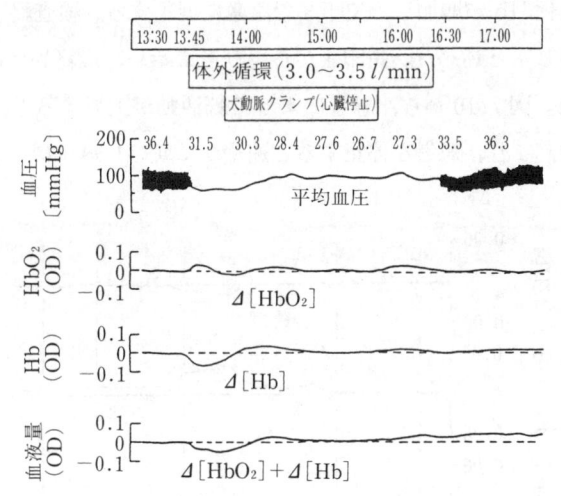

図 7.8 成人の心臓手術時における近赤外光酸素モニタの例（近赤外光プローブを患者の頭部に装着し連続記録）〔田村正秀, 他：近赤外レーザー光を用いた無侵襲生体計測, 人工臓器, **18**, pp.1573-1580 (1989) より〕

のような応用では手術中に近赤外分光で得られたトレースに何らかの異常が見つかった場合には手術者にその異常を伝えればよく，臨床例は急激に増加している。

ヒトの思考時（mental task）での脳における酸素変動の測定結果を次に紹介する。**図 7.9** は近赤外光を用いたヒト脳機能計測の模式図である。被験者の左前額部に近赤外光測定用の送光および受光プローブを約 4 cm 離して装着する。この場合，皮膚表面から約 4 cm の

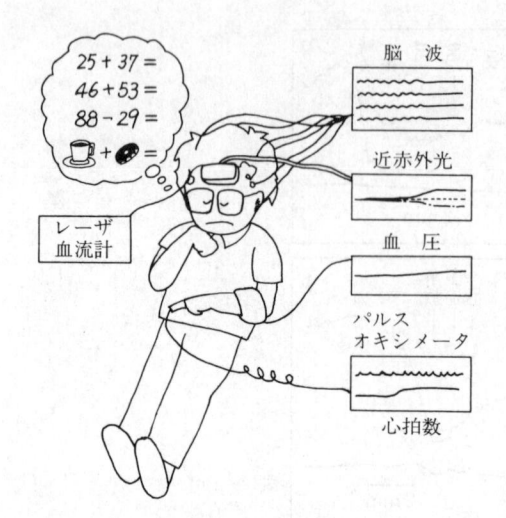

図7.9 人の思考(mental task)時の測定の様子〔田村 守，星 詳子：光を用いた脳活動の無侵襲計測，応用物理，**63**, pp.232-239 (1994) より〕

深さの大脳皮質の変化を検出すると考えられる。このほか通常の脳波計（12チャネル），ドップラー血流計，パルスオキシメータも装着し，全身的な循環動態も同時に記録する。

図7.10に思考時における脳内酸素変動の典型的な例を示す。矢印1と矢印2の間で数学の問題を読んで被験者に聞かせる。矢印2から被験者は問題を理解し，考え始める。考え始めると全Hbと酸素化Hbが増加し，矢印3で急激に低下する。検査終了後に被験者はここで考えることを中断したと述べた。矢印4から再び考え始め，最終的には矢印5で問題を解くことをあきらめた。図7.10から，思考によって脳活動が上昇すると，脳血流の増加と脳内酸素濃度の上昇が起こり，思考を停止すると速やかに元のレベルに戻ることがわかる。

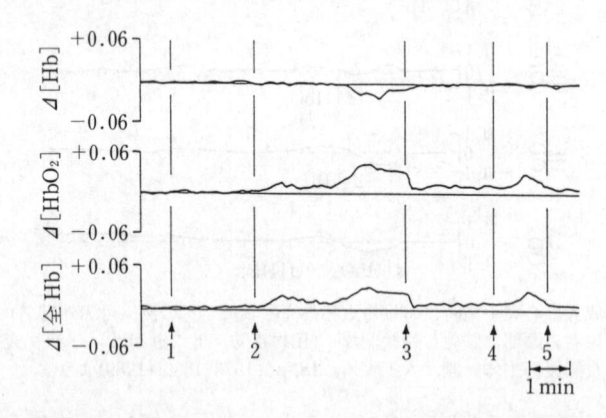

図7.10 人の思考時における脳内酸素化度および血流量の近赤外光計測（男性28歳，右利き，有機化学専攻。数学の問題で難しい例）〔田村 守，星 詳子：光を用いた脳活動の無侵襲計測，応用物理，**63**, pp.232-239 (1994) および Y. Hoshi and M. Tamura : Detection of dynamic changes in cerebral osygenation coupled to neuronal function during mental work in man, Neuroscience Letters, **150**, pp.5-8 (1993) より〕

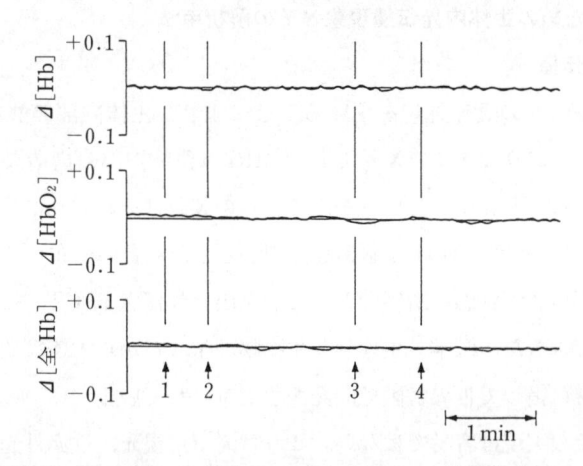

7.1 近赤外光による計測とイメージング

図 7.11 図 7.10 の被験者と同じ問題で，被験者にとって"やさしい"問題(男性 24 歳，右利き，電子工学専攻)〔田村 守，星 詳子：光を用いた脳活動の無侵襲計測，応用物理，**63**, pp.232-239（1994）および Y. Hoshi and M. Tamura : Detection of dynamic changes in cerebral osygenation coupled to neuronal function during mental work in man, Neuroscience Letters, **150**, pp.5-8（1993）より〕

　図 7.10 で出題した問題は被験者にとって難しいものであったが，**図 7.11** は容易な問題を解いた場合の例である。被験者が問題を矢印 1 と 3 で読み上げると直ちに矢印 2 と 4 で解答した。このとき近赤外光のトレースは全く思考時に変化しなかった。ここで図 7.10 の問題と図 7.11 の問題は実は同じ問題であり，図 7.10 の被験者にとっては非常に難しいが図 7.11 の被験者にとっては容易であることがわかる。つまり，同じ問題であっても問題の難しさは個々の人間によって異なっており，難しさの程度をここで述べたような方法によってある程度判断することが可能であることがわかった。複数の酸素モニタを用いて脳の高次機能マッピングの研究が現在実施されている。

　ヒトの脳機能の解明を目指すとき，無侵襲的な手法として，脳波や脳磁界を利用する研究と，PET（ポジトロン断層撮影），SPECT（単光子断層撮影）や MRI（核磁気共鳴断層撮影）による機能イメージングが注目され，研究開発が進められている。本稿に述べた近赤外光計測法は，無侵襲で脳内局所の血流変動や酸素代謝変動をリアルタイムで追跡しうる点で他の手法に比べいくつかの利点もあるが，また，克服すべき点も多い。最大の問題は，①絶対値定量ができないこと，②空間分解能が悪く，観測している部位を正確には決定できないこと，が挙げられる。これらの難点を解決すると期待されているのが光 CT（光断層イメージング）である。しかし，光 CT を実現するためには光が生体組織により強く散乱されることから引き起こされる各種の困難な問題を解決しなければならない。以下では光 CT の研究開発とその状況について述べる。

7.1.6 光CTのための生体内光伝播現象とその解析手法

〔1〕 生体内光伝播

　光，特に700～900 nmの近赤外光を用いることにより，生体内部の酸素状態を計測できることは上に述べたとおりである。X線CTやMRIは生体内部の構造などを断層像として表し，診断・治療に威力を発揮しているが，これらの装置はそれぞれに特有な生体内の情報（X線CTは生体組織の密度，MRIは水素など標的とした物質の分布）を画像化している。光を用いて生体内部の酸素状態を断層像として描き出せればX線CTやMRIと相補的な情報を与えることができるため医学・生理学・生物物理学などから大きな期待が寄せられており，光CTの実現を目指して世界各国で開発競争が行われている[1,4]。

　しかしながら，その実現は容易ではない。これは光（可視光，近赤外光）は生体により極めて強く散乱されるため，X線CTで確立された技術や手法をそのまま適用しても正しい画像が得られるとは限らないからである。この様子はヘモグロビン溶液と赤血球浮遊液の吸光度を示す図7.2によく表されている。光CTで必要な情報は光の吸収情報であるため，生体組織によって強く散乱された光の中に埋もれた弱い吸収変化を取り出さねばならない。このためには，生体内における光の伝播現象を理解し，その上でX線CTで開発されたアルゴリズムが適用可能な測定技術を開発するか，または，光の伝播を記述する方程式に基づいた新しいアルゴリズムを開発する必要がある。本項では，生体のような散乱体内の光の伝播現象とその解析手法について述べる[5]。

　生体組織は近赤外光を強く散乱し，弱く吸収する散乱・吸収体である。この光学特性を表す代表的な特性値は散乱係数 μ_s，吸収係数 μ_a，非等方散乱パラメータ g，および等価散乱係数 μ_s' である。μ_s と μ_a は式(7.1)と同様な次式(7.6)で定義される。

$$\left. \begin{array}{l} \mu_s d = -\log\left(\dfrac{I}{I_0}\right) \\ \mu_a d = -\log\left(\dfrac{I}{I_0}\right) \end{array} \right\} \quad (7.6)$$

ただし，散乱のみまたは吸収のみの試料を用い，図7.3のような測定を行うが，散乱の場合には試料はごく薄くなければならない。組織により散乱された光は前方に強く分布して，いわゆる強い前方散乱を示す。光があらゆる方向に一様に散乱される場合を等方散乱というが，等方散乱からのずれを表すパラメータが非等方散乱パラメータ g（$-1 \leq g \leq 1$）であり，$g=1$ では完全な前方散乱，$g=-1$ では完全な後方散乱，$g=0$ では等方散乱である。組織の非等方散乱パラメータ g を用いると散乱係数 μ_s〔mm^{-1}〕は等価散乱係数 $\mu_s' = (1-g)\mu_s$ により等方散乱に近似できる。これは現象的には図7.12に示すように何度か前方散乱を繰り返すと平均的には等方散乱的に観測できることを意味している。したがって，等方散乱近似は

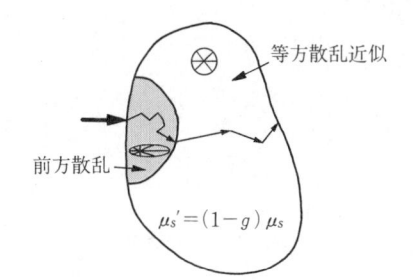

7.1 近赤外光による計測とイメージング

図7.12 前方散乱の等方散乱近似

光が何度か散乱された後に成立する近似であり，表面に光を照射することを考えれば，表面からある厚さ（平均散乱距離 $1/\mu_s$ の数倍）よりも薄い組織では等方散乱近似は成立しない．

散乱係数は波長にはあまり依存しないが，吸収係数はヘモグロビンとミオグロビンの吸収により図7.1に示したように波長により大きく変化する．He-Ne レーザの波長で散乱係数と吸収係数を比較すると**表7.1**のようになり，散乱が吸収よりも10倍以上強いことがわかる．

表7.1 波長633nmでの生体組織の散乱・吸収特性

	μ_s [mm^{-1}]	g	μ_s' [mm^{-1}]	μ_a [mm^{-1}]
ニワトリ筋肉	34.5	0.965	1.21	0.012
ウシ筋肉	32.7	0.941	1.93	0.15
ブタ脳	68.7	0.945	3.78	0.026

〔B. C. Wilson et al.: Indirect versus direct techniques for the measurement of the optical properties of tissue, photochemistry and photobiology, **46**, pp.601-608 (1987) より〕

このように強く散乱する組織中の光の伝播を記述する主な方法として，光を光子のような粒子と考え，それが散乱粒子により散乱されながら進んでいく様子を統計的に模擬するモンテカルロ法[6]やランダムウォーク法[7]（統計論的手法）と，光の伝播を連続体中の光の拡散と考えて微分方程式を解く方法[8],[9]（決定論的手法）とがあり，以下に説明する．

〔2〕 **モンテカルロ法による光伝播のシミュレーション**

モンテカルロ法はコンピュータによってのみ可能な方法であり，散乱経路を逐次追跡するため十分な精度で解を得るためには非常に長い計算時間を必要とする．モンテカルロ法による光伝播解析の概念図を**図7.13**に示す．光のビームは多くの光子（光束）に分けられ，散乱・吸収を受ける光のエネルギー粒子として取り扱い，各々の光子の経路の追跡は結果が決められたばらつきの範囲内に入るまで繰り返し行う．連続する2回の散乱の間の光路長 L，散乱による方向の変化 θ, ψ は統計的に組織による光の散乱・吸収特性を満足するように乱数を用いて与え，また，光子のエネルギー E は散乱ごとに吸収されて減衰する．各々の光子の全光路長 L_{tot} を媒体内の光速 $c=0.225$ mm/ps（水中とほぼ同じ）で割れば飛行時間 $t=L_{tot}/c$ となる．

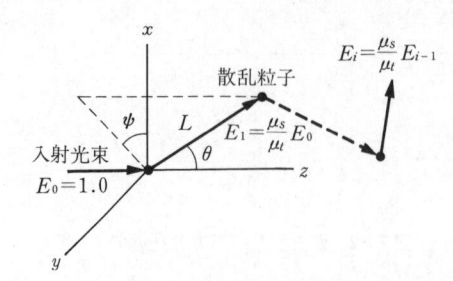

図7.13 モンテカルロ法シミュレーションでの光子(光束)の経路

モンテカルロ法シミュレーションによる解析結果の例を**図7.14**に示す。厚さ$d=10\,\mathrm{mm}$の均質な無限平板に極短パルス光を入射し($t=0\,\mathrm{ps}$)，その透過光強度の時間変化を調べた場合である。光学特性値は近赤外域での生体組織の代表的な値として$\mu_s=10.0\,\mathrm{mm^{-1}}$，$g=0.9$を用い，吸収係数は$\mu_a=0.00\,\mathrm{mm^{-1}}$，$0.10\,\mathrm{mm^{-1}}$の二つの場合を示した。透過光強度は最短飛行時間$t_{\min}=d/c=44\,\mathrm{ps}$から立ち上がり，散乱のために徐々に増加し，約$100\,\mathrm{ps}$でピークに達して徐々に減少していく。吸収による減衰もうまく現れている。このようにモンテテカルロ法は散乱・吸収媒体中の光の伝播を正しく予測することができるが，逐一，光の経路を追跡するため対象が光学的に厚かったり，精度を上げようとするとスーパコンピュータでも非常に長い計算時間を必要とする。そのため，後で述べる逆問題解法による光CTでは他の計算手法を用いる必要がある。

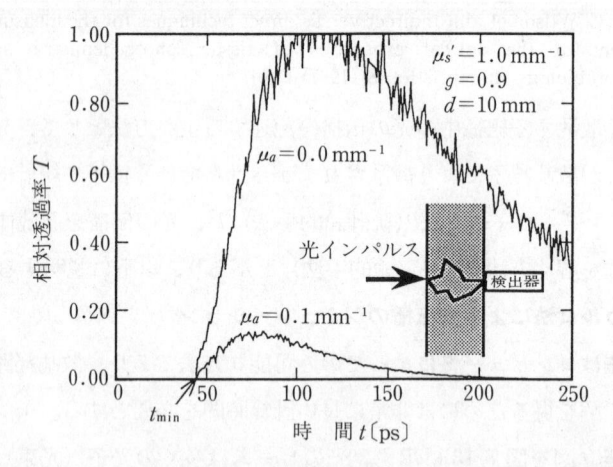

図7.14 光を散乱・吸収する無限平行平板媒体を透過したインパルス光の透過率についてのモンテカルロ法シミュレーション結果〔Y. Yamada et al.: Simulation of fan-beam-type optical computed-tomography imaging of strongly scattering and weakly absorbing media, Appl. Opt., **32**, pp.4808-4814(1993)より〕

〔3〕 **光拡散近似による光伝播の解析と応用**

強い散乱体内における光の伝播を表す光拡散近似による解析とその応用について述べる。連続体中の光の伝播を表す微分方程式は式(7.7)の時間依存の光拡散方程式である[8]。

$$\frac{1}{c}\cdot\frac{d\phi(r,t)}{\partial t}=\nabla[D(r)\nabla\phi(r,t)]-\mu_a\phi(r,t) \quad [\text{W/mm}^3] \tag{7.7}$$

ここで，ϕ はある位置 r と時間 t における光の強度を表し，D〔mm〕は光拡散係数である。D は等価散乱係数を用いて式(7.8)のように与えられる[9]。

$$D=\frac{1}{3\mu_s'}=\frac{1}{3(1-g)\mu_s} \quad [\text{mm}] \tag{7.8}$$

光拡散方程式は光の散乱が等方的な場合にのみ成立する。したがって，表面に入射した光は表面からある厚さ以内では等方散乱近似が成り立たないため光拡散方程式は厳密ではない。式(7.7)に対応する境界条件は式(7.9)であり，また，表面で観測される物理量 Φ は式(7.10)で与えられる ϕ の流束である。

$$-D(r)\frac{\partial\phi(r,t)}{\partial n}=\frac{1}{2}\phi(r,t) : \text{at the surface} \quad [\text{W/mm}^2] \tag{7.9}$$

$$\Phi=-D(r)\frac{\partial\phi(r,t)}{\partial n} : \text{at the surface} \quad [\text{W/mm}^2] \tag{7.10}$$

ここで n は媒体から外へ向かう表面での垂直方向を意味する。

微分方程式(7.7)は対象物が単純な形状でパラメータも一様であれば解析的に解くことができる。より一般的に複雑な形状でパラメータも非一様分布をしている場合には有限要素法によって計算機を用い数値的に解くことができる。以下に有限要素法による解法例を示す。

円柱形状で内部の光学パラメータが非一様媒体の場合に，入射パルス光がどのように広がっていくかを有限要素法を用いて計算した結果が**図 7.15** である。散乱係数は一様($\mu_s'=1.0$ mm^{-1})で，円柱の軸を中心に直径 5 mm の部分のみが吸収係数($\mu_a=0.02$ mm^{-1})を持つ場合に，入射点を含む面内における光強度分布の時間変化を表している。571 ps では中心部の吸収の影響が明らかである。このように有限要素法を使えば任意の非一様な媒体内の光伝播を推定することができる。

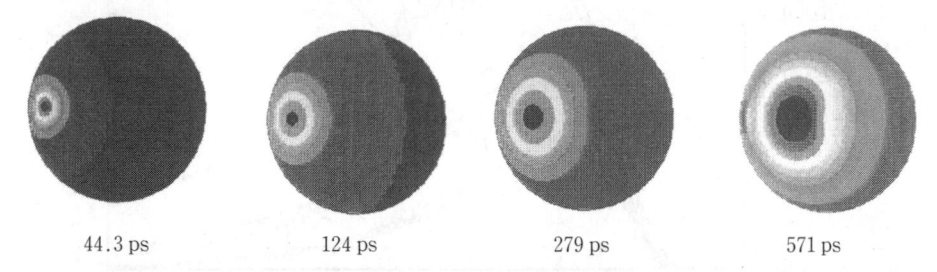

44.3 ps　　　124 ps　　　279 ps　　　571 ps

図 7.15　有限要素法による円柱媒体内の入射パルス光伝播の様子〔山田幸生，長谷川裕夫：有限要素法による生体内光伝ぱの解析，日本機械学会論文集(B編)，**60**, pp.3705-3710（1994 より）〕

〔4〕 パルス光の伝播に関する実験結果と解析結果の比較

上に述べた解析手法を検証するため，極短パルス光を厚さ 10 mm で無限平行平板形状で

生体組織に近い光学特性値を持つ散乱吸収体に入射し，透過光強度の時間変化について解析結果と実験結果を比較した．実験は**図 7.16** に示すように約 40 ps のパルス幅を持ち 784 nm の近赤外光レーザを光源とし，ラテックス粒子を浮遊させて散乱係数を $\mu_s'=1.0\,\mathrm{mm}^{-1}$ に調整した水溶液を生体模擬試料とし，時間分解能が 10 ps 程度の光オシロスコープで透過散乱光を検出した．

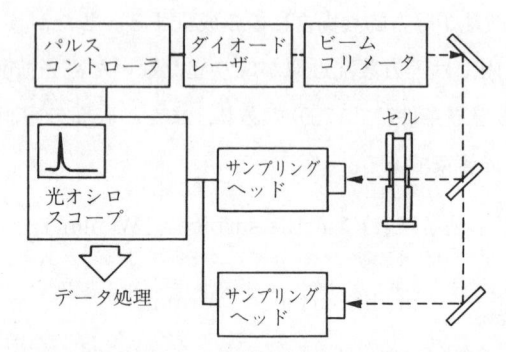

図 7.16 時間分解測定法による平行平板媒体透過パルス光測定の実験装置
〔高橋ゆかり，他：強い散乱体内を透過するパルス光の時間分解計測に関する研究，日本機械学会論文集(B編)，**60**, pp.3711-3716 (1994)より〕

実験結果，および，モンテカルロ法と光拡散方程式を有限要素法で解いた計算結果が**図 7.17** であり，実験結果とモンテカルロ法および有限要素法の結果はほぼ一致している．こ

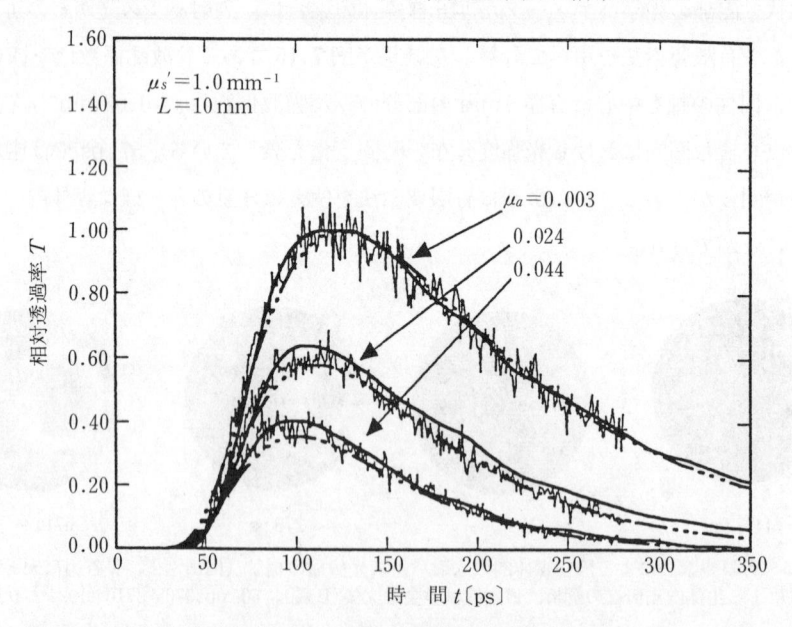

図 7.17 平行平板媒体透過パルス光測定の実験結果(滑らかな実線)と有限要素法(滑らかな3点鎖線)およびモンテカルロ法(ギザギザの曲線)による計算結果の比較．平板状セルのガラス窓は無反射コーティングを施した〔高橋ゆかり，他：強い散乱体内を透過するパルス光の時間分解計測に関する研究，日本機械学会論文集(B編)，**60**, pp.3711-3716 (1994)より〕

のようにパルス光の生体組織内における伝播挙動が両解析手法により記述することができることが実証され，この知識は光CTの新しいアルゴリズムの研究開発に利用される。

7.1.7 光CTの各種手法と研究開発の現状

光CTは開発中の技術であり，各種の手法が考えられ研究されている。それらは大きく次のように分類される。

（1）直進または近軸光を検出してX線CTのアルゴリズムを用いる。

（2）散乱光成分も検出してX線CTのアルゴリズムを用いる。

（3）新しい逆問題アルゴリズムにより画像再構成を行う。

（1）は，微弱ではあっても直進またはそれに近い光を入射光軸上の反対側で検出して，X線CTのアルゴリズムをそのまま用いる手法である。検出手法としては，パルス光を用いる①最短飛行時間法，②時間ゲート法，連続光を用いる③空間的コリメーション法，④コヒーレント検出法などが研究されている。しかし，非常によい感度の検出器を用いても数cm以上の生体をほとんど散乱せずに透過する光は現在の技術では検出が困難であり，この手法を5cm以上の生体に適用することは難しい。

（2）は散乱光も検出し，その信号から直進光の情報を取り出す手法である。①パルス光を用いる時間外挿吸光度法，②連続光を用いる空間的逆算法がある。また，③パルス光を用いる立上り時間法も研究されている。

（3）はいわゆる逆問題解析手法[10]であり，以下にこの手法について述べる。逆問題は計算機の発達に伴って発達し，生体内部の電気伝導率分布を求める電気ポテンシャルCTや地中の導伝率分布を調べる電気探査，音波による生体内部の診断，表面での温度測定から内部の発熱源の同定などと同じ問題であり，複雑な数学的手法である。逆問題の基本的な構成は図7.18に示されるように，前項で述べた有限要素法などによる解析である順問題の繰返しにより，測定データを再現する内部の特性値分布を求めるものである。これらの逆問題は一般に未知数の個数と測定データの個数とが一致しないため複雑な計算処理を必要とする。また，内部の物性パラメータ分布が大きく変化しても表面で観測される測定値がそれほど大きく変化しないことがあるため，解は入力データに含まれる小さな誤差や雑音に強く影響される。さらには間違った解が得られることもある。このため雑音の影響を弱めたり，間違った解を排除する「適切化」や「制約条件」，「先験情報」を必要とする。

光CTに上述の逆問題解法を適用する試みがいくつか行われている。それらは光拡散方程式をもとに有限要素法を用いる方法，モンテカルロ法を用いる方法，散乱を6光束で近似する方法などである。これらの方法によりシミュレーション結果として図7.19のような画像が得られている。真の分布を定量的にも忠実に再現しているとはいえないが，散乱や吸収の

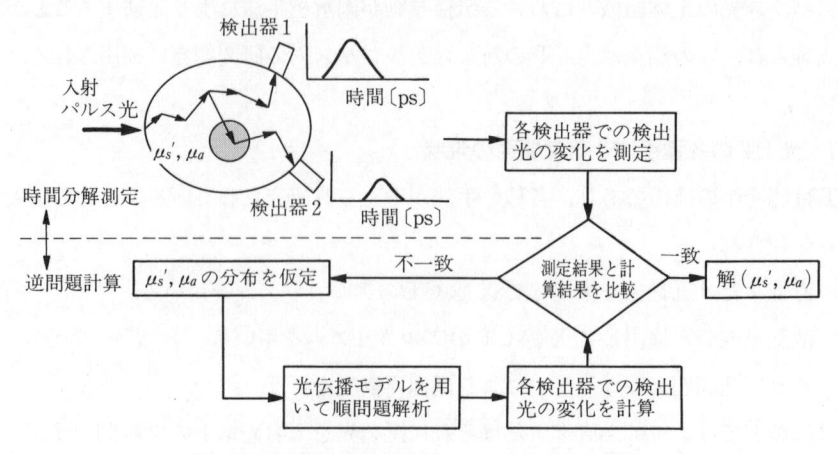

7. 新しいCT技術と生体計測の展望

図7.18 逆問題アルゴリズムによる光CTの概念

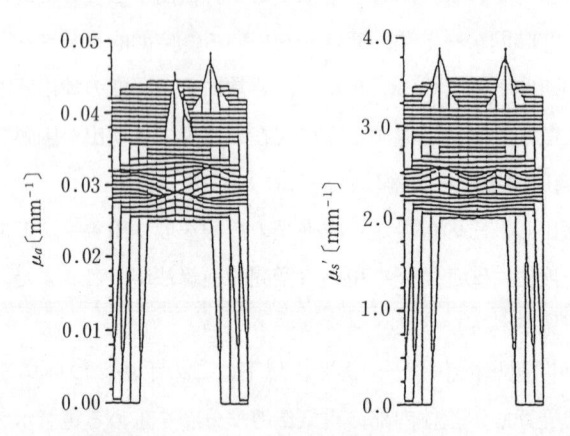

図7.19 有限要素法を用いた逆問題アルゴリズムによる光CTのシミュレーション結果。左図は吸収係数 (μ_a)，右図は散乱係数 (μ_s') の結果である。モデルは直径50mmの2次元円板であり，一様部分では $\mu_s' = 2.0\,\text{mm}^{-1}$, $\mu_a = 0.0025\,\text{mm}^{-1}$ である。再構成画像(手前)の非一様部分の μ_s' と μ_a は実際の値よりもかなり小さいが，位置と空間分解能は十分と考えられる〔S. R. Arridge et al.: Performance of iterative reconstruction algorithm for near infrared absorption and scatter imaging, Proc. SPIE, 1888, pp.360-371 (1993) より〕

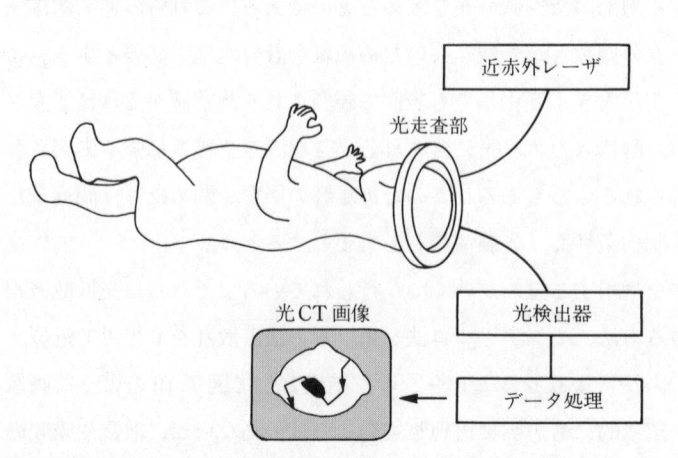

図7.20 光CTの将来像

異なる部分を的確に表しており，このような逆問題解法の可能性を示している．この手法はさらに発展し，図7.20のような光CTシステムは数年以内には臨床応用されるものと考えられている．

7.1.8 光による診断の将来

光による生体診断は，現在，近赤外光の吸収を用いた酸素化度の測定が主流であるが，最初にも述べたように血流やグルコース濃度の測定にも利用される可能性を持ち，また，光の散乱の変化を利用して骨の密度や各種生化学物質の濃度変化を測定したり，さらには蛍光などを利用して，各種疾病の診断も可能と考えられている．光はX線や各種放射線に比べ生体に対する影響が極めて少なく，装置的にも簡便であるため，レーザの発達も相まって光による生体診断は今後ともますます発展すると考えられる．

7.2 マイクロ波CT

7.2.1 はじめに

X線CTやMRIなどすでに実用化されているCTのほとんどが形態学的な情報取得を目的とするのに対し，マイクロ波CTは生体組織中でのマイクロ波の減衰定数や位相定数の分布を計測する装置，あるいは組織複素誘電率の分布を計測する装置である．しかし，組織複素誘電率が温度依存性を示すため，温度変化前後に撮像した2枚のCT画像の差分演算により温度変化量を画像計測することが可能であり，無侵襲温度断層撮像装置（サーマルCT）として期待が寄せられている．温度変化量の画像計測能力をハイパーサーミアや低体温療法などの温度制御から脳死判定などの目的で直接生かす温度計測装置としての用途のほか，早期癌の診断情報を獲得する手法として近年研究が非常に活発になっている．さらに将来的には電磁波被曝量の計測や代謝情報の獲得手段などとしても実用化が期待されている．

7.2.2 測定原理と測定法

〔1〕 測定原理

基本的な測定原理はX線CTとほとんど変わらない．複素誘電率の異なる二つの誘電体境界面で一方の誘電体から他の誘電体中に入射した平面波の伝搬について考える．垂直偏波の電界強度をE_x，境界面での入射電界強度をE_{x_0}，伝搬方向をz軸方向とし，減衰定数と位相定数をそれぞれα，βとすれば，入射媒質内での電界は次式のように書ける．

$$E_x = E_{x_0} e^{\{-j\beta z\}} e^{\{-\alpha z\}} \tag{7.11}$$

実際にはαやβは均一ではなく，組織ごとに異なるから，これを位置zの関数とおくと，

7. 新しいCT技術と生体計測の展望

次の関係式が得られる。

$$\ln\left|\frac{E_{x_0}}{E_x}\right| = \int \alpha(z)\,dz \tag{7.12}$$

したがって投影データは以下のようになり，X線CTの吸収係数をαとおいた式と等価になる。

$$\ln\left|\frac{E_{x_0}(y)}{E_x(y)}\right| = \int \alpha(y,z)\,dz \tag{7.13}$$

以上のことから，マイクロ波でもX線CTと同様，CT撮像の可能なことがわかる。

マイクロ波CT実現のための問題点は別の部分にある。すなわち，X線CTより格段に波長が長く，波動としての振舞いが顕著なマイクロ波のCT実現のためには，光CT同様，何らかの方法で直線経路上を伝搬する信号成分のみを特定・抽出することが前提条件となる。したがって，送受信アンテナ間を直線伝搬する成分の抽出手法が，マイクロ波CT技術の中核をなす。ここで紹介するマイクロ波CTはチャープ信号と信号処理技術を応用することによって送受信アンテナ間の減衰定数の空間分布を計測するものである[11]~[17]。もちろん，位相定数の分布も計測可能であるが，ここでは減衰定数分布の計測を例にとり，直線伝搬成分の計測原理について説明する。図7.21に示すように送信アンテナからは振幅Aのチャープパルス信号$S_r(t)$を供給する。つまり

$$S_r(t) = A\sin\left\{\frac{\omega_1 t + Kt^2}{2}\right\} \tag{7.14}$$

である。なお，T_sは掃引時間，ω_1とω_2はそれぞれチャープ信号の掃引開始と停止の角周波数であり，Kは以下のような定数である。

$$K = \frac{\omega_2 - \omega_1}{T_s} \tag{7.15}$$

この入力信号と測定領域中のある経路を伝搬することにより入力信号よりT_iだけ遅れて受信アンテナに到達，検出された信号成分とのビート信号をミキサとフィルタにより取り出

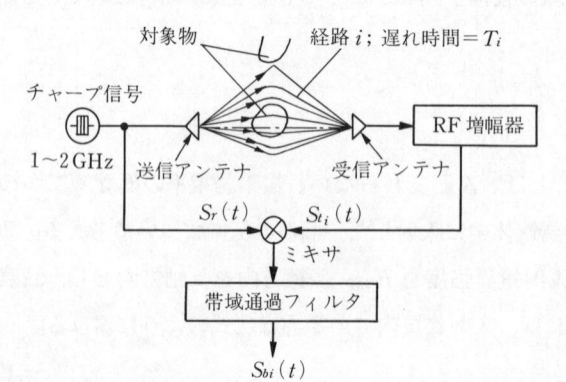

図7.21 直線伝搬成分の計測原理

すと，そのビート信号成分 $S_{bi}(t)$ は次式のように表すことができる。

$$S_{bi}(t) = a_i \eta A^2/2 \cos\,(KT_i t + \omega_1 T_i - KT_i^2/2) \tag{7.16}$$

なお，a_i は経路 i での減衰，η はミキサの返還効率などを含めた利得係数である。この式からわかるように，ビート信号の角周波数は遅延時間 T_i に比例する。したがって，入力信号と出力信号のビート信号をスペクトル分析してちょうど直線経路の時間遅れに該当する周波数成分を記録すれば，送受信アンテナ間の減衰定数を積分した値，つまり式(7.12)の値が求められる。チャープレーダの原理を応用したこの電磁波の CT は，チャープパルスマイクロ波 CT[11]~[17] と呼ばれる。

〔2〕 計 測 装 置

図 7.22 に試作したチャープパルスマイクロ波 CT プロトタイプシステムのブロック図を示す。測定周波数 1～2 GHz は生体透過度と空間分解能のトレードオフにより決定されたが，サーマル CT としての機能実現のため，同時に，この帯域における組織複素誘電率の温度係数に配慮した結果ともなっている。電圧制御発振器の周波数を任意関数発生器からのランプ信号で制御することによりチャープ信号を生成，この出力は最大 20 W まで増幅され，送信アンテナから測定領域に置かれた対象物に照射される。測定対象物は，それと同等かわずかに損失の大きな誘電体，ここでは食塩水を充填したタンク内に配置される。測定領域を伝搬したチャープ信号は受信アンテナで検出された後，増幅され，ミキサに供給されて入力信号との差の周波数成分を持つビート信号を得る。なお，RF 信号増幅段先頭にはチャープ信号生成に使用される信号と同期したランプ信号出力で中心周波数の変わる帯域幅 21 MHz

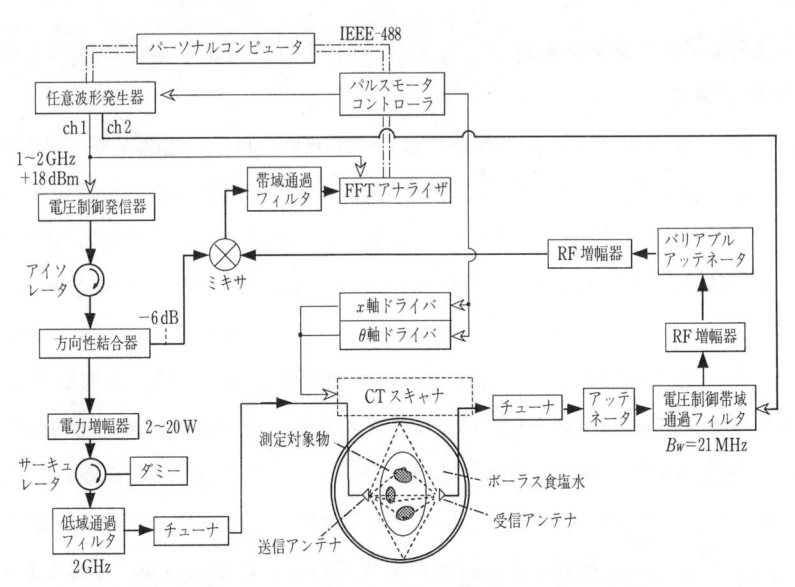

図 7.22 チャープパルスマイクロ波 CT のブロック図

の電圧制御帯域通過フィルタが接続されている。この方式の CT では 1 GHz にもわたる広帯域信号をおおよそ 100 dB も増幅する必要があるが，信号が広帯域にわたる雑音に埋もれるのを回避して一定の SN 比を確保するために用いられている[12]。CT の画質確保のためには望まれるこの処置は，一方でパルス圧縮による距離分解能の改善効果を阻害するため，両者のバランスがとれる帯域幅が望まれる。

アンテナは送受信とも比誘電率 85 の低損失誘電体を内部に充填した開口面アンテナであり，垂直偏波によるイメージングが行われる。なお，アンテナの開口寸法は 9.53 mm×19.1 mm であり，送受信アンテナは距離 282 mm を隔てて対向しており，両者は同一テーブルに固定されたまま，並進・回転走査が行われる。走査はステッピングモータの駆動による機械走査であり，一組の送信アンテナと受信アンテナを並進，回転運動させて計測を行う。X 線 CT の第一世代と同じ走査方式である。並進が 2.2 mm 間隔の 128 点，距離にして約 282 mm の平行移動であり，回転は 3.6 度刻みの 50 方向，合計 180 度の走査角となり，合計 128×50 個のデータで一組の投影データが構成される。このブロック図のように，各測定点ごとに FFT アナライザによるフーリエ解析処理が実行されると測定時間が約 100 分となるのは先に述べたとおりである。測定に比較すれば，画像再構成などの時間はほとんど無視できる。なお，画像再構成は Shepp & Logan のフィルタを用いたコンボリューション法によっている。以上は基礎研究用に試作されたプロトタイプモデルについての説明であるが，後で説明するように，高速撮像を実現するため，現在ではアンテナのアレー化や走査方式の異なるファンビーム型実験装置が試作されている。

7.2.3 温度差イメージング能力
〔1〕 空間分解能

測定に使用しているマイクロ波の周波数は 1～2 GHz である。比誘電率の値が約 50 程度の高含水生体組織と類似した複素誘電率を持つ食塩水の中に生体を置いて測定が行われるため，中心周波数で見ても波長は約 14 mm であり，この程度が空間分解能の目安と想定される。事実，実測結果でも同様な結果が得られている。**図 7.23** は濃度 0.44 % の食塩水入り円筒ファントム 2 本を，ボーラスと呼ばれる濃度 0.69 % の食塩水を満たした撮像用容器中にセットし，2 本の円筒間の距離を変えながら撮像したものである。距離が 12, 9, 5 mm と狭まるに従い，円形断面の融合していく様子がわかる。可干渉性の波動を利用した画像計測であるから空間分解能を厳密に評価するのは難しいが，2 円筒の形状の崩れと二つの円形断面の映像の融合状況から 10 mm 程度が本マイクロ波 CT の空間分解能と評価できる。測定波長を考えれば十分に分解能の高い計測ができているわけであるが，X 線 CT や MRI などの装置と比較すると，分解能は 1 桁低い値である。

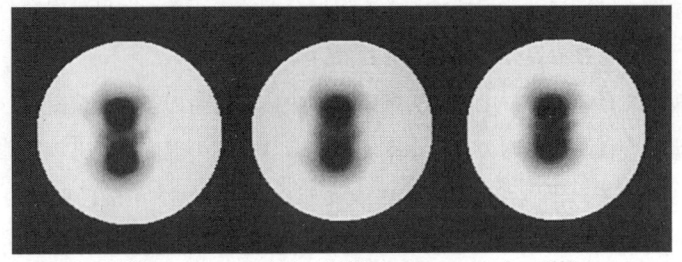

(a) 距離 12 mm　　(b) 距離 9 mm　　(c) 距離 5 mm

図 7.23　空間分解能評価実験

〔2〕 **温度差計測能力について**

　生体を傷つけずに内部断面の温度を測定する"サーマル CT"の実現は，ハイパーサーミアなどにおいて待望久しい[18]が，残念ながら現在までに実現されてはいない。図 7.24 はチャープパルスマイクロ波 CT で温度差計測実験を行った結果の一例である。32 ℃，濃度 0.39 ％のボーラス食塩水中に，同濃度の恒温食塩水を灌流したプラスチック円筒ファントム 3 本を三角形状に配置してある。この実験では，恒温薬液循環装置により，ボーラスとファントム，いずれも 0.1 ℃の精度で温度制御された食塩水が常に満たされている。はじめ，ボーラスとファントムの温度をいずれも 32 ℃で一定に保ち，1 回目の CT 撮像を行う。次にボーラスと 1 本のファントムの温度はそのまま 32 ℃に保ち，残り 2 本のファントムのうち 1 本の温度を $\varDelta T$ 〔℃〕だけ下げ，残り 1 本の温度を $\varDelta T$ 〔℃〕だけ上げる。両ファントムの温度がいずれも定常値に達した後，2 回目の撮像を行い，2 枚の CT 画像の差分をとる。このようにして得られた写真が図 7.24 である。1 ℃と 0.5 ℃の温度変化が画像化されているのがわかる。

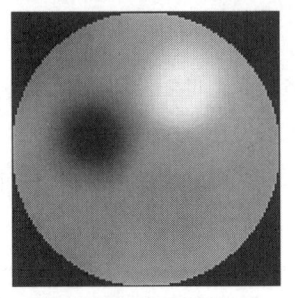

(a) $\varDelta T = 1$ ℃　　(b) $\varDelta T = 0.5$ ℃

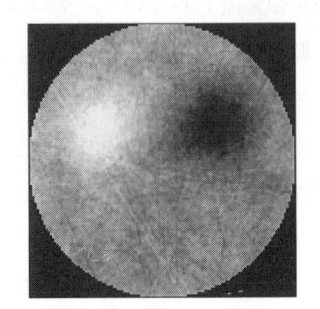

図 7.24　温度差計測実験結果

　実験装置はプロトタイプモデルであり，測定時間など，実用上の問題について配慮したものではない。したがって，現状では 0.5 ℃程度の温度差を計測するのが精一杯である。しかし，温度分解能は撮像の高速化によりさらに改善できると思われ，また，0.5 ℃を含め，

温度差画像の画質も同様に改善可能である。温度分解能の正確な評価は撮像の高速化実現が前提となるが，現状よりも良好であることは間違いない。

ファントム実験ではあるが，上記の実験条件は生体測定時の条件を模擬したものである。すなわち，食塩濃度は筋肉などの高含水率組織複素誘電率の温度係数と等価になるよう設定してある。つまり，そのような条件下で，大まかには 10 mm × 0.5 ℃ 程度の分解能で生体内の温度分布が可視化できることを図7.24は示唆している。仮に生体を切断したとしても目にすることのできない温度という物理量の変化が，生体を全く傷つけることなく実際に画像計測できるとすれば，冒頭に述べたような様々な用途が開けるであろう[19]。

7.2.4 生体計測に必要な技術

試作したチャープパルスマイクロ波CTを用い，ファントムを対象とした基礎実験で，約1 cmの空間分解能と 0.5 ℃ の微小温度差計測能力が確認できた。しかし1枚約100分という撮像時間では原理検証以外の用途は考えにくく，実用性を論じるためには，実際に生体計測が可能であることを証明する必要がある。撮像時間が長くなる理由は二つある。送受信アンテナを一対しか備えておらず，1点々々，機械走査を繰り返しながら逐次的に測定を繰り返すスキャナの構造と，1点々々測定するごとにFFT演算を行い直進伝搬成分の振幅を計測・記録する計測方式である。100分という測定時間が生体撮像に適した時間でないことは自明であるが，それ以前に，サーマルCTとしての性能評価にも支障を来す。すなわち，①対象物の動きによる偽像の発生，②測定系のゲイン変動，特に撮像対象の周囲に満たされるボーラス食塩水の温度を 0.01 ℃ の精度で長時間，制御・維持できないことから生じる温度分解能評価の困難性の2点である。そこで，次にマイクロ波CTの高速撮像法[17]について述べ，温度断層撮像装置としてのマイクロ波CTの実用性に関する傍証とする。

〔1〕 データ取得方法の改良

チャープパルスマイクロ波CTでは，送受信アンテナ間を直線伝搬した信号線分のみを抽出計測するために，ビート信号の周波数解析が不可欠となる。プロトタイプシステムのように直進伝搬成分の抽出・計測にFFTアナライザを利用すると，測定を行う各点ごとにFFT演算が行われる結果，情報取得には必ずしも必要ない演算時間が測定時間を引き延ばす。しかし，ビート信号をそのままA-D変換して時系列データとしてそのまま保存し，測定終了後にまとめてFFT演算を行い，振幅や位相の情報を得ても最終的には同じ結果が得られる。このような記録方法を採用すれば，フーリエ変換の間，次のデータ記録を待たせておく必要がなくなる。すなわち，測定とスペクトル解析を分離することにより被験者の拘束される測定時間を短縮することができる。コンピュータメモリを余分に消費するが，時間短縮という点では，この記録方式採用が最も効果的である。

7.2 マイクロ波CT

チャープ信号の掃引時間は20～200 msとして実験を行ったが，掃引時間と空間分解能とは無関係であり，信号，つまり画像のSN比だけが影響を受ける。掃引時間が短くなるほど画質は低下するが，ファントム実験では200 msから20 msに短縮した場合でも画質に著しい差異は生じない。したがって，掃引時間を極力短く設定することによって測定時間を短縮することも有効である。

〔2〕 アンテナのアレー化と電子走査

X線CTも世代の交代とともに検出器のアレー化や走査方法の改良による高速化が図られてきた。マイクロ波CTのプロトタイプシステムはX線CTの第1世代にあたり，一対の送受信アンテナを機械走査することによって投影データを取得する。アンテナ移動の代わりに多数のアンテナを並べてアレー化し，送受信アンテナを順次スイッチで切り替える電子走査を採用すれば，機械的移動によるより，はるかに高速の測定が可能となる。ただし，スイッチで切り替える回路がマイクロ波回路であるか，あるいは低周波回路であるかにより，計測の容易さや計測システムのコストは異なったものとなる。アンテナを多数個並べアレー化する方法のほか，変調散乱法と呼ばれる低周波変調法を利用した電磁界計測法を採用すれば，低コストで同様なデータが取得できる。ただ，隣接するアンテナ間の相互結合が原理的に不可避であるから，受信用のアンテナを極めて高密度に並べることができない点で，マイクロ波CTはX線CTなどとは事情が異なる。

変調散乱法を利用したチャープパルスマイクロ波CTの測定原理[20]を図7.25に示す。アレー化された送信アンテナと対向する位置にある受信アンテナ前面に変調用の微小ダイポールを並べる。微小ダイポールにはダイオードが負荷として接続してあり，その非線形性を利

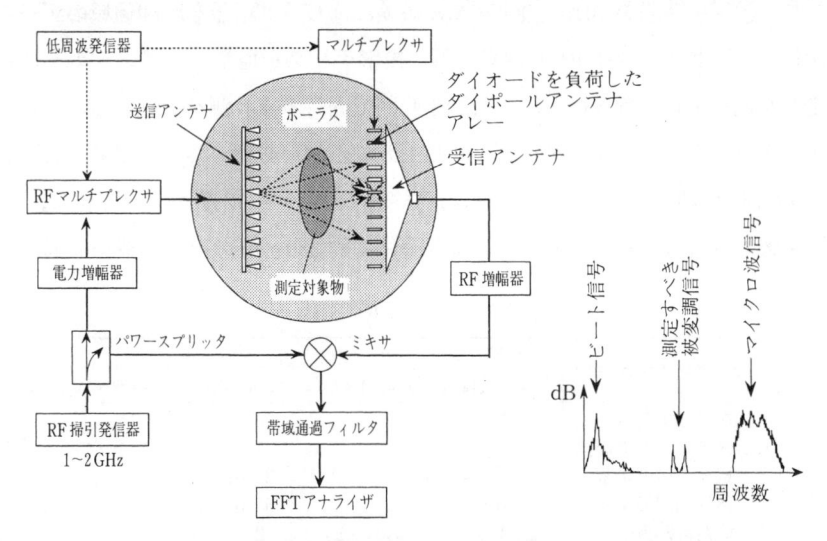

図7.25 変調散乱を用いた測定法

用して変調を行う。受信アンテナは個々の変調散乱用ダイポールの後ろに，送信アンテナ素子と対向する小さなアンテナをアレー化して並べるか，図のように大開口アンテナを1個配置する。単一の受信アンテナとすれば電子走査の際に受信側のアンテナを切り替える必要がなくなり，電子走査も変調信号を供給する微小ダイポールの切換だけでよく，これはごく普通の論理回路で実現できる。測定の基本は一対の送受信アンテナによって計測するプロトタイプシステムと同一で，異なる点はチャープ信号で励振する送信アンテナ素子と対向する位置にある微小ダイポールに低周波信号を供給してチャープ信号を変調する点である。変調散乱法の利点は同時多点計測が低コスト，かつ容易に行えることである。同時に計測される測定経路の変調信号周波数を，被変調ビート信号周波数が重ならない程度にわずかずつ変えることにより，1チャネルのFFTアナライザ，または1チャネルのA-Dコンバータを用いて複数点の計測が同時に実行できる。

〔3〕 同時多点計測

最も基本的な同時多点計測は，広い半値角を持った，つまり指向性の鋭くない送信アンテナ素子1個を励振すると同時に，対向する位置にある受信アンテナアレーのうち，一定範囲内にある複数個のアンテナ素子で送信アンテナ素子との間の直線伝搬信号を同時に受信・計測するファンビーム方式で可能となる。X線CTでいえば，第2世代から第3世代の装置にあたる。このファンビーム方式は電磁波の特性をうまく生かすことができるため，マイクロ波CTの計測に適した走査法と考えられる。

〔4〕 撮像時間の目安

上記のような工夫によって，結果的にどの程度の撮像時間が達成できるか試算してみる。前提として，①掃引時間を10 msのオーダに短縮，②ビート信号を時間領域のデータとして計測・記録し，計測終了後にFFT演算を行い投影データを得る，③アンテナをアレー化して機械走査を電子走査に置き換え，④可能な範囲で同時多点計測を実施する，と仮定する。

測定データ点数としてプロトタイプと同じ128×50個が必要かつ十分であるとすれば，**表7.2**のような試算結果が得られる。これは，送受信アンテナ12組をアレー化し，これを10回，微小距離だけ直線移動させることにより全体で約280 mmの直線距離を並進走査するよ

表7.2 撮像時間の試算

アンテナ形式	ダイポール アレー(12本)	単一開口受信アンテナ＋ 12本のダイオード負荷ダイポール
信号掃引時間	20 ms	20 ms
スイッチング時間	20 ms	1 μs
機械的並進走査	30 ms	30 ms
機械的回転走査	50 ms	50 ms
同時計測点数	1	2
データ取得時間	4.3 min	1.2 min

うな走査方式に対する推定時間である。回転走査の刻みは3.6°，全体で50方向からの記録を想定している。大学で自作可能な実験システムで試算しても，この程度の高速化は実現可能である。現状でヒトの計測に十分とはいえないまでも，動物実験程度なら生体計測も十分可能である。測定方式により計測時間に差があるのは，測定に使用したメカニカルRFスイッチのスイッチング時間が20 msと遅いのに対し，通常の論理ゲートで構成される変調散乱法のスイッチング時間が1 μs以下で済むためである。もちろん，RFスイッチにピンダイオードスイッチを使用すれば同程度のスイッチング時間は達成できる。また，同時多点計測を変調散乱法のみに限定しているが，これは変調散乱法の場合，同時多点計測がコスト的にも，技術的にも容易であるため，参考までに試算したものである。もちろん，単純にアレー化したアンテナを用いただけでも前述のように同時多点計測は可能であり，特に，ファンビーム方式[21)22)]を採用すれば，撮像時間はさらに数分の1にできる。

　上記のような測定時間は現実に実現可能である。一例として，ほぼ上記の条件どおりに撮影されたファントムのCT画像を図7.26に示す。これは12本のダイポールを22 mm間隔で並べ，電子走査と機械走査を併用して撮像したファントムのCT画像である。30 mm間隔で2本並べたファントムの直径は60 mm，内部には0.19％の食塩水が満たされており，ボーラスは濃度0.39％の食塩水である。撮像時間もほぼ5分と，試算結果に近く，従来どおりの画像品質が得られている。

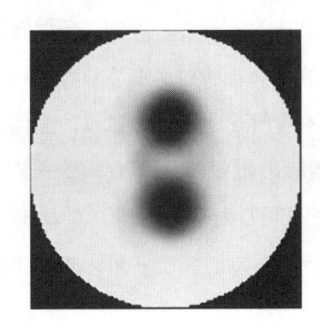

図7.26　アレー化ダイポールアンテナによるCT画像の一例

7.2.5　お わ り に

　回折や干渉など，波動としての振舞いが顕著な電磁波を測定に利用するマイクロ波CTについて説明した。チャープレーダの技術を応用したこのマイクロ波CTでは，チャープパルス信号と信号処理技術を利用することにより送受信アンテナ間の直線経路を伝搬した波動成分だけを抽出・記録する。これにより，CT計測を実現している。温度変化量の画像計測を目標とするこのCTは，現状で，ほぼ1 cm×0.5℃の分解能での計測が可能である。現在，様々な無侵襲測温技術や装置が研究されている[18),23)]ことからもわかるように，マイクロ波のサーマルCTはハイパーサーミアや低体温療法用の温度モニタとしてだけでなく，代謝計

測や被曝量計測など，より広範な分野での利用が考えられる[19]。そのためには撮像の高速化を達成することが不可欠であるが，実験室レベルの製作技術によっても，生体撮像が可能な程度にまで撮像時間を短縮できる見通しが得られている。将来的にはほとんど瞬時の高速撮像を可能とすることが求められるであろう。

7.3 インピーダンスCT

7.3.1 はじめに

インピーダンスCTは組織の導電率（抵抗率）の違いを画像化しようとするものである。インピーダンスCTは他のCT装置に比較して，装置が簡単である，安価である，取扱いが簡単であるなどの利点があり，X線CTなどのCT装置で検出できない組織（肺のような組織）の研究，治療，診断など（呼吸器機能の研究，治療，診断など）に，まわりの組織と導電率の著しく異なる組織（血液，脂肪など），すなわち血行動態のような研究，治療，診断などに，また生体組織の導電率の温度特性を利用しての温度計測などに役立てようと，ヨーロッパを中心に活発に研究が進められている。一部画像化に成功し血行動態，呼吸器機能の治療，診断のための研究が進められているが，根本的問題が残されているため信頼性に乏しいのが現状である。生体の電気特性による様々な研究，治療，診断などには生体組織インピーダンスの周波数特性を測定することが重要であることから，近年，多周波数インピーダンスCTの研究が活発となり，肺内の血行動態の詳細なる検討が進められている。インピーダンスCTを，特に多周波数インピーダンスCTを理解をするためには，生体の電気的特性について理解しておく必要がある。以下に生体組織の電気特性，インピーダンスCTの原理，再構成像を得るための種々のアルゴリズムを説明したいと思う。なおインピーダンスCTにはどうしても理解しておかなければならない電極のインピーダンスの問題があるが，紙面の都合でここでは触れないことにする。

7.3.2 生体組織の電気的性質

多周波数インピーダンスCTでは生体組織インピーダンスを対象としているので生体組織の電気特性を理解する必要がある。生体の電気特性は能動的特性と，受動的特性とに大別されるが，多周波数インピーダンスCTの目的を理解するためには，約1kHzから数MHz間の周波数領域での受動的電気特性が重要である。

〔1〕 細胞と組織の電気的性質

生体の電気特性を考える場合，生体構造をどのレベルから眺めるかが問題である。組織の構成要素の基本レベルとして細胞以上を考えれば十分であろう。生体組織の構成単位となっ

ている細胞は，生体組織がそれ自身の役割を果たすため，いろいろな形状や構造をしている。しかし，電気的特性を考える場合には図7.27(a)に示すような電気的に0.9％の食塩水とほぼ同等の特性を持った電解液（細胞内液）が，非常に薄い（3～15nm）細胞膜で包まれたものと考えることができる。生体の組織を電気的観点から見ると，ほぼ細胞内液と同等の特性を持つ細胞間質（細胞外液）中に細胞が浮遊し配列した形態をとっている。細胞内液，外液の電気抵抗率は25℃でそれぞれ約$0.6\Omega\cdot m$，約$1\Omega\cdot m$，比誘電率はほぼ水と同じで50～80の値を持っている。細胞内外液である電解液の電気インピーダンスは当然のことながら電解液中のイオン濃度に依存しているため，生体の状態によりわずかに変化することがある。

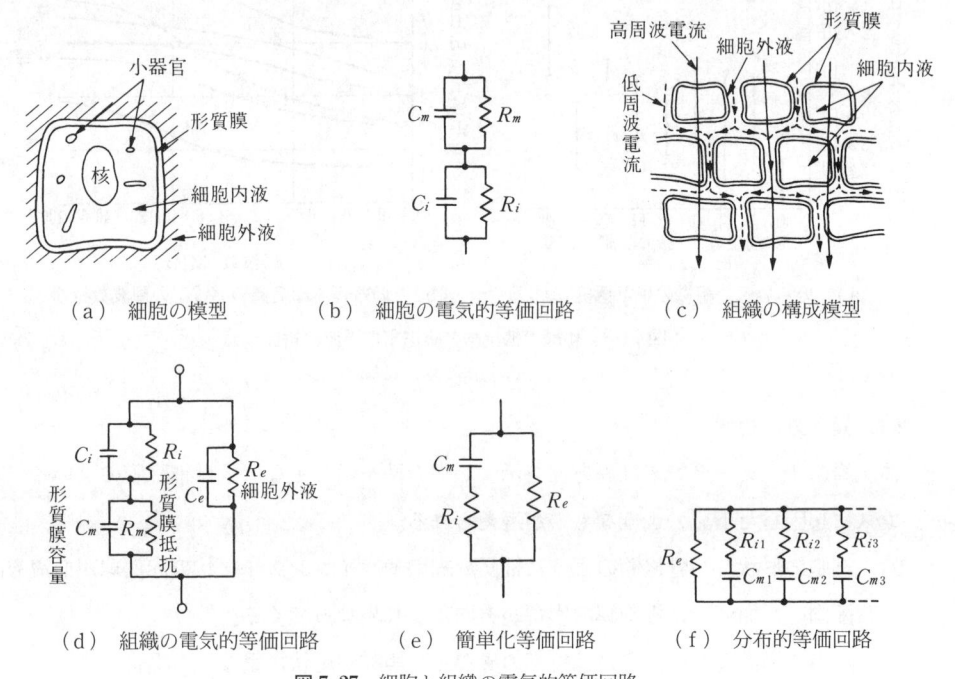

図7.27 細胞と組織の電気的等価回路

細胞膜は脂質の2分子層がタンパク質層で挟まれた構造を持っているといわれている。このため，電気的には絶縁物（500～$10\,000\,\Omega/cm^2$）と考えられるが，非常に薄いため大きな電気容量（$0.5\sim1.3\,\mu F/cm^2$）を持っている[24]。このため，細胞の電気的等価回路は図7.27(b)で示される。このような電気的特性を持った細胞により構成される組織の電気的特性は細胞の大きさ，形状，細胞内外液量の割合，細胞の配列の仕方などに依存しているために，異方性や組織によって異なった電気的特性を示す。血液のように細胞外液（血漿）が非常に多く，また細胞内液も多い組織では電気抵抗率は低く，ヘマトクリット40の血液の抵抗率は37℃で約$1.4\,\Omega\cdot m$程度である。細胞内外液量が中程度の骨格筋では，異方性もあ

り繊維方向で約 2～3Ω・m，繊維に直角方向では約 7～10Ω・m 程度である。皮膚のように細胞外液がほとんどなく，かつ，細胞内液も少ない組織では，電気抵抗率は大きく，数 MΩ・m にも達する場合もある。肺は肺胞内に空気が含まれているため数十Ω・m とかなり高い値を示す。リンパ液の抵抗値は血漿，細胞内外液抵抗率とほぼ同じである。脂肪組織の抵抗率は数十～100Ω・m であり，骨格筋などに比較すると非常に大きな値である。図 7.28(a) に多くの研究者により測定されたいろいろな組織の抵抗値の一覧を示す[25]。抵抗値に測定条件，方法などの違い，異方性などの影響による大きなばらつきが見られる。

(a) いろいろな組織の電気抵抗率　　(b) いろいろな組織の導電率の周波数特性

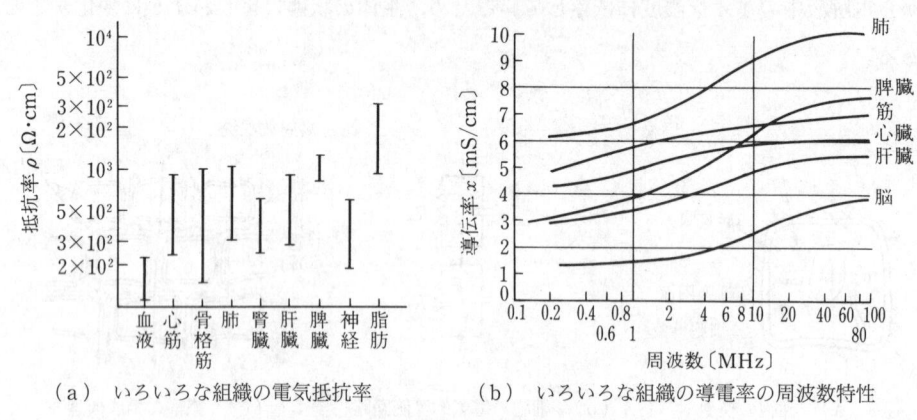

図 7.28　組織の抵抗率と導電率の周波数特性

[2] 異方性[24]

生体組織のインピーダンスは異方性を示す。異方性を示す主な原因は細胞膜の高いインピーダンスに起因した下記のようなものが考えられる。

(1) 細胞の形状　骨格筋のように細長い細胞やバイコンケイブ状の赤血球が血流方向に配向した血液では細胞膜の影響が方向により異なってくる。

(2) 皮膚や筋肉などのように抵抗率の異なった組織が層状に重なった場合。

[3] 非線形特性[24]

能動特性に起因した非線形特性を示す。この特性は測定電流密度が $1\,\text{mA/cm}^2$ 以下の場合には起こらないと考えられる。

[4] 温度特性[24]

β 分散領域での組織インピーダンスは細胞内液と外液の両方の特性により決定されており，0.9％の食塩水とカリウムの電解液の特性を示している。

0.9％の食塩水の温度係数は約 $-2\%/℃$，細胞内液と同程度の濃度のカリウム電解液の温度係数は約 $-2.2/℃$ である。したがって，数 MHz 以下の周波数帯域での組織抵抗の温度係数は β 分散に関係なくほぼ $-2\%/℃$ の値を示す。誘電率は細胞内外液である電解液の

7.3.3 組織インピーダンスの β 分散特性[24),26)~28)]

生体組織の電気インピーダンスが独特の周波数特性,すなわち,イオン雰囲気に関係した α 分散,組織構造に関係した β 分散,タンパク質分子の水和に関係した δ 分散,水分子に関係した γ 分散を持っていることはよく知られている。多周波数インピーダンスCTでは β 分散領域での生体組織の特性を問題とするので,ここでは β 分散領域での生体電気特性についてのみ解説することにする。

平行平板電極に挟まれた生体組織の模式図を図7.27(c)に示す。細胞膜は大きな電気容量を持った絶縁物と考えられるため,生体組織に加えられた低周波電流(数kHz以下)は細胞外液部分のみを流れる。周波数が約1kHz以上になると電流は図7.27(c)の実線で示すように細胞膜を通過し始め細胞内に流れ込む。このような生体組織の電気的特性を単純化した電気的等価回路で表現すると,図7.27(d),(e)に示す細胞外液抵抗 R_e,細胞内液抵抗 R_i と細胞膜容量 C_m の直並列回路で表現される。R_e,R_i,C_m の大きさは,細胞外液抵抗率,細胞内液抵抗率,膜容量に関係しているが,細胞の大きさ,形状,細胞の配列の仕方にも依存している。組織を形成している細胞の形状が全く同じで規則正しく配列している場合には,すべての R_e,R_i,C_m はそれぞれ単一の値をとり,組織の電気インピーダンスの周波数特性は**図7.29(a)**の点線で示された特性を示す。実際には,組織を形成する細胞は組織の機能を果たすため,同じような形状,大きさを持ち,独特な配列をして組織を形成しているが,個々の細胞の形状,大きさは少しずつ異なっているものと考えられる。したがって,R_e,R_i,C_m はある平均的な値を中心に正規分布をしているものと考えられる。このような組織の電気インピーダンスの周波数特性は図7.29(a)の実線で示された特性を示す。

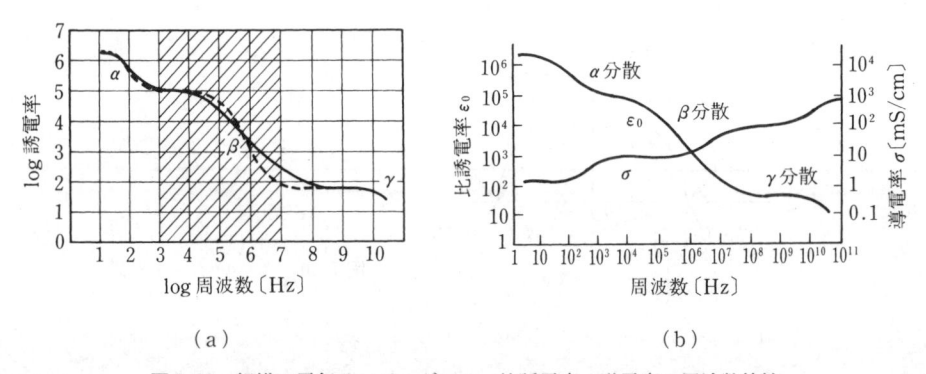

図7.29 組織の電気インピーダンス,比誘電率,導電率の周波数特性

実際の分布の状態を R_i と C_m の積，すなわち時定数 τ (細胞の配列，形状などに依存した電気的特性を示す指標) を用いて表現すると，式(7.17)で示される分布関数 $f(\tau)$ を持った，ほぼ正規分布と同じコール-コール分布で表現される。ここで，τ_0 は分布した τ の平均値を示す。

$$f(\tau) = \frac{\sin(\alpha\pi)}{2\pi}[\cosh\{(1-\alpha)\log\tau/\tau_0\} - \cos(\alpha\pi)] \tag{7.17}$$

以上の特性は組織の構造に関係した緩和現象で構造分散または β 分散と呼ばれ，生体の電気的特性上非常に重要な特性である。図7.28(b)にいろいろな臓器の導電率の周波数特性を示す。β 分散のため周波数の増加とともに導電率が増加している。このような電気的特性を示す組織の電気的等価回路は図7.27(f)に示す分布的等価回路で示され，アドミタンス軌跡は**図7.30**の破線で示す円弧を描くことが知られている。これをコール-コールの円弧と呼ぶ。図中の実線で示された半円は R_e〔Ω〕，R_i〔Ω〕，C_m〔F〕が単一の場合でのアドミタンス軌跡を示す。円弧の実軸との交点の一方である低周波数側は，R_e の逆数であるコンダクタンス $G_e = 1/R_e$〔S〕を，もう一方の高周波数側は，R_e と R_i の並列抵抗 R_{inf} の逆数であるコンダクタンス G_{inf} を示す。また，β 分散領域で，細胞膜の容量リアクタンスと細胞内液抵抗が等しくなる周波数 $1/(2\pi\tau_0)$ を β 分散周波数と呼ぶ。したがって，β 分散周波数より十分低い周波数領域での抵抗 R_e は主に細胞外液量に関係した情報を含んでおり，β 分散周波数より十分高い周波数領域での抵抗 R_{inf} は細胞内外液量両方の情報を含んでいることになる。また，低周波数領域での抵抗 R_e は大きな異方性を示し，骨格筋のような組織では組織の発達度にも依存し大きな個体差を示す。このような低周波領域で顕著に現れる異方性，個体差は当然のことながら高周波数領域での電気抵抗 R_{inf}〔Ω〕にはあまり顕著には現れなくなる。以上の現象を持った組織のアドミタンス Y_e〔S〕を，数式で表現すると式(7.18)で表される。

$$Y_e = \frac{G_{inf} - G_i}{1 + (j\omega\tau_0)^{1-\alpha}}$$

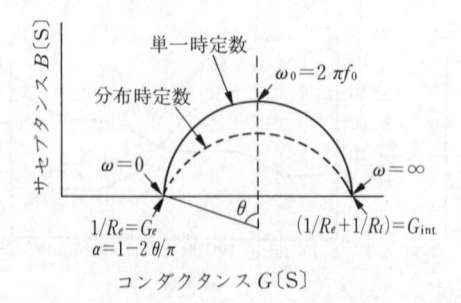

図 7.30　コール-コール円弧

$$= \frac{G_{\inf} - G_i \int f(\tau)\,d\tau}{1+j\omega\tau} \tag{7.18}$$

以上の周波数特性をグラフ化したものが図7.29(b)である。

7.3.4 多周波数インピーダンスCT

〔1〕 原　理[29]

多周波数インピーダンスCTは生体にいろいろな周波数（約1kHzから約1MHz）の電流を印加し，体表上で測定した電位または電位差から生体内の複素誘電率分布，または複素誘電率変化の分布を推定しようとするものである。体表上に2個の電極を装着し，この電極間に電流を印加する。電流は生体中に拡散し，広がり，再び対極に向かって集まり対極に達する。生体内の電流は一様には流れず，複素誘電率分布により電流密度が異なる。したがって，この二つの電極間の電位差，または電極を流れる電流値を測定しても生体中の特定の場所からの情報を取り出すことは不可能である。このためこの2個の電流電極以外に多数の電極を体表上に配置し，電極（電圧電極）部位の電位またはいろいろな電極間の電位差を測定する。次に電流を印加する電極を換え同様に他の電極の電位または電極間電位差を計測する。このように次々に電流電極の組合せを変えデータを収集する。集められたデータをもとに電磁界の方程式を解き，または，ある仮定下でX線CTと同様な逆投影により生体内の複素誘電率分布，または複素誘電率変化の分布を推定（像の再構成）することになる。電流分布からも容易に想像できることであるが，特殊な場合（例えば体肢のように導電率分布が2次元と仮定できる）を除いて多周波数インピーダンスCTにより推定される複素誘電率分布は3次元的となってくるため，断層像を得ることは非常に困難な問題となる。

〔2〕 いろいろなインピーダンスCTのアルゴリズム[30〜32]

多くの研究者により種々の再構成アルゴリズムが提唱されている。以下にその主なアルゴリズムを説明する。なお以下のアルゴリズムは多周波数インピーダンスCT用として開発されたものではないが，多周波数インピーダンスCTに改良されている。文章中では，できるだけ引用論文の説明を忠実に紹介するため導電率，抵抗率両用語を使用している。

（a）逆投影法（back projection法）[33]　　生体が円筒で均一な抵抗率 ρ 〔Ω·m〕を持っているとすれば，2次元解析が可能である。図7.31に示すように一対の電極1，2（電流電極I）から電流を生体に印加したときの等電位分布は図に示すようになる。電流を印加していない隣接電圧電極間（電圧電極D）の電位差を $V_r(p)$〔V〕とする。図中の小さなピクセル点p（対象物は微小ピクセルに分割する）での抵抗率が $\rho + \Delta\rho$ と微小変化したとき，$V_r(p)$ が $V_m(p) = V_r(p) + \Delta V_r(p)$ に変化し，次式が成立すると仮定する。

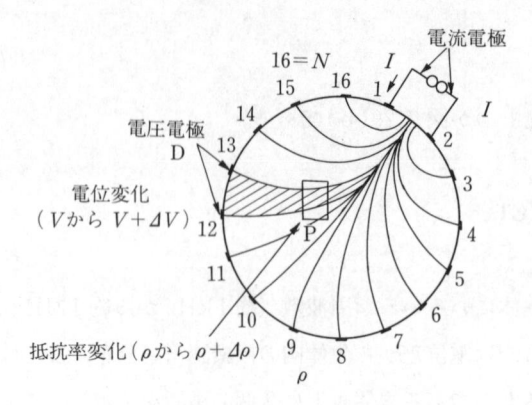

図7.31 インピーダンスCTの原理図

$$\frac{V_m(p)}{V_r(p)} = \frac{V_r(p) + \Delta V_r(p)}{V_r(p)}$$
$$= \frac{\rho + \Delta \rho}{\rho} \tag{7.19}$$

ここで，$\Delta \rho$，$\Delta V_r(p)$ がそれぞれ ρ，$V_r(p)$ に比較して十分小さいと仮定すれば式(7.17)は次式のように簡単化される．

$$G(p) = \frac{\Delta V_r(p)}{V_r(p)} = \frac{\Delta \rho}{\rho} \tag{7.20}$$

電位差を測定した電極位置で終わる等電位線で囲まれた部分の抵抗率を $G(p)$ を満足するように，ρ から $\rho + \Delta \rho$ へ変化させる．同様の操作を残りの電極でも行う．次に電流電極を換え，同様の操作を行う．すべての電極の組合せについて同様の操作後，得られた各ピクセルごとに抵抗率変化を重ね合わせると，最終的な抵抗率変化が得られることになる．しかし，$\Delta \rho$ の値が同じでも点 p の位置が異なれば $\Delta V_r(p)$ の値は異なってくることが容易にわかる．そこで電流電極 I，電圧電極 D と p の位置に関係した重み係数 $W(P, I, D)$ を用い，先と同様に等電位線で囲まれた部分の抵抗率 $G(p)$ を満足するように変化させる．

$$P = W(P, I, D) \times G(p) \tag{7.21}$$

ここで P は等電位線内の重みづけされた抵抗率の変化率を与える．$W(P, I, D)$ として感度分布を用いる方法などが提案されている．式(7.19)，(7.20)の関係は理論的には成立しない関係であるため，大きな測定誤差が現れることがある．また，目的物が中心部にある場合には $\Delta V_r(p)$ 値が非常に小さくなり，精度よく $\Delta V_r(p)$ を測定することが困難になる．

（b）double constrain 法[34]　Wexler らは1985年 double constrain 法を提案した．体表上配置された電極から電流を印加した場合の生体内の電流密度分布 J_{1i} [A/m^2]（導電電流と変位電流の和）を生体組織の複素導電率が均一であると仮定し有限要素法にて求める．ここで i はピクセルの番号である．同時に実際に各電極での電位を測定し，その電位を境界条件として，生体内の電流分布 J_{2i} を求める．この段階の計算に使用する生体内の複素導電

率分布は実際のものと異なっているため，J_{1i}, J_{2i} の値は当然異なっている。そこで，次式に従ってこの違いを最小になるように複素導電率分布 σ_i^*〔S/m〕を下式に従って計算する（最小2乗法操作を行っている）。

$$R = \sum_i \iiint_{Vi} (J_{1i} - J_{2i})(J_{1i} - J_{2i}) dv \tag{7.22}$$

$$J_{2i} = \sigma_i^* \nabla V_{2i} \tag{7.23}$$

ここで，∇V_{2i}〔V/m〕は i 番目のピクセルの電界である。

$\partial R/\partial \sigma_i = 0$ より

$$\sigma_i = -\frac{\iiint_{Vi} J_{1i} \nabla V_{2i} dv}{\iiint_{Vi} \nabla V_{2i} \nabla V_{2i} dv} \tag{7.24}$$

（c） **Newton-Raphson 法（修正感度法）**[35]　　1981 年中山は，Gezerowitz が提案したインピーダンスプレチスモグラフでの感度理論[36]を応用した修正感度法を提唱した。1986 年 Yorkey が最小2乗法を利用した Newton-Raphson 法を詳細に報告した[37]。両アルゴリズムは最終的には同じ結果を与えるので，ここでは Newton-Raphson 法を紹介する。

対象物体内の抵抗率分布 ρ〔Ω・m〕による体表上での電位分布を $f(\rho)$ とし，同じ部位で測定された電位を V_m とする。$f(\rho)$ と V_m との差を次式に従って抵抗率分布 ρ を最小2乗法により求める。ここで，ρ は複素導電率分布 σ_i^* の逆数である。

$$R(\rho) = (f(\rho) - V_m)^2 \tag{7.25}$$

$f(\rho)$ は電流源が境界上に存在するポアソンの方程式の解であるので，問題は非線形問題となる。そこで Newton-Raphson 法により $R(\rho)$ を最小にする ρ の分布を求める。

ρ の分布を補正する値は次式で与えられる。

$$\Delta \rho_n = [f'(\rho_n)^T f'(\rho_n)]^{-1} \times f'(\rho_n)^T [f(\rho_n) - V_m] \tag{7.26}$$

ここで，$n, T, -1$ はそれぞれ繰返し数，転置行列，逆行列を意味する。$f'(\rho_n)$ は ρ_n が微小変化したときの $f(\rho_n)$ の変化を表す感度方程式である。補正後の抵抗率分布（複素数）は次式で与えられる。

$$\rho_{n+1} = \rho_n + \Delta \rho_n \tag{7.27}$$

（d） **アダプティブ電流法**　　アダプティブ電流法（adaptive current method）は 1987 年 Gisser らにより提唱された。ある部位の抵抗率変化（複素数）$\Delta \rho$ による体表上での電位変化が最大になるような電流分布を与えるため，体表上に装着されたすべての電極から同時に最適電流を印加する。得られた体表上電位分布を用い，逆投影法により再合成像を求める。最適電流分布は体表電位分布と体内電流分布の関係を示す複素誘電率網行列の最大固有値を与える固有ベクトルで与えられる[38]。

7.3.5 多周波数インピーダンス CT による生体電気特性の計測

多周波数インピーダンス CT の目的は，生体組織インピーダンスの周波数特性から理解されたと思われるが，ここで，多周波数インピーダンス CT による生体計測の目的をまとめておく[30)~32)]。

（1）循環器系の計測　心電図に同期した胸部のインピーダンス像を求め，心拍出量の測定や胸部動脈系と肺内の血行動態の測定（肺の電気特性は呼吸のみでなく肺中の血液循環の状態により変化する）

（2）呼吸器系の計測　呼吸に同期させ胸部のインピーダンス CT 像を求めると，肺機能の計測が可能である。

（3）温度計測　ハイパーサーミアの分野では無侵襲生体内温度計測が重要な研究課題である。生体組織の抵抗率は約 $-2\%/℃$ の割合で変化する。加温装置で腫瘍組織が加温されると，腫瘍組織およびその周囲の組織が加温される。加温された組織では温度上昇と組織内血液量の増加により抵抗率が減少する。多周波数インピーダンス CT により組織抵抗率減少量を測定すれば，間接的に組織温の変化と血液量変化が測定できる。

（4）水分分布の測定[39)]　この問題は，現在電気計測による body composition の解析で世界的に注目されている研究である。生体組織の周波数特性の説明から容易に理解できることであるが，組織の電気特性を利用すれば細胞内液量と外液量がわかる。α 分散と β 分散との間の周波数帯域での電気アドミタンス G_e は細胞外液量に関係する。また，β 分散周波数より十分高い周波数帯域での電気アドミタンス G_{inf} は細胞外液量と内液量の和に関係している。したがって，G_e と G_{inf} より細胞内外液量が測定できる。人工透析時，運動前後，心疾患などによる浮腫などによる水分分布の変化の相対測定に有効である。

（5）組織組成の変化の測定[40)]　δ 分散特性は組織内のタンパク質量に依存する。X 線照射などによる上皮組織が変質し，上皮細胞内のタンパク質量が増加することがわかっている。δ 分散領域のアドミタンスの周波数特性を求めることにより，X 線照射による上皮組織の変質の程度が測定できる。

（6）体脂肪量と除脂肪体積の測定[41)]　脂肪組織のインピーダンスは β 分散周波数領域では周波数特性を示さない。したがって，多周波数インピーダンス CT により脂肪組織の分布を知ることが可能である。また，脂肪組織の電気抵抗率 ρ_{fat} は他の組織の抵抗率 ρ_m（骨の抵抗率は体内ではそれほど高くない）に比較してかなり大きいことからインピーダンス値より脂肪量を推定できる。

7.3.6 多周波数インピーダンス CT の特色と問題点

最後にまとめとしてインピーダンス CT の主な特色と問題点を示す。

主な特色
- 高精度の測定装置が必要であるが，他のCT装置に比較して簡単で安価
- 電気安全に関して注意を払えば生体への害がなく，無侵襲計測であるので原理的に連続的かつ，繰返し測定が可能でモニタに最適
- 多周波数の使用で運動，人工透析などによる代謝の時間変化の測定が可能
- β 分散特性の著しく異なる組織（血液，肺，脂肪など）の研究，診断，モニタが可能

主な問題点
- 安定して5桁の測定が困難
- 血液循環，呼吸，体位の変化などによる幾何学的変化による測定誤差が大
- 電極インピーダンスによる測定誤差の問題
- 生体に印加された電流は，体内で拡散して広がって流れるため，断層像を得ることが困難
- 現時点で得られている分解能はきわめて悪い。分解能は電極数，被測定物の大きさ，電極インピーダンス，測定データのSN比などに関係し，簡単に増減することは不可能

7.4 超音波を利用した画像処理

7.4.1 はじめに

　レーザ光源を用いたコヒーレント光学系には，フーリエ変換などに代表される積分演算を簡単な光学系で実時間に処理できる特徴がある。液体媒質を使用した超音波光変調器 (ultrasonic light modulator, ULM) を用いて音響光学的実時間相関器を構成し，その改良と応用について説明しよう。この相関器の特徴は相関演算の基本動作であるシフト（移動）・乗算・積分を，それぞれ非常に簡単な原理により実現する点にある。すなわち，シフトはULM内の超音波伝搬により自動的に，また乗算はULMと光学的画像，あるいは2個のULMの重ね合せで行い，積分演算は1枚のレンズで実現している。本相関器の当初の使用目的はパターン認識であり，文字や記号を写した光学フィルム上のパターンと電気信号との相互相関演算結果より，パターンの特徴抽出を行わせることであったが，相関器の改良が進むにつれて，光学的透過画像 (transparency) の空間周波数分析装置，およびCCTVを入出力装置とするTV画像相関装置の構成を目指すようになった。TV画像相関装置について，その動作原理と構成法を述べ，実験結果を示して画像計測への効果的利用を示す。また，前記空間周波数分析装置の構想を取り入れた，TV画像空間周波数検出装置についても検討を加え，構成法と動作シミュレーションを示した。

7.4.2 音響光学的実時間相関器

〔1〕 相関器の構成と動作原理

図 7.32 に音響光学的実時間相関器の構成略図を示す。光学系には波長 6 328 Å の He-Ne レーザを使用し，レンズ L_1，L_2 によって拡大された光束が入力画像 P，ULM を通過し，フーリエ変換レンズ L_3 によって光学フィルタ F 面上で結像する。フィルタ F は ULM 内の超音波により生じた 1 次回折光のみを通過させ，光電子増倍管 PM で回折光に比例した電流を検出する。ULM 内の超音波振動子に加える電気信号は，1 次回折光を生じさせる振動子共振周波数の正弦波（搬送波）を相関演算を行わせるべき信号波で振幅変調したものである。Osc は搬送波発振器，SG は信号発生器，AM は振幅変調器を示す。ULM 内の超音波伝搬媒質は音速が 1 150 m/s のエタノールを使用し，振動子にはチタン酸ジルコン酸鉛（PZT）系磁器を使用している。

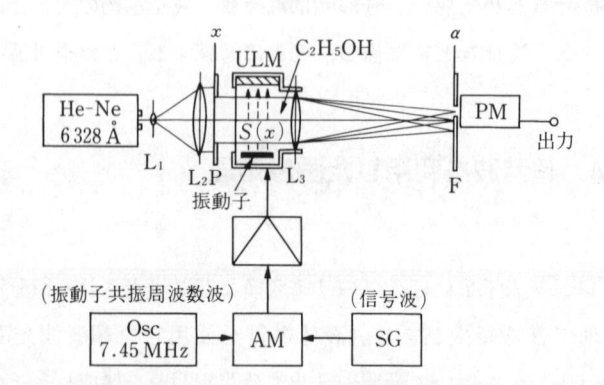

図 7.32 音響光学的実時間相関器 I

相関器の動作原理は次のとおりである。入力画像 P の光振幅透過率分布を $p(x,y)$ とし，$p(x,y)$ による x 方向のエリアチャート $A(x)$ を次のように定義する。

$$A(x) = \int_{-\infty}^{\infty} p(x,y)\,dy \tag{7.28}$$

$A(x)$ と ULM 内に作られる超音波信号の空間的位相パターン $S(x)$ との相互相関関係 $C(\tau)$ は

$$C(\tau) = \int_{-\infty}^{\infty} A(x) S(x-\tau)\,dx \tag{7.29}$$

である。ただし，x 軸方向は超音波伝搬方向である。$S(x)$ は ULM 内を超音波速度 v で x 方向に移動しているから，$\tau = vt$ と書くことができ，式(7.29)は

$$C(t) = \int_{-\infty}^{\infty} A(x) S(x-vt)\,dx \tag{7.30}$$

となる。ここで $A(x)S(x-vt)$ のフーリエ変換を $\mathscr{F}\{A(x)S(x-vt)\}$ と書けば，Rayleigh の定理より

$$\int |A(x)|^2 |S(x-vt)|^2 dx = \int |\mathscr{F}\{A(x)S(x-vt)\}|^2 d\alpha \tag{7.31}$$

なる関係を得る。ここで，αはフーリエ変換面F上の座標軸を示し，空間的にx軸と平行である式(7.31)の左辺は$A(x)$と$S(x)$との2乗値相関を示し，右辺はフーリエ変換像$\{A(x) \times S(x)\}$の全光量を示している。よって1次回折光によるフーリエ変換像を光電変換することにより，$A(x)$と$S(x)$の2乗値相互相関値が電流値として得られる。この2乗値相関演算を通常の相関演算に置き換える方法は3種考えられる。第一は，$A(x)$，$S(x)$に〔1, 0〕の2値関数を用いて

$$\left.\begin{array}{l}|A(x)|^2 = A(x) \\ |S(x-vt)|^2 = S(x-vt)\end{array}\right\} \tag{7.32}$$

の関係を使用する方法，第二は，$A(x)$に光量変化パターンを用い，$S(x)$には搬送波の振幅変調度を小さくしてバイアス成分を付加した超音波信号$S'(x)$

$$S'(x-vt) \equiv a + g \times (x-vt) \tag{7.33}$$

を用いる方法である。この場合，振幅変調度をm〔%〕とすると

$$m = \frac{|g(x-vt)|}{a} \tag{7.34}$$

であるから，式(7.33)右辺の信号波$g(x)$には次式で表される瞬時非線形誤差Dが生ずる。

$$D = \frac{m}{2} \text{〔%〕} \tag{7.35}$$

第三は，$A(x)$に光量変化パターン，$S(x)$には2乗圧縮信号を使用する方法である。これら3種の方法は相関器の使用目的に応じて効果的に選択されている。

図**7.33**は，二つの電気信号間の相互相関演算を行う相関器の構成を示している。図7.32の入力画像Pの代わりにULM内に振動子を増設し，第一の振動子より放射される空間的

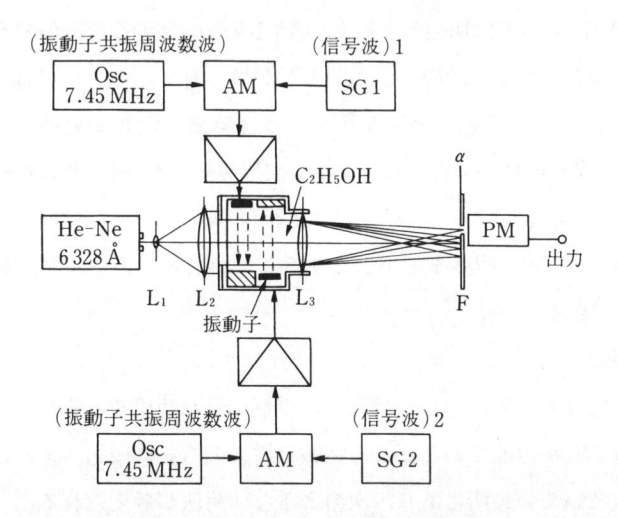

図**7.33** 音響光学的実時間相関器II

位相パターン $S(x)_1$ で回折した 1 次回折光を，第二の振動子で生ずる同パターン $S(x)_2$ でさらに回折させ，フィルタ F で検出する。この方式では，光学的画像を使用しないため，光学的画像の作成および入力操作に手間がかからず，音響光学的相関器の実時間演算という特徴を十分発揮することができる。

〔2〕 動 作 結 果

図 7.34 は，簡単な入力画像 (a) と，振幅変調度を 20％ と小さくしてバイアス成分を付加した超音波信号 (c) との相互相関出力波形 (b) を示したものである。(d) は (a)，(b)，(c) の単一波形を図示したものである。PZT 振動子の共振周波数は 7.45 MHz，1 次回折光強度が $-10％$ となる振動子帯域幅は ± 0.6 MHz である。また ULM 内のエタノールの音速は 1150 m/s であるから，ULM 内の超音波空間波長は 0.15 mm である。入力画像信号 $A(x)$ の相関演算可能な x 軸方向最小幅は 0.7 mm 程度であり，また，電気信号 $g(t)$ の最小周期は $0.6 \mu s$ であった。これらの点より入力画像の空間周期最小分解能は，搬送波波長の 5 倍程度と考えられる。

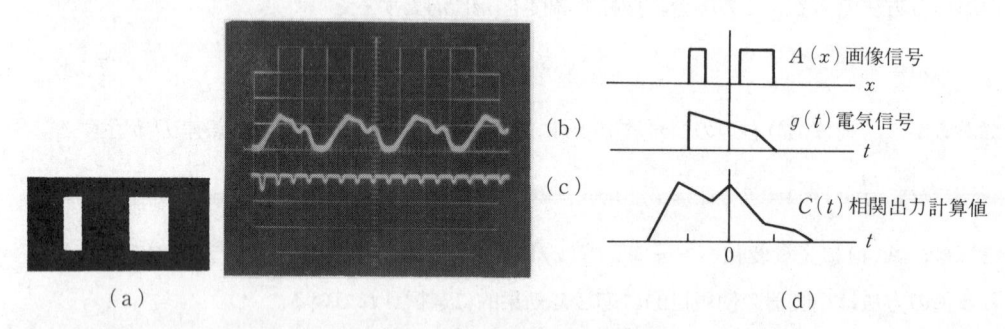

図 7.34 任意波形相関演算結果

図 7.35 は，入力画像 (a) に対し互いに逆向きの二つの電気信号で相関演算を行った結果を示している。(b) は，ULM 内で入力画像信号と等しい空間波形を有する電気信号を用いた相関演算結果を示し，入力画像信号 $A(x)$ の自己相関波形が得られている。(c) は (b) で用いた電気信号を時間的に逆向きにして相互相関演算を行った結果を示している。この場合，$A(x)$ と $A(-x)$ の相互相関となりコンボリューション波形が得られる。(b)，(c) ともに相関出力波形の有する最大振幅誤差は式 (7.34) で示した瞬時非線形誤差にほぼ一致し，本実験の相関器では振幅変調度 m を 5％ 程度まで小さくすることが可能であるため，振幅誤差を 2〜3％ に抑えることができる。

〔3〕 相関器の効果的利用法

相関器は相関をとるべき 2 信号の一方，あるいは両方に電気信号が使用できるため，高速かつ連続的に相関演算を行うことが可能である。この特徴は従来の電気機械的，または，ディジタル的相関器には備わっていない長所であり，次のような利用法が考えられる。

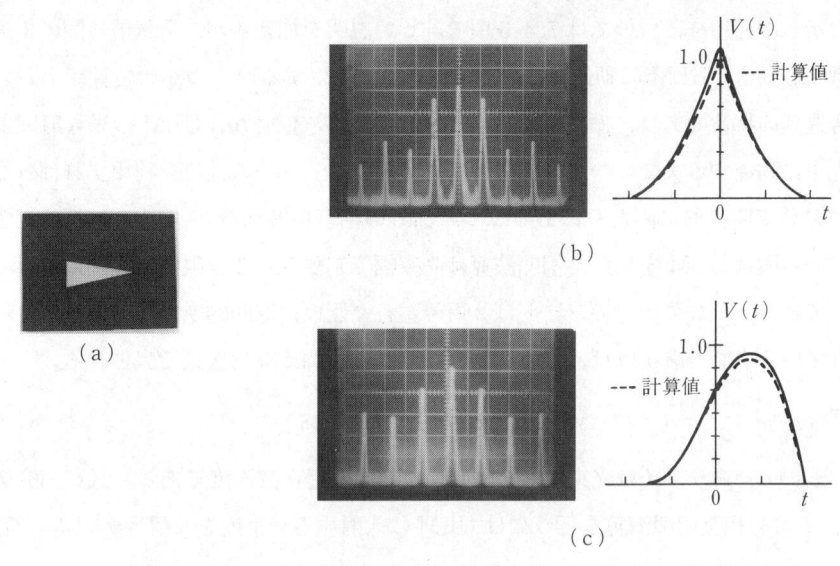

図 7.35 自己相関・コンボリューション出力結果

(1) 入力画像と連続的に時間変化する電気信号との相互相関出力より，入力画像の特徴検出を行う（高速パターンマッチング法）
(2) 音声や映像を電気信号に変換し，高速度で周期的に相関出力を得，相関出力の時間変化を実時間で観測する（実時間相関演算）

図 7.36 は，前記(1)の利用法の具体例であって，時間とともに周波数が直線変化する線形 FM 信号を用い，入力画像に含まれる空間周波数を検出した結果である．同図(a)は入力画像，(b)は線形 FM 信号，(c)は相関出力の時間変化として得られる空間周波数スペクトルを示している．(c)の横軸は時間 t とともに空間周波数 f を表示する．結論として次の性能が得られる．画像処理能力 1 400 pic/s における検出可能な最低空間周波数 0.15 cycle/mm，最高空間周波数 1.4 cycle/mm（振動子共振周波数の 1/5），入射窓スペクトルの残留値 −30 dB 以下，空間周波数対出力値 0.25〜1.2 cycle/mm で ±0.25 dB 以内である．

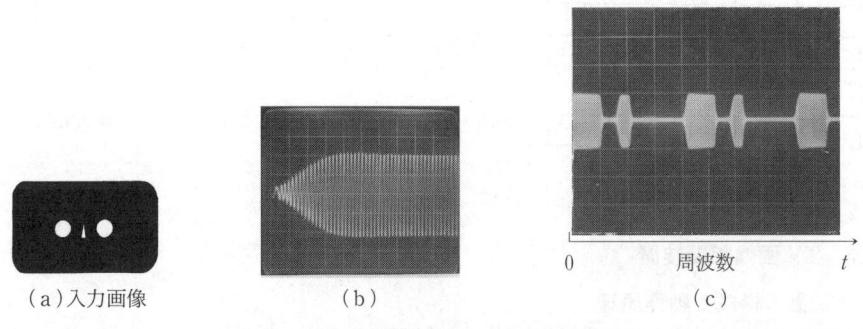

図 7.36 連続相関演算による空間周波数検出

(2)に示した利用法については7.4.3項で詳しい説明を加えるが,電気信号間の相互相関演算を考える場合,ULM の動作には,その構造により生ずるいくつかの特性がある。第一は,信号遅延の特性であり,振動子より発射された超音波信号が,ULM の光入射窓より入射する光束に到達するまでに一定の伝搬時間を必要とする。この性質を利用すれば一つの電気信号において時間的に隔たりのある二つの部分の相互相関演算が実現できる可能性がある。第二の特徴は ULM を用いた相関演算は光束幅で制限される有限積分区間において定義される点である。これに信号のシフトは2信号が各々互いに空間的逆方向に進行することで実現されている点を考慮すれば,本相関器で行われる相関演算は次式で表される。

$$C(\tau) = \int_{-d/2}^{d/2} f(-t+v\tau) \times g(t-v\tau) \, dx \tag{7.36}$$

ただし,$x=vt$ であり,d は光束幅,v は ULM 内での超音波速度である。式(7.36)より信号 $f(t)$,$g(t)$ の相互相関演算を行うには ULM に入射する光束内を2信号が同時に通過し,信号の長さは空間距離で d 以内にする必要がある。また $f(t)$,$g(t)$ はともにシフトするため,通常の相関演算と異なり相関出力の時間軸は1/2に圧縮される。よって,相関出力 $C(\tau)$ は $f(t)$,$g(t)$ と等しい時間周期で出力される。この様子を図 7.37 に示す。同図において,(光束 d)=(超音波速度 v)×(信号長さ T_m)である。無信号長さ T_e は $n=1$ における $f(t)_1$ と $g(t)_1$ との相関出力 $C(\tau)_1$ が,$n=2$ における出力 $C(\tau)_2$ と重複しないために必要であり,$T_e \geq T_m$ である。ここで,$f(t)_n = g(t)_n$ の場合式(7.35)はコンボリューション演算となり,また,$g(t)_n = f(-t)_n$ の関係が成り立てば自己相関演算となる。さらに光束 d の空間的位置によって任意の n における $f(x)_i$,$g(x)_j$ および $f(x)_i$,$f(x)_j$ といった1信号の任意の2区間の相互相関演算が可能となる。これらの効果を利用した装置が次項に述べる画像相関装置である。

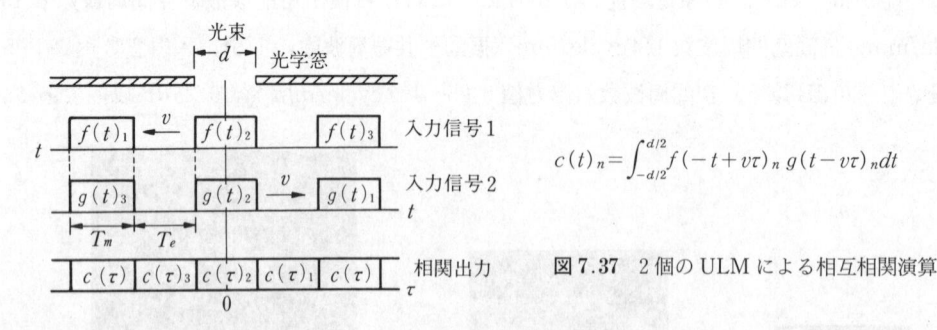

$$c(t)_n = \int_{-d/2}^{d/2} f(-t+v\tau)_n \, g(t-v\tau)_n \, dt$$

図 7.37 2個の ULM による相互相関演算

7.4.3 TV 画像相関装置

〔1〕 装置の構成と動作原理

本装置は,入力画像を TV カメラで撮影して得られた映像信号を音響光学的相関器に加

え，各水平走査ごとの映像波形の1次元自己相関関係を検出し，この相関出力信号をTV画面上で相関画像に構成するものである．よって，相関出力画像は入力画像の水平走査方向自己相関像を示している．

図 7.38 に装置の構成略図を示す．TVカメラで得られた複合映像信号は同期信号分離回路で同期パルスを除かれ，閾値回路によって〔1,0〕の2値信号となり，パルス振幅変調器に送られて振動子共振周波数である搬送波を振幅変調する．相関器の動作原理は前項〔1〕で述べたとおりである．本装置に使用する映像信号は各水平走査ごとに走査方向が反転する双方向水平走査によって得られた信号である．この映像信号を，空間的に超音波方向が逆となり，かつ，一方のULM内で映像信号が $63.5\mu s$，すなわち1水平走査時間遅延するように作られた一対のULM 1.2に加える．この結果，映像信号はULM 1.2内で遅延，反転，シフトされ，時間的に隣り合った信号，すなわちTV画面上では上下関係にある映像信号の相互相関演算が行われる．

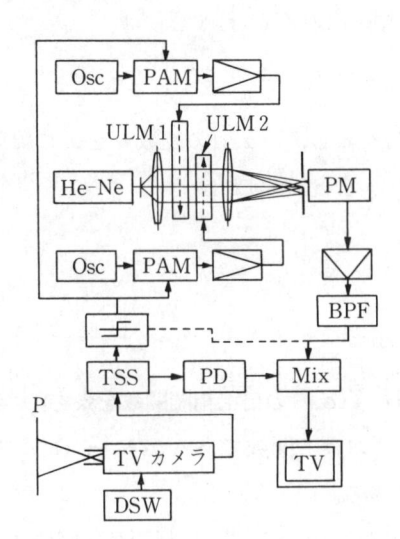

PAM：パルス振幅変調
BPF：帯域通過フィルタ
TSS：同期信号分離回路
PD：パルス遅延回路
DSW：双方向掃引

図 7.38 画像相関装置構成略図

図 7.39(a)に示すように，入力画像 $P(\alpha,\beta)$ は2値の白黒画像とし，複合映像信号のある垂直同期パルスより数えて n 回目の水平走査で得た映像信号を $f(\alpha,n)$ とする．この映像信号の時間幅は同図(b)に示すように，TVカメラのレンズ系と撮像管の間に配置された光学フィルタによって全水平走査時間の1/2以下に制限される．図 7.40 は，二つのULMの構成と配置，およびULM内の超音波信号を示している．パルス波形に整形された $f(\alpha,n)$ によりパルス振幅変調された超音波信号はULM 1.2内を互いに反対方向に進行する．ULM 1.2内の信号をそれぞれ $U_1(x,n)$, $U_2(-x,n)$ とすれば，ULM 1内ではULM 2に比べ超音波伝搬距離が長く，$U_1(x,n)$ が光束に達するまでの時間はULM 2の場合より $63.5\mu s$ 遅れる．ゆえに光束 d 内で重なる超音波信号は $U_1(x,n)$ と $U_2(-x,n+1)$ である．

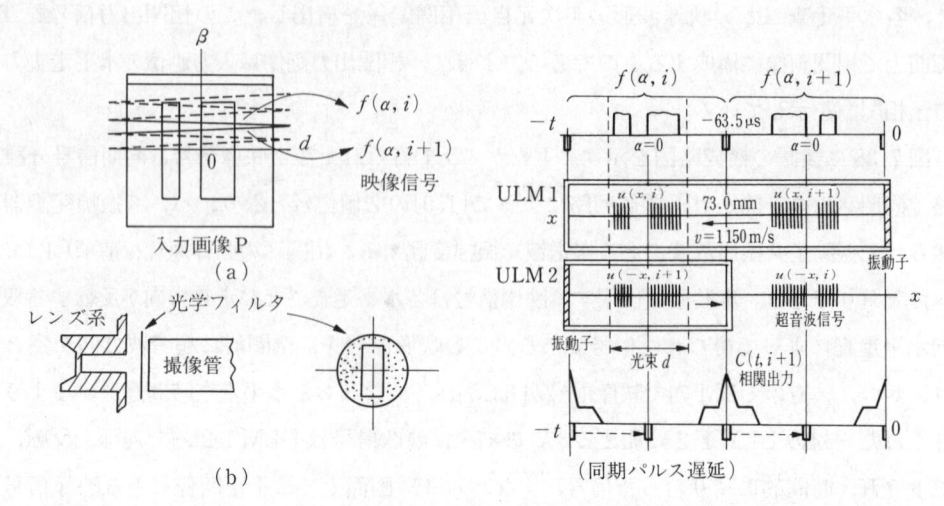

図 7.39 双方向水平走査と光学フィルタ　　図 7.40 相関演算タイムチャート

超音波伝搬方向を考慮して $n=i$ における相関出力 $C(t,i)$ を導けば

$$C(t,i) = \int_{-d/2}^{d/2} g(x-vt, t) g(-x+vt, i+1)\, dx \tag{7.37}$$

となる。ここで $g(x,i)$ は (x,i) の包絡線信号を表し，$f(a,i)$ の変数 a を x に線形変換したものである。水平走査回数が1枚の画像について十分多ければ

$$g(x,i) \fallingdotseq g(-x, i+1) \tag{7.38}$$

と考えられ，式(7.37)は

$$C(t,i) = \int_{-d/2}^{d/2} g(x-vt, i) g(x+vt, i)\, dx \tag{7.39}$$

となり，$C(t,i)$ は $g(x,i)$，すなわち映像信号 $f(a,i)$ の自己相関関数を表す。

$C(t,i)$, $f(a,i)$ はともに水平走査回数 i における関数であるから，$C(t,i)$ を $f(a,i)$ の同期パルスを用いて画像に構成することができる。

また，TVカメラを通常の単一方向水平走査で使用すれば，同様の動作原理によって次に示すコンボリューション画像 $C_0(t,i)$ が検出できる。

$$C_0(t,i) = \int_{-d/2}^{d/2} g(x-vt, i) g(-x+vt, i)\, dx \tag{7.40}$$

〔2〕 動作結果と検討

図 7.41 は，画像相関装置における相関出力画像の明解度を示したものである。(a)は入力画像，(b)はその水平走査方向自己相関画像である。矢印で示した位置の映像信号の周波数は 800 kHz である。800 kHz 以上の映像信号に対しては，格子の縞が不明確になっているが，これは超音波振動子の動作帯域（7.45±0.6 MHz）による制約と考えられる。TVシステムの作動帯域を十分活用するには，ULM の動作帯域を拡大する必要があり，これに

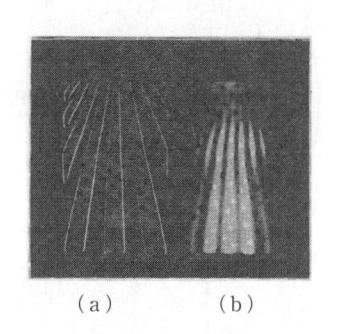

図 7.41　画像の明解度
(a)　(b)

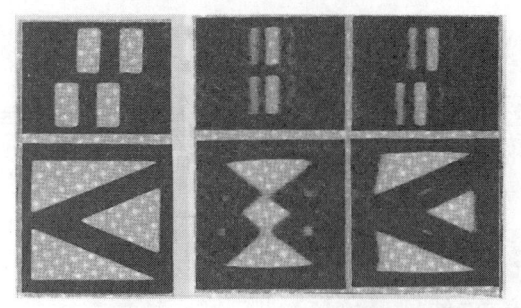

図 7.42　自己相関・コンボリューション画像
入力画像　自己相関　コンボリューション

は，振動子の Q 値を小さくして帯域を広げるか，または，振動子の共振周波数を高める方法が考えられる．

図 7.42 は，単純な入力画像について自己相関画像とコンボリューション画像を比較したものである．自己相関画像は入力画像の位置（位相）にかかわらず，TV画面の中心に左右対称に現れる．また，コンボリューション画像は自己相関画像の有する分布の情報を表示し，かつ，入力画像の位置（位相）も表示する点に特徴がある．

以上の動作結果は静止パターンについての出力結果であるが，本装置の特徴は動く物体の映像信号を処理し，時間変化する相関画像を実時間で観測できる点にある．

7.4.4　血液の特性推定への超音波光変調器の応用
〔1〕　はじめに

レーザ光を利用した医用機器が広く使用されるようになってきた．レーザ光源を用いたコヒーレント光学系には，フーリエ変換などに代表される積分演算を簡単な光学系で実時間に処理できる特徴がある．

He-Ne レーザを使用し，液体媒質を使用した超音波光変調器を用いて音響光学的実時間相関器を示す．この液体媒質の代わりにヒトの血液の血漿を入れることにより簡単に粘性を測定できることを示し，病気の診断の一つの方法に応用できることを示した．粘性測定はすでに多くの測定装置が開発されているが，ここでは微少な血液（最小 20 cc）であり，また無侵襲のため液体に乱れが生じないので安定性がよい，装置が小型化できるなどの特徴をもっている．

〔2〕　レーザ光，超音波併用による相関器

図 7.43 に試作相関器の構成図を示す．

光学系には，波長 6 328 Å の He-Ne レーザを使用し，レンズ L_1, L_2 によって拡大された光束が入力画像 P，ULM を通過し，フーリエ変換レンズ L_3 によって光学フィルタ F 面上で

(a) 実験装置　　　　　　　　　(b) ULM

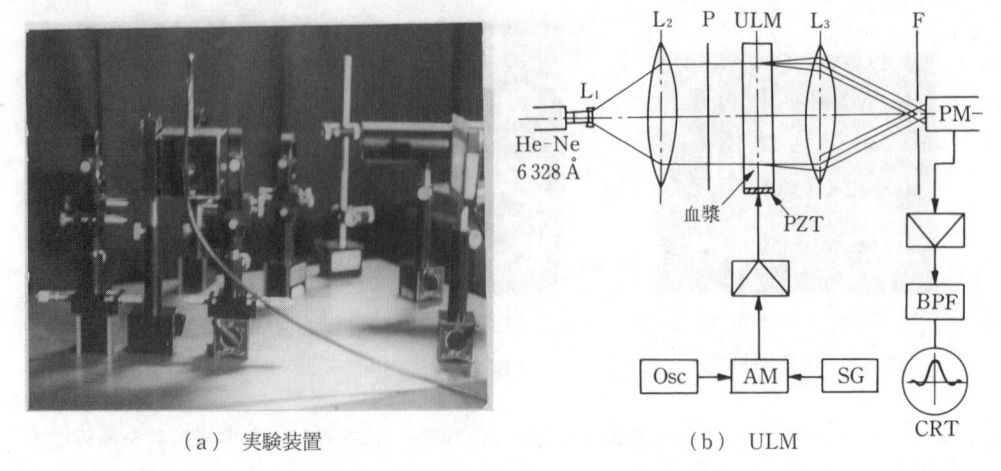

図 7.43　測定のブロック図

結像する。フィルタ F は ULM 内の超音波により生じた 1 次回折光のみを通過させ，光電子増倍管 PM で回折光に比例した電流を検出する。ULM 内の超音波振動子に加える電気信号は，1 次回折光を生じさせる振動子共振周波数の正弦波（7.45 MHz，搬送波）を相関演算を行わせるべき信号波で振幅変調したものである。振動子には PZT 系磁器を使用した。

媒質部分に血漿を入れることによりシフト変化が生ずることに着目し粘性を調べた。

〔3〕 実 験 方 法

血漿は含有量の 97 % 以上がイオン化されている。密度は，$1.03\,\mathrm{g/cm^3}$ の弱アルカリ性溶液である。血漿は約 7 % のタンパク質を含んでいる。血漿サンプルを安定した状態で保つため，次のように血球と血漿を分離した。

（1） 血液サンプルは朝食前に採る（40 cc）。
（2） 血液を遠心分離器によって 3 000 rpm で 10 分間回転させた。これにより二つの層に分かれ，軽い部分（上層部）が透明な血漿で重い部分（下層部）が血球である。血漿は約 4 ℃ に保った。この血漿を ULM 層の中に入れた（約 20 cc）

〔4〕 結　　果

図 7.44 に入力画像（a）に対する自己相関出力像（b）を示す。この相関出力画像は入力パ

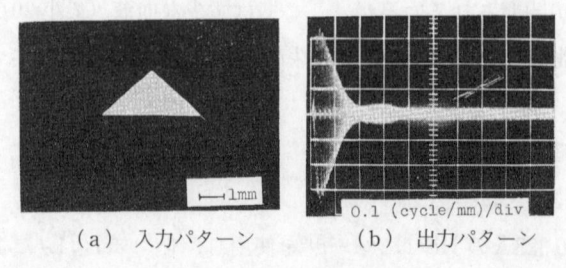

(a) 入力パターン　　　　(b) 出力パターン

図 7.44　相互相関パターン

ターンが画面のどの位置に存在しても出力画面上の一定の場所に出現する。大きさ約3mmの入力パターンに対し相関出力が容易に検出できた。

回折光変位 $\tilde{d}$ と血漿の粘度との関係は式(7.41)で示すことができる。

$$\tilde{d} = 1.33 + \frac{A}{\omega^2 + B\eta_p/\eta_w} = \frac{F\lambda}{\alpha} \tag{7.41}$$

ここで, A, B は定数, ω は光の角周波数, η_p は血漿の粘度, η_w は水の粘度, F はレンズの焦点距離, λ は波長 (6 328 Å), α は格子幅である。

図7.45に血液のパターン画像の一例を示す。粘度変化によりパターンにずれが生ずる。式(7.41)より粘度測定ができる。

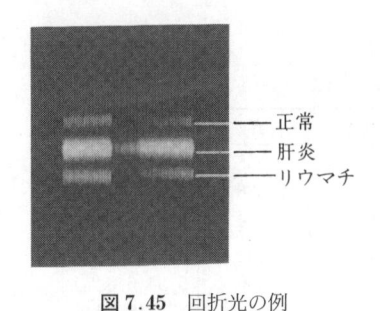

図7.45 回折光の例

表7.3 測定結果

血　漿	粘性±SD(p)
正　常	0.06±1.5
肝　炎	0.09±1.3
リウマチ	0.11±1.2
糖　尿	0.10±1.3
心疾患	0.15±2.1

被験者は40名（正常30, 通院者10）の男女である。

表7.3にサンプル数50の血漿の測定結果を示す。SDは標準偏差（standard devision）を示す。従来, 血液分析から判断した病名が血漿の粘性変化からも可能となった。例えば, 肝機能を示すGOT（トランスアミラーゼ）値の増加と粘性変化は比較的よく一致した。血漿を作ってからの粘性測定に使用した時間は約5分であった。

7.4.5 有限振幅超音波における非線形効果の光学的測定法

工業計測および医療診断の分野において, 超音波は欠くことのできない重要な位置を占めるようになった。媒質の非線形特性を表す量として, B/A と呼ばれる非線形パラメータが定義されている。ここでは, 音波の吸収がある媒質の B/A を光学的手法によって求める一方法を示した。

距離 x における2次高調波成分の音圧は

$$P_2(x) = KP_1(0)^2 \frac{e^{-2\alpha_1 x} - e^{-\alpha_2 x}}{\alpha_2 - 2\alpha_1} \tag{7.42}$$

$$K = \frac{(2 + B/A)\pi f}{2\rho_0 C_0^3}$$

ここで, $P_1(0)$ は基音の初期音圧, B/A は非線形パラメータ, C_0 は音速, ρ_0 は媒質の密度, α_1 は基本周波数成分の吸収係数, α_2 は2次高調波の吸収係数で近似される。

光学手法による B/A 測定は，超音波による光の回折を利用したものである．超音波が高調波成分を含む場合，n 次回折光の強度は

$$I_n = \left| \sum_{m=-\infty}^{\infty} J_{n-2m}(V) J_m(K_2 V^2) \right|^2 \tag{7.43}$$

で表される．ここで，V は位相変調パラメータ，K_2 は測定点における基音と2次高調波の音圧比を a_2 とした場合，$K_2 = a_2/V$ で示される量である．式(7.43)より，高調波が存在する場合回折光に非対称性が現れることがわかる．B/A 測定は K_2 の測定結果を用いて式(7.43)より得られる．

ULM内の超音波伝搬媒質にエタノール，水，アセトンを使用し，K_2，B/A を求めた．その結果を表7.4に示す．

表7.4 $K_2, B/A$ の計算値

	X〔cm〕	K_2	B/A(誤差)
エタノール($B/A=9.6$)	2.8	0.058 5	8.8(-8.3%)
	3.8	0.088 2	9.2(-4.2%)
	4.8	0.104	9.2(-4.2%)
蒸留水($B/A=5.0$)	3.0	0.032	5.2(4.0%)
	4.0	0.050	5.34(6.8%)
	5.0	0.063	5.44(8.8%)
アセトン($B/A=8.6$)	2.8	0.060	8.5(-1.2%)
	3.8	0.085	7.72(1.4%)
	4.8	0.106	8.68(0.9%)

参 考 文 献

1 章

1) 電気学会高周波電磁界の生体効果に関する計測技術調査専門委員会編：電磁界の生体効果と計測，コロナ社（1995）
2) 西臺武弘：放射線医学物理学，文光堂（1991）
3) 大森豊明編著：電磁気と生体，日刊工業新聞社（1987）
4) 日本磁気共鳴医学会教育委員会：MR 入門講座テキスト，日本磁気共鳴医学会（1990）
5) 和賀井敏夫：超音波の基礎と装置，ベクトル・コア（1994）
6) 大柳宏之編：シンクロトロン放射光の基礎，丸善（1996）

2 章

1) D. I. Garber and R. R. Kinsey：Neutron Cross Sections, BNL-325, 3rd ed.（1976）
2) O. Aizawa, K. Kanda, T. Nozaki and T. Matsumoto：Remodeling and dosimetry for boron neutron capture therapy at the Musashi Institute of Tecnology Reactor, Nuclear Technology, **48**, pp.150-163（1980）
3) International-Commission on Radiation Unit Report 13（1969）
4) G. F. Knol (ed.)：Radiation and Measurement, John Wiley & Sons Inc.（1979）
5) O. Aizawa, T. Matsumoto and S. Watanabe：Usefulness of single-crystal bismuth and silicon for neutron radiography facility, J. Nuclear Science of Technology, **23**, pp.86-88（1986）
6) 第1回会議：Proc. First International Symposium on Neutron Capture Therapy, BNL-51730（1983）
7) 第2回会議：Neutron Capture Therapy, Nishimura, Niigata, Japan（1986）
8) 第3回会議：Proc. Third International Symposium on Neutron Capture Therapy, Strahlentherapie und Onkologie 165（1989）
9) 第4回会議：Progress in Neutron Capture Therapy for Cancer, Plenum Press, New York and London（1992）
10) 第5回会議：Advances in Neutron Capture Therapy, Plenum Press, New York and London（1993）
11) 第6回会議：Cancer Neutron Capture Therapy, Plenum Press, New York and London（1996）
12) 第7回会議：Advances in Neutron Capture Therapy, Vol.I & II, Elsevier, Amsterdam（1997）
13) 第1回加速器中性子捕促療法国際会議：Proc. First International Workshop on Accelerator-based Neutrons for Boron Neutron Capture Therapy, CONF-940976, INEL（1994）
14) K. Kanda, T. Kobayashi, K. Ono, T. Sato, T. Shibata, Y. Ujeno, Y. Mishima, H. Hatanaka and Y. Nishiwaki：Elimination of gamma rays from a thermal neutron field for medical and biological irradiation purposes, Biomedical Dosimetry, IAEA, pp.205-223（1976）
15) T. Kobayashi and K. Kanda：Analytical calculation of boron-10 dosage in cell nucleus for neutron capture therapy, Radiat. Res., **91**, pp.77-94（1982）

16) T. Kobayashi and K. Kanda : Microanalysis system of ppm-order ^{10}B concentration in tissue for neutron capture therapy by prompt gamma-ray spectrometry, Nucl. Instr. Meth., **204**, pp.523-531 (1983)

17) T. Hamada, K. Aoki, T. Kobayashi and K. Kanda : The in vivo measurement of the time dependent ^{10}B movement in tumor of hamsters, Annu. Rep. Res. Reactor Inst. Kyoto Univ., **16**, pp.112-116 (1983)

18) K. Aoki, T. Kobayashi and K. Kanda : Phantom experiment and analysis for in vivo measurement of boron-10 concentrations in melanoma for boron neutron capture therapy, J. Nucl. Sci. Technol., **21**, pp.647-656 (1984)

19) K. Kanda, T. Kobayashi, M. Takeuchi and S. Ouchi : Development of neutron shielding material using LiF, Proc. 6th Inter. Conf. on Radiation Shielding, 6th ICRS Vol.II, JAERI, pp.1258-1265 (1984)

20) T. Kobayashi and K. Kanda : Boron-10 dosage in cell nucleus for neutron capture therapy — Boron selective dose ratio, Proc. 1st Int. Symp. on Neutron Capture Therapy, BNL-51730, pp.120-127 (1984)

21) K. Aoki, T. Kobayashi, K. Kanda and I. Kimura : Flux distribution in phantom for biomedical use of beam-type thermal neutrons, J. Nucl. Sci. Technol., **22**, pp.949-958 (1985)

22) T. Kobayashi, T. Kozuka, H. Chatani, K. Kanda and T. Shibata : Experimental study on increase of thermal neutron flux in the KUR Heavy Water Facility for effective use of exposure tubes and a U-235 fission converter, Annu. Rep. Res. Reactor Inst. Kyoto Univ., **18**, pp.133-138 (1985)

23) M. Ono, T. Kobayashi and K. Kanda : Improvement of calculational technique on flux distributions in a water phantom caused by narrow thermal neutron beam for neutron capture therapy, Annu. Rep. Res. Reactor Inst. Kyoto Univ., **21**, pp.102-108 (1988)

24) T. Kobayashi, M. Ono and K. Kanda : Measurement and analysis on neutron flux distributions in a heavy water phantom using the KUR neutron guide tube for BNCT, Strahlentherapie und Onkologie, **165**, pp.101-103 (1989)

25) T. Kobayashi, K. Kanda and Y. Mishima : In situ measuremnt on ^{10}B concentrations and absorbed dose estimations in human malignant melanoma treated by BNCT, Strahlentherapie und Onkologie, **165**, pp.104-106 (1989)

26) T. Kobayashi, K. Kanda, Y. Ujeno and M. R. Ishida : Biomedical Irradiation System for Boron Neutron Capture Therapy in The Kyoto University Reactor, Neutron Beam Design, Development and Performance for Neutron Capture Therapy, pp.321-339, Plenum, NY, USA (1990)

27) S. Fujihara, T. Kobayashi and K. Kanda : Reevaluation of thermal neutron field of the KUR Heavy Water Facility for biomedical uses (Optimization of bismuth, heavy water and graphite layers), Annu. Rep. Res. Reactor Inst. Kyoto Univ., **23**, pp.13-23 (1990)

28) Y. Sakurai, T. Kobayashi and K. Kanda : Hyper-thermal neutron irradiation field for neutron capture therapy, Nucl. Instr. Meth., **B94**, pp.433-440 (1994)

29) Y. Sakurai, T. Kobayashi and K. Kanda : A fundamental study on hyper-thermal neutrons for neutron capture therapy, Phys. Med. Biol., **39**, pp.2217-2227 (1994)

30) T. Kobayashi, Y. Sakurai and K. Kanda : Comparison of characteristics of reactor-based and accelerator-based neutrons for NCT (Thermal and hyper-thermal neutron vs. epithermal neutron), Proc. First International Workshop on Accelerator-based Neutrons for

Boron Neutron Capture Therapy, **CONF-940976**, pp.213-214, INEL (1994)
31) K. Kagehira, Y. Sakurai, T. Kobayashi, K. Kanda and Y. Akine: Physical dose evaluation on gadolinium neutron capture therapy, Annu. Rep. Res. Reactor Inst. Kyoto Univ., **27**, pp.42-56 (1994)
32) T. Maeda, Y. Sakurai, T. Kobayashi and K. Kanda: Calculation of the electron energy spectrum for gadolinium neutron capture therapy, Annu. Rep. Res. Reactor Inst. Kyoto Univ., **28**, pp.39-43 (1995)
33) Y. Sakurai, T. Kobayashi and K. Kobayashi: A test-type hyper-thermal neutron generator for neutron capture therapy—Estimation of neutron energy spectrum by simulation calculations and TOF experiments, Nucl. Instr. Meth., **B155**, pp.169-182 (1999)
34) T. Kobayashi, Y. Sakurai, K. Kanda, Y. Fujita and K. Ono: The remodeling and basic characteristics of the Heavy Water Neutron Irradiation Facility of Kyoto University Reactor mainly for neutron capture therapy, Nuclear Technology, **131**, pp.354-378 (2000)
35) T. Kobayashi, Y. Sakurai and M. Ishikawa: A noninvasive dose estimation system for clinical BNCT based on PG-SPECT — Conceptual study and fundamental experiments using HPGe and CdTe semiconductor detectors, Medical Physics, **27**(9), pp.2124-2132 (2000)
36) Y. Sakurai and T. Kobayashi: Characteristics of the KUR Heavy Water Neutron Irradiation Facility as a neutron irradiation field with variable energy spectra, Nucl. Instr. Meth, **A453**, pp.569-596 (2000)
37) M. Ishikawa, T. Kobayashi and K. Kanda: A statistical estimation method for counting of the prompt gamma-rays from $^{10}B(n, \alpha\gamma)^7Li$ reaction by analyzing the energy spectrum, Nucl. Instr. Meth., **A453**, pp.614-620 (2000)
38) Y. Sakurai and T. Kobayashi: Experimental verification of improved depth-dose distribution using hyper-thermal neutron incidence in neutron capture therapy, Phys. Med. Biol., **46**, pp.121-133 (2001)

3 章

1) W. C. Röntgen: On a new kind of rays, Nature, **53**, pp.274-276 (1986)
2) 大川智彦編:癌・放射線療法, 篠原出版 (1995)
3) 小塚隆弘, 井上俊彦編:小線源放射線治療, 中山書店 (1993)
4) R. S. Stone: Neutron therapy and specific ionization, Am. J. Roentgenol., **59**, pp.771-785 (1948)
5) 恒元 博:高LET放射線治療の展望, 日本放射線腫瘍学会誌, **7**, pp.265-279 (1995)
6) A. Wambersie: Fast neutron therapy at the end of 1988—A survey of the clinical data, Strahlenther. Onkol., **166**, pp.52-60 (1990)
7) 辻井博彦:重粒子線治療の現状と展望, 月刊新医療, **23**(12), pp.73-77 (1996)
8) D. E. Lindstadt, J. R. Castro and T. L. Philips: Neon ion radiotherapy: Results of the phase I/II clinical trials, Int. J. Radiat. Oncol. Biol. Phys., **20**, pp.761-769 (1991)
9) 溝江純悦, 辻井博彦:重イオン治療の将来展望", 癌の臨床, **41**, pp.1697-1703 (1995)
10) 秋根康之, 奥村敏之, 辻比呂志:筑波大学における陽子線治療研究の現状と将来構想, 日本医放会誌, **56**, p.S235 (1996)
11) 陽子線センターニュース, No.4, 筑波大学陽子線医学利用研究センター (1996)
12) E. J. Hall: Radiobiology for the Radiologist, 4th ed., J. B. Lippincott Company (1994)
13) H. Maezawa: Sensitivity of normal human skin fibroblasts after carbon ion irradiation,

RIKEN Accelerator Prog. Rep. 1994, **28**, p.116 (1995)

14) M. R. Raju, S. G. Carpenter, N. Tokita and J. Howard : Effect of neon ions on synchronized Chinese hamster cells, Int. J. Radiat. Biol., **48**, pp.271-276 (1985)

15) R. L. Gragg, R. W. Humphrey, H. D. Thames and R. E. Meyn : The response of Chinese hamster ovary cells to fast neutron radiotherapy beams. III. Variations in relative biologic effectiveness with position in the cell cycle, Radiat. Res., **76**, pp.283-291 (1978)

16) 安藤興一，小池幸子，野島久美恵，安藤総一郎，大淵 徹，浦野宗保，陳 玉昭，保田隆子，塩山善之，清水わか子，古澤佳也，斉藤瑞穂，山口 寛：重粒子線による治療効果比に関する研究，平成8年度放射線医学総合研究所重粒子線がん治療装置等共同利用研究報告書，pp.59-60 (1997)

17) 前澤 博，秋庭健志，横田繁昭，古澤佳也：重粒子線によるヒト皮膚細胞応答の研究，平成7年度放射線医学総合研究所重粒子線がん治療装置等共同利用研究報告書，pp.85-86 (1996)

18) M. Suzuki, M. Watanabe, T. Kanai, Y. Kase, F. Yatagai, T. Kato and S. Matsubara : LET dependence of cell death, mutation induction and chromatin damage in human cells irradiated with accelerated carbon ions, Adv. Space Res., **18**, pp.127-136 (1996)

19) G. Taucher-Scholz, J. Heilmann, M. Schneider and G. Kraft : Detection of heavy-ion-induced DNA double-strand breaks using static-field gel electrophoresis, Radiat. Environ. Biophys., **34**, pp.101-106 (1995)

20) 鈴木雅雄：炭素およびネオンイオンビームによって誘発された細胞死と突然変異，RADIOISOTOPES, **44**, pp.818-823 (1995)

21) T. K. Hei, K. Komatsu, E. J. Hall and M. Zaider : Oncogenic transformation by heavy charged particles of defined LET, Carcinogenesis, **9**, pp.747-750 (1988)

22) T. C. Yang, L. M. Craise, M. Mei and C. A. Tobias : Neoplastic cell transformation by heavy charged particles, Radiat. Res., **104**, pp.S177-S187 (1985)

23) M. Suzuki, M. Watanabe, K. Suzuki, K. Nakano and I. Kaneko : Neoplastic cell transformation by heavy ions, Radiat. Res., **120**, pp.468-476 (1989)

24) 山田 聰，高田栄一，河野俊之，他編：重粒子線がん治療装置建設総合報告書，NIRS-M-109 (HIMAC-009)，放射線医学総合研究所 (1995)

25) 亀井 亨，木原元央：加速器科学，丸善 (1993)

26) W. T. Chu, B. A. Ludewigt and T. R. Renner : Instrumentation for treatment of cancer using proton and light-ion beams, Rev. Sci. Instrum., **64**, pp.2055-2122 (1993)

27) U. Amaldi and B. Larsson (eds.) : Hadrontherapy in Oncology., Elsevier (1994)

28) M. Endo, H. Koyama-Ito, S. Minohara et al. : HIPLAN—A heavy ion treatment planning system at HIMAC, J. Jpn. Soc. Ther. Radiol. Oncol., **8**, pp.231-238 (1996)

29) K. Kawachi, T. Kanai, M. Endo et al. : Radiation oncological facilities of the HIMAC, J. Jpn. Soc. Ther. Radiol. Oncol., **1**, pp.19-29 (1989)

30) T. Kanai and E. Takada (eds.) : Proc. NIRS International Seminar on the Application of Heavy Ion Accelerator to Radiation Therapy of Cancer in Connection with XXI PTCOG Meeting, NIRS-M-103 (HIMAC-008)，放射線医学総合研究所 (1994)

4 章

1) B. Chance, J. Deisenhofer, S. Ebashi, D. T. Goodhead, J. R. Helliwell, H. E. Huxley, T. Iizuka, J. Kirz, T. Mitsui, E. Rubenstein, N. Sakabe, T. Sasaki, G. Schmahl, H. B. Stuhrmann, K. Wuthrich and G. Zaccai (eds.) : Synchrotron Radiation in the Biosciences, Oxford University Press (1994)

2) M. Ando and C. Uyama (eds.)：Medical Applications of Synchrotron Radiation, Springer-Verlag, Tokyo (1998)
3) U. Bonse(ed.)：Developments in X-ray tomography II, Proc. SPIE, **3772** (1999)
4) 梅谷啓二：高分解能動画像検出器を使った微小血管造影，放射光，**14**(4), pp.40-46 (2001)
5) N. Yagi, Y. Suzuki, K. Umetani, Y. Kohmura and K. Yamasaki：Refraction-enhanced X-ray imaging of mouse lung using synchrotron radiation source, Med. Phys., **26**, pp.2190-2193 (1999)
6) 百生 敦：位相コントラストX線イメージング，放射光，**10**(3), pp.23-35 (1997)

5 章

1) R. Damadian, M. Goldsmith and L. Minkoff：Physiol. Chem. Phys., **9**, p.97 (1977)
2) W. S. Hinshow, P. A. Bottomley and G. N. Holland：Nature, **270**, p.722 (1977)
3) P. Mansfield, I. L. Pykett, P. G. Morris et al.：Brit. J. Radiol., **51**, p.921 (1978)
4) G. M. Byder, R. E. Steiner, I. R. Young et al.：AJR, **139**, p.215 (1982)
5) 朝永振一郎：量子力学，みすず書房 (1974)
6) T. C. Farrar and E. D. Becker 著，赤坂一之，井上敏明共訳：パルスおよびフーリェ変換NMR，吉岡書店 (1983)
7) E. D. Becker 著，斉藤 肇，神藤平三郎共訳：高分解能 NMR，東京化学同人 (1983)
8) 核磁気共鳴医学研究会編：NMR 医学，丸善 (1984)
9) P. G. Morris：Nuclear Magnetic Resonance Imaging in Medicine and Biology, Clarendon Press, Oxford (1986)
10) 佐藤幸三：MRI（磁気共鳴画像診断装置），数理科学，**321**, p.76 (1990)
11) A. N. Garroway, P. K. Grannell and P. Mansfield：J. Phys., **C7**, p.L457 (1974)
12) A. Kumar, D. Welti and R. R. Ernst：J. Magn. Reson., **18**, p.69 (1975)
13) 佐藤幸三，久原重英：日磁医誌，**7**(3), p.24 (1987)
14) 鈴木義規，守 清己，A. Calderon，佐藤幸三：テレビジョン学会技術報告，**17** (20), p.19 (1993)
15) A. Kumar et al.：NMR Fourier Zeugmatography, J. Magn. Reson. **18**, pp.69-83 (1975)
16) P. Mansfield：Multi-planar image formation using NMR spin echoes, J. Phys. C, Solid State Phys., **10**, pp.L55-L58 (1977)
17) J. W. Belliveau et al.：Functional mapping of the human visual cortex by magnetic resonance imaging, Science, **254**, pp.716-719 (1990)
18) S. Ogawa et al.：Intrinsic signal changes accompanying sensory stimulation：Functional brain mapping with magnetic resonance imaging, Proc. Natl. Acad. Sci. USA, **89**, pp.5951-5955 (1992)
19) L. Pauling et al.：The magnetic properties and structure of hemoglobin, oxyhemoglobin and carbonmonoxyhemoglobin, Proc. Natl. Acad. Sci. USA, **22**, pp.210-216 (1936)
20) K. Sakai et al.：Functional mapping of the human colour center with echo-planar magnetic resonance imaging, Proc. R. Soc. Lond. B, **261**, pp.89-98 (1995)

6 章

1) 柄川 順編：癌温熱療法，篠原出版 (1982)
2) 菅原，阿部編：ハイパーサーミア≪癌治療の新しい方法≫，マグロス出版 (1984)
3) 松田忠義編：ハイパーサーミアマニュアル，p.11, マグロス出版 (1991)
4) Y. Kotsuka, E. Hankui and Y. Shigematsu：Development of ferrite core applicator

system for deep-induction hyperthermia, IEEE Trans., **MTT 44** (10), pp.1803-1810 (Oct. 1996)

5) 電気学会高周波電磁界の生体効果に関する計測技術調査専門委員会編：電磁界の生体効果と計測，コロナ社（1995）

6) Y. Kotsuka, K. Orii, H. Kojima, K. Kamogawa and M. Tanaka：New wireless thermometer for RF and microwave thermal therapy using an MMIC in an Si BJTVCO type, IEEE Trans., **MTT47** (12), pp.2630-2635 (Dec. 1999)

7) M. Miyakawa：Study on microwave thermography — Application to the estimation of subcutaneous temperature profiles —, Trans. IECE Jpn., **E64** (12), pp.786-792 (1981)

8) K. Kuroda：Non-invasive temperature imaging by MR system, Proc. 8th Int. Cong. of Hyperthermia Oncology, p.119 (May 2000)

9) F. W. Kremkau：Cancer therapy with ultrasound：A historical review, J. Clin. Ultrasound, **7**, pp.287-300 (1979)

10) 高山直彦：超音波を用いた癌治療：歴史的変遷，島津製作所資料（1995）

11) H. Freundlich, K. Sollner and F. Rogowski：Klin. Wochenschr., **11**, p.1512 (1932)

12) A. Szent-Gyorgyi：Chemical and biological effects of ultrasonic radiation, Nature, **131**, p.278 (1933)

13) W. Nakahara and R. Kobayashi：Biological effects of short exposure to supersonic waves：Local effect on the skin, Jpn. J. Exp. Med., **12**, p.137 (1934)

14) F. F. Beck and J. C. Krantz：Glycolysis in tumor tissue. III. The effect of ultrasonic vibrations on the growth and glycolysis of Walker sarcoma 319, Am. J. Cancer, **39**, p.245 (1940)

15) J. Horvath：Ultraschallwirkung beim menschlichen Sarkom, Strahlentherapie, **75**, p.119 (1944)

16) F. Demmel：Dtsch. Med. Rdsch., p.241 (1948)

17) F. Demmel：Dtsch. Med. Wochenschr., **3**, p.671 (1949)

18) F. Nodl：Strahlentherapie, **79**, p.289 (1949)

19) V. Buchtala：Artzl. Wochenschr., p.321 (1948)

20) K. Woeber：Untersuchungen über die Wirkung des Ultraschalls auf Mause und Rattentumoren, Strahlentherapie, **79**, p.563 (1949)

21) K. Woeber：Z. Krebsforsch., **57**, p.564 (1951)

22) K. Woeber：Comparative histological research on the primary effects of ultrasonic and ultrashort waves and hyperthermia on the mitosis of Walker carcinoma, Proc. Int. Cong. of Physical Medicine, London (1952)

23) O. Grutz：Histologische Untersuchungen an Tiertumoren nach Ultraschalleinwirkung, Strahlentherapie, **79**, p.511 (1949)

24) C. Dittmar：Über die Wirkung von Ultraschallwellen auf tierische Tumoren, Strahlentherapie, **78**, p.217 (1949)

25) I. Hausser, W. Doerr, R. Fray et al.：Experimentelle Untersuchungen über die Ultraschallwirkung auf das Jensensarkom der Ratte, Ultraschall Medizin, **1**, p.95 (1949)

26) R. Brzustowicz, J. Herrick, G. Higgins et al.：Proc. Staff Meeting Mayo Clin., **26**, p.447 (1951)

27) K. Woeber：Studium der Wirkung von Hyperthermia durch Uberwarmungsbad, Ultrakurzwellen und Ultraschall auf krebsgewebesowie biologische Grundlagen einer kombinierten Röntgen und Ultraschallbehandlung oberflachlicher Tumoren, Strahlenther-

apie, **95**, p.333 (1954)

28) C. M. Southam, H. Beyer and A. C. Allen : The effects of ultrasonic irradiation upon normal and neoplastic tissues in the intact mouse, Cancer, **6**, p.390 (1953)

29) J. D. Schroder, J. F. Herrick and A. G. Karlson : The effect of ultrasound on the transmissible Walker rat carcinoma, Arch. Phys. Med., **33**, p.660 (1952)

30) J. F. Herrick : Temperatures produced in tissues by ultrasound : Experimental study using various technics, J. Acoust. Soc. Am., **25**, p.12 (1953)

31) A. K. Burov : High intensity ultrasonic oscillation for treatment of malignant tumors in animals and man, Dokl. Akad. Nauk. SSSR, **106**, p.239 (1956)

32) N. P. Dmitrieva : Electron microscopic investigation of Brown-Pearce tumor cells soon after exposure to ultrasound of high intensity, Dokl. Akad. Nauk. SSSR, **132**, p.210 (1960)

33) N. P. Dmitrieva : Submicroscopic changes in Brown-Pearce tumor cells after exposure to ultrasound, Fed. Proc., **23**, p.46 (1964)

34) K. Woeber : Combination of ultrasound and X-ray radiation in the treatment of cancer, Int. J. Phys. Med., **4**, p.10 (1959)

35) K. Woeber and G. Stein : Ergebnisse bei kombinierter Röntgen- und Ultraschallbehandlung bosartiger Hauttumoren, Strahlentherapie, **122**, p.285 (1963)

36) K. Woeber : The effect of ultrasound in the treatment of cancer, *in* "Ultrasonic Energy (E. Kelly ed.)", p.135, University of Illinois Press, Urbana (1965)

37) P. R. Clarke, C. R. Hill and K. Adams : Synergism between ultrasound and X-rays in tumour therapy, Br. J. Radiol., **43**, p.97 (1970)

38) L. E. Cerino, J. M. James and E. Ackermann : The effects of ultrasound on an experimental bone tumor, Surg. Forum, **16**, p.466 (1965)

39) L. E. Cerino, E. Ackerman and J. M. Janes : Effects of ultrasound on bone tumors, Prog. Clin. Cancer, **3**, p.19 (1967)

40) M. Oka : Surgical application of high-intensity focused ultrasound, Clinic All-Round (Japan), **13**, p.1514 (1960)

41) L. Weiss and E. D. Holyoke : Detection of tumors in soft tissue by ultrasonic holography, Surg. Gynecol. Obstet., **128**, p.953 (1969)

42) P. R. Clarke and C. R. Hill : Physical and chemical aspects of ultrasonic disruption of cells, J. Acoust. Soc. Am., **47**, p.949 (1970)

43) P. R. Clarke and C. R. Hill : Biological action of ultrasound in relation to the cell cycle, Exp. Cell Res., **58**, p.443 (1969)

44) C. P. Joshi, C. R. Hill and J. A. Forrester : Mode of action of ultrasound on the surface charge of mammalian cells in vitro, Ultrasound Med. Biol., **1**, p.45 (1973)

45) F. W. Longo, P. Tomashefsky, B. D. Rivin et al. : Interaction of ultrasound with neoplastic tissue. II. Systemic effects after local sonic irradiation, Urology, **7**, p.80 (1976)

46) F. W. Longo, P. Tomashefsky, B. D. Rivin et al. : The direct effect of ultrasound upon Wilm's tumor in the rat, Invest. Urol., **15**, p.87 (1977)

47) J. F. Marmor, C. Nager and G. M. Hahn : Tumor regression and immune recognition after localized ultrasound heating, Radiat. Res., **70**, p.633 (1977)

48) D. Pounds and T. B. Postic : Treatment of superficial human neoplasms by local hyperthermia induced by ultrasound, Cancer, **43**, p.188 (1979)

49) D. D. Martin : The ultrasound in experimental Ehrlich's fluid tumor, *in* "Ultrasound in Medicine (D. White and R. E. Brown eds.)", vol.3B, p.2099, Plenum Press, New York

(1977)

50) E. Armour, P. Corry and J. McGinness : Preferential cytotoxicity of cultured melanoma cells by ultrasound and melanin binding drugs, Radiat. Res., **70**, p.690 (1977)

51) M. Kishi, T. Mishima, T. Itakura et al. : Experimental studies of effects of intense ultrasound on implantable murine glioma, *in* "Proc. 2nd Europ. Cong. on Ultrasonics in Medicine (E. Kazner et al. eds.)", p.28, Exerpta Medica, Amsterdam (1975)

52) F. J. Fry, L. K. Johnson and W. A. Erdmann : Bioeffects of ultrasound. Tech. Report 1, National Science Foundation (Mar. 1977)

53) F. J. Fry : Recent bioeffects studies with ultrasound on the reproduction system and solid tumors, J. Acoust. Soc. Am., **63**, p.S13 (1978)

54) L. R. Gavrilov, G. S. Kalendo, V. V. Ryabukhin et al. : Ultrasound as a device for enhancing the biological action of ionizing radiation, Abstracts of the Eighth All-Union Conference on Acoustics, Moscow vol.2. (1973)

55) L. R. Gavrilov, G. S. Kalendo, V. V. Ryabukhin et al. : Ultrasonic enhancement of the gamma radiation of malignant tumors, Sov. Phys. Acoust., **21**, p.119 (1975)

56) R. L. Witcofski and F. W. Kremkau : Ultrasonic enhancement of cancer radiotherapy, Radiology, **127**, p.793 (1978)

57) A. C. Fleischer : Biological basis for ultrasonic enhancement of radiosensitivity, *in* "Ultrasound in Medicine (D. White ed.)", vol.1, p.567, Plenum Press, New York (1975)

58) F. W. Kremkau, J. S. Kaufmann, M. M. Walker et al. : Ultrasonic enhancement of nitrogen mustard cytotoxicity in mouse leukemia, Cancer, **37**, p.1643 (1976)

59) F. W. Kremkau, J. S. Kaufmann, P. G. Burch et al. : Ultrasonic enhancement of anticancer agents, *in* "Ultrasound in Medicine (D. White and R. E. Brown eds.)", vol.3B, p.2109, Plenum Press, New York (1977)

60) R. F. Heimburger, F. J. Fry, T. D. Franklin et al. : Ultrasound potentiation of chemotherapy for brain malignancy, *in* "Ultrasound in Medicine (D. White ed.)", vol.1, p.273, Plenum Press, New York (1975)

61) G. Barth and F. Washsmann : Strahlentherapie, 78, p.119 (1948)

62) K. Woeber : Vorleufige Erfahrungen mit Ultraschalltherapie bei Dermatosen, Strahlentherapie, **79**, p.599 (1949)

63) K. Woeber : Die Wirkung des Ultraschalls auf embryonales und carcinomatoses Gewebe, Der Ultraschall in der Medizin, **2** (1950)

64) V. Buchtala : Br. J. Phys. Med., **15**, p.3 (1952)

65) N. P. Dmitrieva : Biull. Eksp. Biol. Med., **11**, p.86 (1957)

66) T. Aoki, H. Kuzui, H. Seto et al. : Ultrasonics in orthopaedic surgery, Report, Juntendo University School of Medicine, Tokyo (1968)

67) K. Saigusa : Destruction of malignant tumor by intense focused ultrasound, Annual Report (1970) of Medical Ultrasonics Reseach Cancer. Juntendo University School of Medicine, Tokyo (1971)

68) M. Oka : Progress in studies of the potential use of medical ultrasound, Wakayama Medical Reports, **20**, p.1 (1977)

69) J. F. Herrick, J. M. Janes and N. I. Ardan : J. Am. Vet. Med. Assoc., **128**, p.571 (1956)

70) J. M. Janes, D. C. Dahlin, J. F. Herrick et al. : Effect of ultrasonic energy on osteogenis sarcoma : An experimental study, Arch. Phys. Med. Rehabili., **38**, p.148 (1957)

71) L. E. Cerino, E. Ackerman and J. M. Janes : Effects of heat and ultrasound on Vx-2

carcinoma in bones of rabbits. A preliminary report, J. Acoust. Soc. Am., **40**, p.916 (1966)

72) A. R. Williams : A possible alteration in the permeability of ascites cell membranes after exposure to acoustic microstreaming, J. Cell Sci., **12**, p.875 (1973)

73) A. R. Williams : Disorganization and disruption of mammalian and amoeboid cells by acoustic microstreaming, J. Acoust. Soc. Am., **52**, p.688 (1972)

74) T. Wagai and K. Yoshimitsu : Destruction of transplantable ascites tumors by means of intense ultrasound, *in* "Ultrasonic Energy (E. Kelly ed.)", p.179, University of Illinois Press, Urbana (1965)

75) E. Spring : Increased radiosensitivity following simultaneous ultrasound and gamma-ray irradiations, Radiology, **93**, p.175 (1969)

76) E. P. Shuba, K. P. Balitsky, T. K. Panfilova et al. : Combined action of X-ray radiation and ultrasound on the growth of experimental tumors, Med. Radiol. (Mosk.), **21**, p.42 (1976)

77) F. J. Fry, L. K. Johnson and W. A. Erdmann : Interaction of ultrasound with solid tumors in vivo and tumor cell suspensions in vitro, *in* "Ultrasound in Medicine, (D. White and E. A. Lyons eds.)", **4**, p.587, Plenum Press, New York (1978)

78) J. B. Marmor and G. M. Hahn : Combined radiation and hyperthermia in superficial human tumors, Cancer, **46**, pp.1986-1991 (1980)

79) J. B. Marmor : Cancer therapy by ultrasound, *in* "Advances in Radiation Biology (J. T. Lett, U. Ehmann and A. B. Cox eds.)", vol.10, pp.105-133, Academic Press, New York (1983)

80) J. L. Meyer : Ultrasound hyperthermia — The Stanford experience, Front. Radiat. Ther. Oncol., **18**, pp.126-135 (1984)

81) P. Fessenden, E. R. Lee, T. L. Anderson, J. W. Strolbehn, J. L. Meyer, T. V. Samulski and J. B. Marmor : Experience with multitransduser ultrasound system for localized hyperthermia of deep tissues, IEEE Trans., **BME-31**, pp.126-135 (1984)

82) P. M. Corry, B. Barlogie, E. J. Tilchen and E. P. Armour : Ultrasound-induced hyperthermia for the treatment of human superficial tumors, Int. J. Radiat. Oncol. Biol. Phys., **8**, pp.1225-1229 (1982)

83) P. M. Corry, W. J. Spanos, E. J. Tilchen, B. Barloque, H. T. Barkley and E. P. Armour : Combined ultrasound and radiation therapy treatment of human superficial tumors, Radiology, **145**, pp.165-169 (1983)

84) P. M. Corry, K. Jabboury, E. P. Armour and J. S. Kong : Human cancer treatment with ultrasound, IEEE Trans., **SU-31**, pp.444-456 (1984)

85) D. S. Shimm, K. H. Hynynen, D. P. Anhalt, R. B. Roemer and J. R. Cassady : Scanned focused ultrasound hyperthermia : Initial clinical results, Int. J. Radiat. Oncol. Biol. Phys., **15**, pp.1203-1208 (1988)

86) P. P. Lele : Physical aspects and clinical studies with ultrasonic hyperthermia, *in* "Hyperthermia and Cancer Therapy (F. K. Storm and G. K. Hall eds.)", pp.333-367, Medical Publishers, Boston (1983)

87) P. P. Lele : Local hyperthermia for advanced squamous carcinoma of the head and neck, *in* "Head and Neck Oncology (G. T. Wolf ed.)", pp.249-264, Martinus Nijhoff, Boston (1984)

88) P. P. Lele : Advanced ultrasonic techniques for local tumor hyperthermia, Radiologic Clinic of North America, **27**, pp.559-575 (1989)

89) C. Marchal, P. Bey, S. Hoffstetter and J. Robert : Ultrasound and microwave hyperthermia in the treatment of superficial human cancerous tumors, *in* "Hyperthermia in Cancer Treatment (L. J. Anghileri and J. Robert eds.)", vol.II, pp.211-265, CRC Press, Boca Raton (1986)

90) 佐野，高村，丸目，高山，竹村：超音波を用いたハイパーサーミア技術について，島津評論，**51** (1・2), pp.107-120 (1994)

91) 小野，廣瀬，柴，栗谷，渡邊：超音波ハイパーサーミアの臨床応用に関する研究―第1編基礎的検討―，日本医学放射線学会誌，**56** (4), pp.41-46 (1996)

92) 小野，廣瀬，柴，栗谷，渡邊：超音波ハイパーサーミアの臨床応用に関する研究―第2編臨床的検討―，日本医学放射線学会誌，**56** (4), pp.47-53 (1996)

93) 渡邊，平岡，西村，阿部，他：加温分布と改善した新しい超音波加温装置によるハイパーサーミアの臨床的研究，日本癌治療学会誌，**31**, p.4 (1996)

94) 近藤，加納：超音波による癌治療の可能性と問題点―その熱的および非熱的作用の意義―，日本ハイパーサーミア学会誌，**6** (1), pp.1-18 (1990)

95) D. S. Kapp et al. : Stanford University Institutional Report : Phase I evaluation of equipment for hyperthermia treatment of cancer, Int. J. Hyperthemia, **4** (1), pp.75-115 (1988)

96) J. W. Hunt : Cancer by hyperthermia, drugs and radiation, Natl. Inst. Health Monograph, **61**, pp.447-456 (1982)

97) H. R. Underwood et al. : A multi-element ultrasonic hyperthermia applicator with independent element control, Int. J. Hyperthermia, **3**, pp.257-267 (1987)

98) D. I. Coleman et al. : Ultrasonic hyperthermia and radiation in the management of intraocular malignant melanoma, Am. J. Ophthalmology, **101**, pp.635-642 (1986)

99) C. A. Cain and S. I. Umemura : Concentric-ring and sector-vortex phased-array applicator for ultrasound hyperthermia, IEEE Trans, **MTT-34**, pp.542-551 (1986)

100) P. Fessenden et al. : Experience with a multitransducer ultrasound system for localized hyperthermia of deep tissues, IEEE Trans., **BME-31**, pp.126-135 (1984)

101) P. P. Lele : Local hyperthermia by ultrasound, *in* "Hyperthermia. Medical Physics Monograph (G. H. Nussbaum ed.)", No.8, pp.394-440, American Institute of Physics, New York (1982)

102) P. P. Lele : Ultrasound : Is it the modality of choice for controlled localized heating of deep tumors?, *in* "Hyperthermia Oncology 1984 (J. Overgaard, ed.)", vol.2, pp.129-154, Taylor and Francis, London (1984)

103) K. Hynynen : Demonstration of enhanced temperature elevation due to nonlinear propagation of focused ultrasound in dogs thigh, in vivo, Ultrasound in Med. and Biol., **13**, pp.85-91(1987)

104) W. C. Dewey et al. : Cellular responses to combinations of hyperthermia and radiation, Radiology, **123**, pp.463-474 (1977)

105) 二川，他：電波による治療―ハイパーサーミア―，電子情報通信学会誌，**70** (10), pp.852-855 (1987)

106) 松田編，日本ハイパーサーミア学会監修：ハイパーサーミア マニュアル，マグロス出版 (1991)

107) 例えば T. Sugahara, et al. (ed.) : Hyperthermic oncology 1988, Proc. 5th Int. Symp. on Hyperthermic Oncology, Kyoto, Japan, Taylor & Francis (1988)

108) C. C. Johnson, et al. : Nonionizing electromagnetic wave effects in biological materials and systems, Proc. IEEE, **60** (6), pp.692-718 (1972)

109) M. A. Stuchly et al.：Dielectric properties of biological substances-tabulated, J. Microwave Power, **15** (1), pp.19-26 (1989)
110) 加藤, 他：加温装置, 放射線医学大系特別巻3　ハイパーサーミア, pp.43-61, 中山書店 (1987)
111) F. K. Storm et al.：Clinical RF hyperthermia by magnetic-loop conduction：A new approach to human cancer therapy, IEEE Trans., **MTT-30** (8), pp.1149-1158 (1982)
112) M. Gex-Fabry et al.：Prediction of temperature profiles in tumors and surrounding normal tissues during magnetic induction heating, IEEE Trans., **BME-30** (5), pp.271-277 (1983)
113) H. Kato et al.：Present and future status of noninvasive selective deep heating using RF in hyperthermia, Med. & Biol. Eng. & Comput., **31**, pp.S2-S11 (1993)
114) Hyperthermic Oncology in Japan '96, pp.108-109 (1996)
115) I. J. Bahl et al.：A new microstrip radiator for medical applications, IEEE Trans., **MTT-28** (12), pp.1464-1468 (1980)
116) J. R. James et al.：Angled dual compact hyperthermic applicators, IEE Proc. 134, Pt. H, 3, pp.315-320 (1987)
117) Y. Nikawa et al.：A multielement flexible microstrip patch applicator for microwave hyperthermia, IEICE Trans., **E78-B** (2), pp.145-151 (1995)
118) A. W. Guy：Electromagnetic fields and relative heating patterns due to a rectangular aperture source in direct contact with bilayered biological tissue, IEEE Trans., **MTT-19** (2), pp.214-223 (1971)
119) Y. Nikawa et al.：Dielectric-loaded lens applicator for microwave hyperthermia, IEEE Trans., **MTT-39** (7), pp.1173-1177 (1991)
120) Y. Nikawa et al.：A partially ferrite loaded waveguide applicator for local heating of tissues, IEICE Trans., **E78-B** (6), pp.836-844 (1995)
121) Y. Nikawa et al.：An electric field converging applicator with heating pattern controller for microwave hyperthermia, IEEE Trans., **MTT-34** (5), pp.631-635 (1986)
122) Y. Nikawa et al.：Heating system with a lens applicator for 430 MHz microwave hyperthermia, Int. J. Hyperthermia, **6** (3), pp. 671-681 (1990)
123) P. F. Turner：Hyperthermia and inhomogeneous tissue effects using an annular phased array, IEEE Trans., **MTT-32** (8), pp.874-882 (1984)
124) J. Matsuda et al.：Analysis of the heating properties of the re-entrant type resonator cavity applicator by computer simulation, Hyperthermic Oncology in Japan '96, pp.112-113 (1996)
125) S. Mizushina et al.：A large waveguide applicator for deep regional hyperthermia, IEEE Trans., **MTT-34** (5), pp.644-648 (1986)
126) W. H. Harrison et al.：Loosely coupled coaxial TEM applicators for deep-heating, Int. J. Hyperthermia, **5** (3), pp.297-306 (1989)
127) L. Taylor：Implantable radiators for cancer therapy by microwave hyperthermia, Proc. IEEE, **68** (1), pp.142-149 (1980)
128) B. E. Lyons et al.：Localized hyperthermia in the treatment of malignant brain tumors using an interstitial microwave antenna array, IEEE Trans., **BME-31** (1), pp.53-62 (1984)
129) P. F. Turner：Interstitial equal-phased arrays for EM hyperthermia, IEEE Trans., **MTT-34** (5), pp.572-578 (1986)

130) K. Ito et al. : The characteristic of heat distribution of coaxial slot-applicator used for microwave interstitial heating considering electrical characteristic improvement, Hyperthermic Oncology in Japan '96, pp.108-109 (1996)

131) D. M. Sullivan et al. : Use of the finite-difference time-domain method for calculating EM absorption in man models, IEEE Trans., **BME-35** (3), pp.179-186 (1988)

132) C. Q. Wang et al. : Numerical simulation of annular phased arrays for anatomically based models using the FDTD method, IEEE Trans., **MTT-37** (1), pp.118-126 (1989)

133) D. M. Sullivan : A frequency-dependent FDTD method for biological applications, IEEE Trans., **MTT-40** (3), pp.532-539 (1992)

134) Y. Nikawa : Temperature depending SAR distribution in human body during hyperthermia treatment, IEICE Trans., **E78-C** (8), pp.1063-1070 (1995)

135) C. W. Song et al. : Implication of blood flow in hyperthermic treatment of tumors, IEEE Trans., **BME-31** (1), pp.9-16 (1984)

136) H. S. Ho et al. : Microwave heating of simulated human limbs by aperture sources, IEEE Trans., **MTT-19** (2), pp.224-231 (1971)

137) A. W. Guy : Analyses of electromagnetic induced in biological tissues by thermographic studies on equivalent phantom models, IEEE Trans., **MTT-19**, pp.189-217 (1971)

138) 宮川：電気的特性から見た寒天ファントムについての考察―マイクロ波領域を中心として―，日本ハイパーサーミア学会誌，**4** (4), pp.253-259 (1988)

139) T. Matsuda et al. : Heating characteristics of a 430 MHz microwave heating system with a lens applicator in phantoms and miniature pigs, Int. J. Hyperthermia, **6** (3), pp.685-695 (1990)

140) 王蓉，他：マイクロ波ハイパーサーミア用ファントムの電気的特性の定式化，日本医学物理学会第15回研究発表会抄録集，pp.184-185 (1997)

141) 宮川，他：電磁波エネルギー吸収パターンの可視化―非イオン界面活性剤を含む合成糊ファントムとその物理特性評価―，電子情報通信学会論文誌，**J73-D-II** (12), pp.2055-2062 (1990)

142) T. Kobayashi et al. : Dry phantom composed of ceramics and its application to SAR estimation, IEEE Trans., **MTT-41** (1), pp.136-140 (1993)

143) Y. Nikawa : Soft and dry phantom modeling material using silicone rubber with carbon fiber, IEEE Trans., **MTT-44** (10), pp.1949-1953 (1996)

144) C. Shibata et al. : Non-thermal influence of microwave power on chemical reaction speed constant, in Proc. 27th Microwave Power Symp. (1992)

145) 福村，他：高周波（マイクロ波）滅菌操作法の製剤への応用，防菌防黴誌，**18** (10), pp.495-507 (1990)

146) Y. Nikawa et al. : Microwave heating using pulse modulated waves, Proc. Conf. Microwave and High Frequency 1997, pp.357-360 (1997)

7 章

1) 田村　守：光を使った生体計測―光CTへの道―，O plus E, No.90(1987.5)-No.101(1988.4)

2) 青柳卓雄，他：イヤーピース・オキシメータの改良，医用電子と生体工学，**12**, Suppl., p.90 (1974)

3) T. Tamura et al. : New instrument for monitoring hemoglobin oxygenation, Adv. in Exp. Med. & Biol., **248**, pp.103-107, Plenum Press (1989)

4) 田村　守：続・光を使った生体計測―光CTへの道―，O plus E, No.126 (1990.5)-No.142

(1991.9)

5) 山田幸生，高橋ゆかり：医学・生物学における光と生体組織の相互作用および光によるイメージング，機械技術研究所所報，**49**，pp.1-31 (1995)

6) 長谷川裕夫，他：生体による光の散乱，吸収のモンテカルロ法によるシミュレーション，日本機械学会論文集 (B編)，**56**，pp.1173-1177 (1990)

7) R. F. Bonner et al.：Model for photon migration in turbid biological media, J. Opt. Soc. Am. A, **4**, pp.423-432 (1987)

8) A. Ishimaru：Wave Propagation and Scattering in Random Media, vol.1, pp.175-190, Academic Press (1978)

9) K. Furutsu and Y. Yamada：Diffusion approximation for a dissipative random medium and the application, Phys. Rev. E, **50**, pp.3634-3640 (1994)

10) 岡本良夫著，武者利光監修：逆問題とその解き方，オーム社 (1992)

11) 宮川道夫：チャープ信号を利用した生体計測用マイクロ波CTの試み，電子情報通信学会論文誌，**J75-D-II** (8)，pp.1447-1454 (1992)

12) 宮川道夫，渡辺大介，林 豊彦：チャープレーダ方式マイクロ波CTの改良と温度差イメージング，電気学会論文誌C，**112** (8)，pp.493-499 (1992)

13) M. Miyakawa：Tomographic measurement of temperature change in phantoms of the human body by chirp radar-type microwave computed tomography, Med. Biol. Eng. Comput., **31**, pp.S31-S36 (1993)

14) M. Miyakawa and T. Hayashi：Non-invasive thermometry using a chirp pulse microwave-Tomographic measurement of the temperature change in saline solution phantom of the human body, Proc. 24th Europ. Microwave Conf., Cannes, 1, pp.613-618 (1994)

15) M. Miyakawa：Chirp radar-type microwave computed tomography as a technique for non-invasive thermometry, Biomed. Thermology, **13** (4), pp.63-72 (1994)

16) M. Miyakawa：Microwave computed tomography using the chirp pulse microwaves as a technique for non-invasive thermometry, Proc. Progress in Electromagnetics Research Symp. 1995, Seattle, Washington, p.803 (1995)

17) 宮川道夫，林 豊彦：チャープレーダ方式マイクロ波CTにおける高速撮像法の検討，医用電子と生体工学，**35** (2)，pp.138-146 (1997)

18) M. Miyakawa, F. Bardati et al.：*in* "Non-invasive thermometry of the human body (M. Miyakawa and J. Ch. Bolomey eds.)", CRC Press (1995)

19) 上野，宮川，清水，山田，他：生体情報の可視化技術，コロナ社 (1997)

20) 宮川道夫，林 豊彦：マイクロ波による体内温度の断層撮像技術に関する研究，中谷電子計測技術振興財団年報，9, pp.45-49 (1995)

21) 甲斐久美子，宮川道夫：チャープレーダ方式マイクロ波CT—電子走査による高速撮像，1997年度電子情報通信学会全国大会論文集，情報システム1, D-7-41, p.169 (1997)

22) M. Miyakawa and T. Hayashi：An attempt of high-speed imaging of the chirp radar-type microwave computed tomography, Proc. 1997 IEEE MTT-S Intern. Symp., Denver, CO, vol.1, pp.115-118 (1997)

23) P. M. Meaney, K. D. Paulsen, A. Hartov and R. K. Crane：Microwave imaging for tissue assessment—Initial evaluation in multitarget tissue-equivalent pahntom, IEEE Trans., **BME-43** (9), pp.878-890 (1996)

24) 金井 寛：生体物性 (2) —電気特性，医用電子と生体工学，**13** (5), pp.307-315 (1975)

25) L. A. Geddes and L. E. Baker：The specific resistance of biological material, Medical & Biological Engineering, **5**, p.271 (1967)

26) H. P. Schwan : Electrical properties of tissue and cell suspensions, Advances in biological and medical physics, **5**, p.147, Academic Press (1957)
27) H. P. Schwan : Alternating current spectroscopy of biological substances, Proc. IRE, **47**, p.1841 (1959)
28) K. S. Cole and R. H. Cole : Dispersion and adsorption in dielectrics, J. Chem. Rev., **9**, pp.341-352 (1941)
29) J. G. Webster : Electrical Impedance Tomography, Adam Hilger, Bristol and New York (1990)
30) Clin. Phys. Physiol. Meas., 8, Suppl. A (1987)
31) Clin. Phys. Physiol. Meas., 9, Suppl. A (1988)
32) T. Hames (ed.) : Proc. Meeting on Electrical Impedance Tomography (1990)
33) D. C. Barber and B. H. Brown : Applied potential tomography, J. Phys. E. Instrumen., **17**, p.723 (1984)
34) A. Wexler, B. Fry and M. R. Neuman : Impedance computed tomography algorithm and system, Appl. Optics, **24**, p.3985 (1985)
35) K. Nakayama and S. Yagi : Fundamental study on electrical impedance CT algorithm utilizing sensitivity theorem on impedance plethsmography, Proc. 5th Int. Conf. on Electrical Bio-impedance (ICEBI), 99 (1981)
36) D. B. Geselowitz : An application of electrocardiographic lead theory to impedance plethysmography, IEEE Trans., **BME-27**, p.418 (1980)
37) T. J. Yorkey, J. G. Webster and W. J. Tompkins : Comparing reconstruction algorithms for electrical impedance tomography, IEEE Trans., **BME-34**, p.843 (1987)
38) D. Isaacson : Distinguishability of conductivities by electric current computed tomography, IEEE Trans., **MI-5**, p.91 (1986)
39) H. Kanai, K. Sakamoto, M. Haeno and H. Tagawa : Electrical measurement of fluid distribution in legs and arms and its application, Advances in biomedical measurements, pp.60-70 (1987)
40) T. Lahtinen, K. Sakamoto, M. Fukui, Y. Otani and Y. Aoyagi : Electrical bioimpedance for quantitation of acute and late radio therapy reaction, Med. Biological Engineering and Computing, **29** (1), p.322 (1991)
41) K. R. Segal, B. Gutin, E. Presta, J. Wang and T. B. Van Italle : Estimation of human body composition by electrical impedance method : A comparative study, J. Appl. Physiol., **58**, pp.1565-1571 (1985)
42) 井出, 他：生体情報工学, 森北出版 (1988)
43) 井出, 大塚, 横山：レーザと超音波併用による相関システムとその応用, 電子情報通信学会秋季全国大会, D-12 (1989)
44) 井出, 宮城：音響光学的画像相関装置, 電気学会計測研資, IM-80-94 (1981)
45) 実吉, 他編：超音波技術便覧, 日刊工業新聞社 (1985)
46) H. Sato : Reflectance variation of human blood under magnetic field at the laser line, Applied Optics, **20**, p.19 (1981)
47) 稲葉, 他編：レーザーハンドブック, 朝倉書店 (1985)
48) 岡, 他：レオロジー, 裳華房 (1983)

索　　引

【あ】

アクティブデカップリング	125
アクティブシールド	120
アダプティブ電流法	191
亜致死損傷	67
アニュラーアレー	142, 145
アバランシェ増倍型撮像管カメラ	98
アプリケータ	6, 143, 150
アンギオイメージング	126
アンジュレータ	24

【い】

イオン源	78
位相エンコード	111
位相コントラストイメージング	98, 101
位相定数	149
位相法	126
遺伝的影響	74
$1/E$ エネルギースペクトル	43
異方性	186
イメージング技術	2
インピーダンス CT	3, 184

【う】

ウィグラ	24

【え】

永久磁石	117
エコープラナーイメージング	115
遠赤外線	1

【お】

オーバレイボーラス	151
音圧の透過率	15
音圧の反射率	15
音響インピーダンス	15, 143
音響光学的実時間相関器	193
音速	14
温度分解能	180
温度モニタ	183
音場	17
音波の減衰	16
音波の反射強度	15

【か】

外部加温法	150
回復	58
ガウスメータ	6
化学シフト画像	125
化学療法	140
核磁気共鳴	10
核磁気共鳴周波数	104
拡大ブラッグピーク	84
可視光線	1
画像再構成法	114
画像診断	16
加速器	76
荷電質量比	76
荷電粒子線	2
カドミウムおよびボラールフィルタ	41, 43
患者コリメータ	86
冠状動脈造影	98
間接結合	4
ガントリー	88

【き】

逆投影法	189
逆問題	173
逆問題解法	170
キャビテーション	143
キャビテーション現象	139
吸光係数	161
吸光度	161
吸収係数	168
吸収反応断面積	33
局所ハイパーサーミア	146
局所プローブコイル	124
巨視的磁化	106
近赤外光	3, 159

【く】

空間分解能	178
腔内アプリケータ	154
腔内加温	151
屈折コントラストイメージング	98, 100

【け】

血液量	159
血漿の粘性	203
結晶分光器	24
血中ヘモグロビン	128
原子炉	44
減衰定数	149

【こ】

高エネルギー光子線治療	58
高 LET	27
高 LET 放射線	20, 37, 59
高含水率組織	148
高強度単色 X 線	24
光子	169
光子線	18
光子線治療	58
高周波加速空洞	81
高純度 Ge 検出器	54
光束	169
光速	169
高速 X 線	24
高速パターンマッチング法	197
光路長	162
コリメータ	86
コルクスクリュー型	89
コール-コールの円弧	188
コンボリューション画像	201
コンボリューション法	178

【さ】

サイクロトロン	76
サイクロトロン周波数	77
歳差運動	104
細胞周期	62
殺菌効果	158
サーマライジングコラム	45
サーマルコラム	45
サーマル CT	175
残像	131
酸素化ヘモグロビン	160
酸素効果	58, 65
酸素増感比	59, 65
酸素飽和度	159

索引		
酸素モニタ	159	
散乱係数	168	

【し】

ジアテルミー	8,133	
紫外線	1	
磁気共鳴イメージング	10	
磁気閃光	7	
実効放射化断面積	39	
実時間相関演算	197	
重イオン線	18,63,65,73	
重イオン線治療	60,61	
修正感度法	191	
集束作用	144	
集束超音波方式	139	
集束電磁石	81	
周波数分散	110	
自由誘導減衰	11	
重粒子線	1,2	
受信アンテナ	177	
腫瘍根治線量	95	
腫瘍増殖抑制効果	70	
ジュール損	147	
順問題	173	
常磁性体	128	
照射型加温法	151	
照射場	39,45	
照射モード	43	
照射野	82	
照射野形成装置	82	
小線源治療	58	
常電導磁石	117	
静脈血	159	
シングルアレー	142	
シンクロサイクロトロン	79	
シンクロトロン	76,80	
シンクロトロン放射光	1,21	
心磁図計測	7	
侵襲加温法	154	
新生血管	98	
振動子	18	
浸透深度	149	
浸透深さ	5,149	
振幅法	126	

【す】

スタティックファントムモデル	156
スネルの法則	16
スピン-格子緩和時間	11
スピン-スピン緩和時間	11
スペクトルシフタ	41
スポーツ医学	164
スライス法	108

【せ】

正常組織耐容線量	95
生体組織インピーダンス	184
生体内光伝播	168
生体の電気特性	184
生物学的効果	2,19
生物学的効果比	59,64
赤外線	1
赤外線サーモグラフィ	157
積分測定システム	49
積分測定法	47
セクタ集束型サイクロトロン	79
線エネルギー付与	63
線形加速器	22
線形勾配磁場	107
潜在的致死損傷	67
扇状ビーム	24
染色体損傷	73
全身ハイパーサーミア	146
選択的冠状動脈造影	97
選択励起	108
前方散乱	168
線量	18
線量測定システム	48
線量付与	19
線量配分	58
線量分布	20,90

【そ】

相関出力	200
相互相関関係	194
送信アンテナ	177
挿入光源	24
速中性子線	18
速中性子線治療	59
即発γ線測定法	38
即発γ線分析法	54
組織内加温	151,154
疎密波	14

【た】

第3世代蓄積リングの放射光施設	22
体積弾性率	15
体内線量分布	59
ダイナミックファントムモデル	156
ターゲット	89
多周波数インピーダンスCT	189
脱酸素化ヘモグロビン	160
縦緩和時間	11
縦波	13
多葉コリメータ	86
単色X線エネルギーサブトラクション法	97

【ち】

蓄積リング	22
チャープ信号	176
チャープパルス信号	176
チャープパルスマイクロ波CT	177
中性子エネルギースペクトルシフタ	40
中性子KERMA係数	31
中性子線	1,18
中性子飛行時間法	49
中性子捕捉療法	2,25,27
超音波	1,13,134
超音波アプリケータ	141
超音波照射	135
超音波診断装置	17
超音波振動子	141
超音波ハイパーサーミア	133,138,141
超音波ハイパーサーミア装置	141,143
超音波光変調器	193
超高速法	115
超電導磁石	117
直接結合	4
直線加速器	81
直交位相検波	123
直交法	123
治療計画	77,89,155
治療用コリメータ	41

【て】

低LET放射線	37
低含水率組織	148
抵抗率	149
低酸素細胞	63
低酸素状態	62
低体温療法	175
電界	149
電子線	2,18
電磁波	1
伝搬定数	149
電離放射線	2,140

索引

【と】

電流密度	149
投影データ	178
透過強度	15
等価散乱係数	168
透過率	15
等時性サイクロトロン	79
等時性磁場	79
透磁率	147
導電率	148
透熱療法	133
導波管型アプリケータ	151
等方散乱	168
動脈血	159
突然変異体	73
ドップラー効果	17, 55
ドライファントムモデル	157

【な】

内部加温法	150

【に】

2次定数	149
二重散乱体	82
二重散乱体法	95
入射器	76

【ね】

熱蛍光線量計	47
熱中性子束	47
熱中性子フルエンス	29, 39
熱中性子レスポンス	50
熱的効果	158
熱輸送方程式	150

【の】

脳磁界計測	7
脳の高次機能マッピング	167

【は】

パイ形素子	144
ハイパーサーミア	8, 133, 146, 175
ハイパー熱中性子	33
バースト	116
波長	149
バックグラウンド線量	31
パルス圧縮	178
パルスオキシメータ	159
パルスハイト分布	52
半影	19
半減期	38
反跳陽子	32

【ひ】

非荷電粒子線	2
光拡散係数	171
光拡散方程式	170
光吸収スペクトル	159
光CT	159, 167
光断層イメージング	167
光の吸収	160
光の減衰	161
微弱光計測	7
微小血管造影	98
微小ダイポール	181
非侵襲形アプリケータ	151
飛程	76
非電離放射線	2
非等方散乱パラメータ	168
ビート信号	177
非熱的効果	158
ビーム輸送系	88
ビームライン	24
比誘電損率	148
比誘電率	148
標的	89
標的容積	58
標的領域	72
表皮効果	5

【ふ】

ファンクショナルイメージング	128
ファントムモデル	155, 156
ファンビーム方式	182
フェイズドアレー	142
フェイズドアレーコイル	124
複素比誘電率	148
複素誘電率	148
物質の密度	15
フラウンホーファーゾーン	18, 144
フラックスゲート型磁束計	6
ブラッグピーク	18
フラッシュ法	115
フーリエ変換	194
フーリエ法	114
フレネルゾーン	18, 144
プローブコイル	122
分割照射	58

【へ】

平均放射化断面積	49
ヘマトクリット	185
ヘモグロビン	160
偏向電磁石	22, 81
変調散乱法	181

【ほ】

放射化断面積	38
放射化法	49
放射光	21
放射線	140
放射線感受性	58
放射線遮へいシステム	40
放射線抵抗性	20
放射波	1
ホウ素中性子捕捉療法	27, 36
捕獲γ線のスペクトル	55
補償フィルタ	86
ボーラス	86
ボールド	129

【ま】

マイクロストリップパッチ型アプリケータ	151
マイクロトモグラフィ	99
マイクロ波	1, 147
マイクロ波加温	147
マイクロ波サーモグラフィ	10
マイクロ波CT	3, 10, 175
マイクロ波誘電加温	133
マクスウェルの方程式	3
マトリックスアレー	142
マルチスライス撮影法	115

【み】

ミオグロビン	160

【む】

無侵襲測温技術	183

【も】

モンテカルロ法	169

【ゆ】

有限差分時間域法	155
有限振幅超音波	203
有限要素法	171
誘電加温	133
誘電型加温法	151

誘電損	147	ラーモア周波数	10	励起	106
誘導放射能	41	【り】		レーザ	6, 159
誘導型加温法	151	リアルタイム測定	48	レンジシフタ	87
【よ】		リエントラント型空洞共振器	154	レンジモジュレータ	85
陽子線	2, 18	リッジフィルタ	85	【ろ】	
陽子線治療	59, 61	リニア法	123	ローレンツ力	21, 77
横緩和時間	11	リハビリテーション	164	【わ】	
横波	13	リモートアフターローディング法	58	ワブラー法	83, 95
【ら】		粒子線	18, 59		
ラジオ波	147	粒子線治療	58		
		領域加温	147		

α 線	2	FID	11	PZT	194
α 分散	4	FLASH 法	115	QOL	75, 96
AD	32	fMRI	128	ray tracing 法	91
APS	22	γ 線	1	RBE	19, 59, 64
AVF サイクロトロン	80	γ 分散	4	RBE 吸収線量	39
β 線	2	HIMAC	60, 61, 93	RF 加温	147
β 分散	4	K 吸収端	97	RF 誘電加温	133
β 分散周波数	188	KUR	41	SAR	134, 148
^{10}B 濃度	54	LET	19, 63	SLD	67
^{10}B 濃度測定	48	^{6}Li$(n,\alpha)^3$H 反応	52	Snell's law	16
back projection 法	189	linac	81	SOBP	85
BG 線量	31	MIT 炉	25	SPring-8	22, 99
BGO シンチレータ	48	MRI	2, 10, 102, 107	SQUID 磁束計	6
Bloch の方程式	11, 13	MRSI	125	T_1	11
BNCT	27, 45	NCT	27	T_2	11
BNL 炉	25	Newton-Raphson 法	191	TLD	47
BOLD	129	NMR	10, 102	TLD 素子	50
Cd 比	43	NMR 現象	103	TNR	50
DNA 損傷回復能	63	OER	19, 59	TOF 法	49
double constrain 法	190	π 中間子線	2, 18	TRIGA-II 型	45
DRR	91	π 中間子治療	59	ULM	193
EPI	115	Petten 炉	26	wobbler 法	84
ESRF	22	PLD	67	X 線	1, 140
FD-TD 法	155	pn 接合型 Si 検出器	51	X 線撮像管カメラ	99

先端放射医療技術と計測
Advanced Technologies for Radiation Therapy and Measurement
© 社団法人　電気学会　2001

2001 年 11 月 15 日　初版第 1 刷発行

検印省略	編　　者	社団法人　電　気　学　会 放射線の医療応用と計 測技術調査専門委員会
	発 行 者	株式会社　コロナ社 代 表 者　牛来辰巳
	印 刷 所	新日本印刷株式会社

112-0011　東京都文京区千石 4-46-10
発行所　株式会社　コ ロ ナ 社
CORONA PUBLISHING CO., LTD.
Tokyo Japan
振替 00140-8-14844・電話 (03) 3941-3131 (代)

ホームページ http://www.coronasha.co.jp

ISBN4-339-07077-7　　（阿部）　（製本：愛千製本所）
Printed in Japan

無断複写・転載を禁ずる
落丁・乱丁本はお取替えいたします

ME教科書シリーズ

(各巻B5判)

■(社)日本エム・イー学会編
■編纂委員長　佐藤俊輔
■編纂委員　稲田　紘・金井　寛・神谷　瞭・北畠　顕・楠岡英雄
　　　　　　戸川達男・鳥脇純一郎・野瀬善明・半田康延

配本順				頁	本体価格
A-1	(2回)	生体用センサと計測装置	山越・戸川共著	256	4000円
B-1	(3回)	心臓力学とエナジェティクス	菅・高木・後藤・砂川編著	216	3500円
B-2	(4回)	呼吸と代謝	小野功一著	134	2300円
B-3	(10回)	冠循環のバイオメカニクス	梶谷文彦編著	222	3600円
B-4		身体運動のバイオメカニクス	石田明允編著	近刊	
C-1	(7回)	生体リズムの動的モデルとその解析 ―MEと非線形力学系―	川上　博編著	170	2700円
D-1	(6回)	核医学イメージング	楠岡・西村監修 藤林・田口・天野共著	182	2800円
D-2	(8回)	X線イメージング	飯沼・舘野編著	244	3800円
D-3	(9回)	超音波	千原國宏著	174	2700円
E-1	(1回)	バイオマテリアル	中林・石原・岩崎共著	192	2900円
F-1	(5回)	生体計測の機器とシステム	岡田正彦編著	238	3800円

以下続刊

A	生体信号処理	佐藤俊輔編著
A	生体用マイクロセンサ	江刺正喜編著
B	心不全のバイオメカニクス	北畠・堀編著
B	生体細胞・組織のリモデリングのバイオメカニクス	林　紘三郎編著
B	肺のバイオメカニクス―特に呼吸調節の視点から―	川上・西村編著
C	脳磁気とME	上野照剛編著
D	画像情報処理(I)―解析・認識編―	鳥脇純一郎編著
D	MRI・MRS	松田・楠岡編著
E	治療工学(I)	橋本大定著
E	人工臓器(I)―呼吸・循環系の人工臓器―	井街・仁田編著
E	生体物性	金井　寛著
F	地域保険・医療・福祉情報システム	稲田　紘編著
F	医学・医療における情報処理とその技術	田中　博著
F	病院情報システム	野瀬善明著
A	生体電気計測	山本尚武編著
A	生体光計測	清水孝一著
B	血液循環のダイナミクスとレオロジー	菅原・辻編著
B	循環系のバイオメカニクス	神谷　瞭編著
C	生体リズムとゆらぎ―モデルが明らかにするもの―	山本光璋編著
C	感覚情報処理	安井湘三編著
D	画像情報処理(II)―表示・グラフィックス編―	鳥脇純一郎編著
E	電子的神経・筋制御と治療	半田康延編著
E	治療工学(II)	菊地眞編著
E	人工臓器(II)―代謝系人工臓器―	酒井清孝編著
E	細胞・組織工学と遺伝子	松田武久著
F	臨床工学(CE)とME機器・システムの安全	渡辺　敏編著
F	福祉工学	土肥健純編著

定価は本体価格+税です。
定価は変更されることがありますのでご了承下さい。

図書目録進呈◆